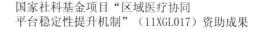

国家社科基金项目"区域医疗协同
平台稳定性提升机制"（11XGL017）资助成果

如何提升
协同创新稳定性

——以区域医疗协同平台建设为例

游静 著

U0250155

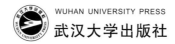

WUHAN UNIVERSITY PRESS
武汉大学出版社

图书在版编目(CIP)数据

如何提升协同创新稳定性:以区域医疗协同平台建设为例/游静著.
—武汉:武汉大学出版社,2015.1
ISBN 978-7-307-12523-0

Ⅰ.如…　Ⅱ.游…　Ⅲ.医疗卫生服务—研究—中国　Ⅳ.R199.2

中国版本图书馆 CIP 数据核字(2015)第 006955 号

责任编辑:胡　艳　　　责任校对:汪欣怡　　　版式设计:韩闻锦

出版发行:**武汉大学出版社**　　(430072　武昌　珞珈山)
　　　　　(电子邮件:cbs22@whu.edu.cn　网址:www.wdp.com.cn)
印刷:武汉中远印务有限公司
开本:720×1000　1/16　　印张:21.75　　字数:310 千字　　插页:1
版次:2015 年 1 月第 1 版　　　2015 年 1 月第 1 次印刷
ISBN 978-7-307-12523-0　　　定价:42.00 元

前　言

区域医疗协同平台建立在医院信息系统集成的基础上。该平台建设需要医疗卫生主管部门、各级医疗机构、通信运营商、医疗管理信息系统集成商、计算机软件与硬件服务商、医疗物流企业以及患者甚至普通居民等多个主体参与，但大型医疗机构与社区医疗机构医疗技术力量与社区影响相差悬殊，彼此间建立并维系平等的合作关系将存在困难；各级医疗机构与通信运营商、医疗物流企业等的合作程度也存在差异，对于数据信息交互如何实现、物联网如何部署等可能存在分歧。因此，尽管区域医疗协同平台在技术上成为可能，但在管理上可能面临平台弱稳定性，并由此导致平台社会效益实质性降低。如何识别影响平台弱稳定性的关键因素，如何通过契约优化和关系治理提升区域医疗协同平台稳定性，是促进区域医疗协同平台健康发展的关键问题。

本书在实地调研厦门、大连、镇江、阳江等地区域医疗协同平台建设过程与建设成效的基础上，归纳区域医疗协同平台特性（平台弱稳定性、关系契约客观存在性、平台主体心理多样性），并通过实证研究验证影响平台稳定性的关键因素。以此为基础，从关系治理的角度分析区域医疗协同平台的契约选择依据；以心理契约作为推动关系契约自我实施机制的基础，构建不确定性、信任、利他、满意度等心理因素影响下的履约模型，从规避道德风险、动态发挥心理契约与关系契约、正式契约的交互作用，以及优化平台主体关系路径出发，优化平台主体间的关系契约，并从政府支持层面提出促进平台稳定性提升的相关策略。

通过实证与案例分析，研究指出：（1）关系契约和政府支持对于区域医疗协同平台稳定合作有着显著影响。在区域医疗协同平台

1

建设中，关系契约并不一定依附于经济契约存在，伴随着合作推进，以未来共同价值为基础的关系契约能够形成，并对稳定合作产生积极影响；与此同时，政府支持也对区域医疗协同平台稳定合作产生重要作用。(2) 自我实现心理需求和正式关系心理需求是支撑关系契约的核心。基于自我实现心理需求，需要鼓励成员间的帮扶行为、提升平台主体对平台成功运行的信心、增强平台成员对改善医疗环境的责任感、培养平台成员对提供可靠服务的责任感，以使平台成员自我实现心理需求得到响应。同时，需要促进成员间正式关系的形成。(3) 政府需要提升对区域医疗协同平台建设的重视程度。从投资、政策制定、项目组织等各方面保证对平台建设的资源投入，促进平台成员间稳定合作。同时，需要从卫生服务体系建设、经费投入、人才培养、提高社区医务工作者待遇、加强对社区卫生服务工作宣传力度等方面，促进社区卫生服务机构发展，提升社区卫生服务机构在区域医疗协同平台中的主体地位。(4) 不确定性心理预期、信任、利他以及满意心理因素是影响区域医疗协同平台主体契约选择的重要因素，这些心理因素对平台主体的创新行为产生重要影响。以道德风险防范和心理账户为基础，从心理契约出发，可优化平台主体契约选择与履行；以关系路径优化为基础，从关系契约出发，可优化平台主体契约选择与履行。

　　本书在国家社科基金项目"区域医疗协同平台稳定性提升机制"(项目编号:11XGL017)资助下完成，得到项目组成员陈菲、罗慧英、张音、薛君、腾苗、罗娟的大力帮助，在此深表感谢! 在调研过程中，还得到用友医疗股份有限公司王卫京、用友医疗镇江项目组郑瑞斌及同仁、用友医疗大连项目组赵福兴及同仁的大力支持，以及厦门市卫生局孙卫等同仁、厦门智业软件有限公司周小珠等同仁的倾力协助；在研究过程中，得到 Professor Jing Zhang (Clark University, USA) 的指导和帮助，得到重庆邮电大学李忆博士等众多学者帮助；在著书成稿阶段，得到武汉大学出版社以及相关编辑的支持与帮助，在此一并感谢!

作　者

2014 年 6 月

目　　录

第1章 绪 论

1.1 问题的提出及研究意义

1.1.1 研究背景

区域医疗协同平台建立在现代服务技术的基础上，借助信息网络、电子商务、电子支付、现代物流等，将传统医疗服务进行技术与服务模式创新，从而建立全新的数字医疗服务模式和医疗服务业务流程，实现对区域内医疗卫生资源的优化整合，以及对区域内医疗资源统一的调度配送与服务共享。将患者医疗信息在区域范围内、不同服务主体范围内高度共享，并在服务模式优化的同时降低医疗成本。远程医学影像会诊、医疗机构间双向转诊、医疗资源配送、远程病例病案查询，以及检验检测结果查询等，是平台建设的重要内容。该平台建设被《中共中央国务院关于深化医药卫生体制改革的意见》、《医药卫生体制改革近期重点实施方案（2009—2011年)》确立为医疗改革的重要举措，同时被认为是缓解"看病难、看病贵"问题的重要途径。2009年，厦门试点建立该平台，大连、镇江、阳江等地也积极在建立统一电子健康档案、医院管理信息化等方面为平台建设进行积极探索。区域医疗协同平台建设作为医疗改革的重要内容，得到越来越多的关注与重视。

区域医疗协同平台建立在医院信息系统集成的基础上。该平台建设需要医疗卫生主管部门、各级医疗机构、通信运营商、医疗管理信息系统集成商、计算机软件与硬件服务商、医疗物流企业以及患者，甚至普通居民等多个主体参与，但大型医疗机构与社区医

1

机构医疗技术力量与社区影响相差悬殊，彼此间建立并维系平等的合作关系将存在困难；各级医疗机构与通信运营商、医疗物流企业等的合作程度也存在差异，对于数据信息交互如何实现、物联网如何部署等可能存在分歧。因此，尽管区域医疗协同平台在技术上成为可能，但在管理上可能面临平台弱稳定性，并由此导致平台社会效益实质性降低。如何通过机制创新，实现契约优化和关系治理以提升区域医疗协同平台稳定性，是促进区域医疗协同平台健康发展的关键问题。

1.1.2　研究意义

本研究立足于提升区域医疗协同平台稳定性，其意义体现为：

(1)将关系契约理论与区域医疗协同平台的建设实践相结合，力图剖析影响区域医疗协同平台稳定性的深层原因，具有较强的理论和现实意义；

(2)将研究视角从"经济人"转移到"契约人"和"社会人"，将经济学、管理学、心理学和社会学的研究方法相结合，将信任、利他等非经济因素纳入对区域医疗主体行为的分析框架，拓宽研究的视野；

(3)针对逻辑推演结论，提出提升区域医疗协同平台稳定性的宏观政策思路和微观措施建议，为相关部门和机构提供决策支持。

1.2　国内外研究现状综述

1.2.1　区域医疗协同平台研究现状

随着信息技术在医疗领域的大量应用，学者意识到区域医疗协同平台的价值与意义，并且从技术实现的角度探讨如何构建区域医疗协同平台。S. Griffiths[1]指出公共健康实践主要包括三个领域，即健康保护、健康改善以及健康服务提供；解放军第一七四医院杨毕辉等[2]结合厦门区域医疗协同平台典范，指出协同平台的重要价值，阐述系统设计的方案和功能，提出平台建设的总体目标；解放军总医院杨宏桥等[3]提出通过数据仓库与虚拟数据库相结合，建立区域协同医疗数据中心并实现医院信息系统集成，在此基础上，实现面向服务的医院信息系统 Web Service 集成，以构建区域医疗协同平台；中国医科大学附属盛京医院全宇等[4]指出构建区域医疗协同平台是缓解"看病贵、看病难"问题的重要举措，并阐述平台建设相关内容；王淑[5]通过分析目前医疗资源配置中存在问题，提出实现资源优化配置的策略，即发展区域医疗协同平台，并且建立了区域协同医疗系统的模型，构建其关键序参量，在分析区域协同医疗系统的基础上，构建区域协同医疗系统的自组织运动方程，以此为基础，分析资源优化配置方法，提出进行资源优化配置的建议和策略。近年来，国内学者也越来越多地将中国医疗信息化实践介绍到国际上，如 D. Zhang 等[6]介绍深圳医疗服务实践，分析指出深圳医疗服务面临着外来人口多、流动人口多、疾病防护压力大等挑战，政府健康管理机构需要从建立健康保险系统、强化社区健康安全管理方面改善健康服务；Y. Zhao 等[7]对中国乡镇医疗服务实践进行分析，指出政府应该完善乡镇医疗服务体系、增加对乡镇医疗资源的投入。

可以看到，近年来学者对区域医疗协同平台的关注已经从医疗领域向管理领域延伸，中国医疗改革实践和医疗信息化实践已经越来越多地得到国内外学者的普遍关注，构建区域医疗协同平台并促进其稳定运行，已经从单纯的信息技术问题扩展为融和信息技术、组织行为理论、激励理论等多学科交叉的综合问题。

1.2.2 关系契约研究现状

国内外现有的文献主要以研发联盟为对象，从识别不确定性并据以优化契约的角度研究联盟稳定性问题，着力从资源投入与利益分享约定对联盟契约进行优化。国内外学者比较一致的观点认为，研发联盟具有市场不确定性和技术不确定性，在契约设计中需要尽可能将不确定性条件进行明确，以界定各方的资源投入与利益分享，降低契约实施中的摩擦。Derek 等[8]提出基于专利权分享的协同研发契约；Krishnan 等[9]指出时间不确定和质量不确定对契约分摊造成重要影响，并构建不确定性影响下的成本分担契约和任务分摊契约。这些研究所构建的联盟正式契约以资源投入和经济利益分享为出发点，通过契约改善提高联盟稳定性，但契约改善措施在实施过程中面临着事前构建的资源投入、利益分享契约在实施中遭遇返工和利益损失等不可预见情况，从而使得履约摩擦出现，事前契约完善并未使得联盟稳定性得到本质性改善。

在此基础上，国内外学者指出关系契约有助于提升联盟稳定性。Macneil[10]将关系契约定义为基于未来关系价值的非正式契约，认为关系契约的主要特点是自我实施，即交易在很大程度上是由参与者自行协调来完成的，没有经过制度、仲裁者等的第三方干预。Yikuan Lee 等[11]以实证分析为基础，对关系契约和正式契约对合作研发绩效的影响进行对比分析，其研究结果认为，关系契约比正式契约更加有效；Terry A Taylor 等[12]将供应链合作研发作为研究对象，指出设计不确定性的客观存在性，并且认为正式契约具有一定的不适应性，研究结论认为关系契约相比正式契约而言，对提升研发联盟稳定性能够发挥更为重要的作用；Jurong Zheng[13]以实证研究为基础，将正式契约和关系契约进行对比分析，认为正式契约和关系契约的作用路径存在差异性，彼此之间存在互补作用关系；Michael D. Ryall 等[14]以研发项目为研究对象进行实证研究，认为当合作频繁时，正式契约规定的条款越细，相应的处罚会越多，从而使得正式契约可能存在道德风险，此时关系契约将对正式契约发挥有益的补充作用。由此可见，关系契约正在成为当前研究的热点，众多学者在实证的基础上验证了正式契约所具有的不完备性，并指出相对正式契约而言，关系契约具有更简约、更有效的特点，对于改善联盟稳定性也将发挥更为重要的作用。

Macneil 同时指出，关系契约的重要特点是自我实施，其中，基于重复博弈的自我实施机制较好地解释了专用投资导致的转换成本的存在如何使合作效率得以维持，强调违约收益和成本的比较是契约自我实施的关键。王安宇、司春林、骆品亮[15]以关系契约为基础，构建研发外包的重复博弈模型，指出研发项目外包者和承包者之间的对称性关系契约只与技术成果价值的波动幅度有关，而与承包者的研发生产率系数及私人成本系数等特征参数无关，认为技术成果价值波动对关系契约造成重要影响；Sandeep 等[16]以高技术产品的协同研发为研究对象，在两阶段博弈模型的基础上提出相应的研发投资决策。

但在区域医疗协同平台中，各级医疗机构对于医院信息系统集成等专用投资决策在重复博弈之前已做出，并且对违约收益与成本难以准确估计。更为重要的是，基于重复博弈的关系契约自我实施机制建立在博弈双方"经济人"假设基础上，忽略合作过程中产生的信任、嫉妒等复杂心理，故通过重复博弈机制实现关系契约自我实施，从而保证协同平台稳定性具有不完备性。除了经济利益之外，是否还有其他因素在关系治理中发挥着作用？Ganovetter 和 Karl Polany 将嵌入性理论引入经济学研究视野中，将对行为主体的假设从"经济人"转移到"社会人"视角，经济行为的解释框架中越来越多地融入了信任等非经济因素。Jahyun Goo 等[17]以 IT 外包为研究背景，构建基于信任的关系契约；James A. Hill 等[18]以采供合作关系为研究背景，指出以信任为核心的心理契约对关系契约自我实施有重要价值；Weiling Ke 等[19]以电子产品供应链为研究背景，提出基于信任和组织压力的关系契约实施机制。实际上，Macneil 在对关系契约进行定义时指出，相比于交易结果的事前规划而言，关系契约更加依赖于社会过程和关系规范[10]。在协同主体行为人假设以及关系契约对协同发挥重要作用的基础上，游静[20]以研发联盟为对象，指出关系契约对研发联盟稳定性的重要价值，并基于 ERG 理论，提出研发联盟未来价值可以从生存、相互关系和成长三个层次进行划分，主体对未来价值的一致性判断可以用来衡量主体的未来共同价值是否形成，并提出通过启发未来价值、扩大未来价值共识来促进研发联盟主体的未来共同价值的达成，最后以区域医疗协同平台为实际案例，分析了区域医疗协同平台建设实践中，未来价值细分策略以及相应的未来共同价值促进策略的应用情况。

从关系契约研究现状可以看到，学者已经意识到松散联盟组织形式下正式契约的不完备性，强调关系契约对于供应链等联盟组织形式的重要价值，并且指出形成未来共同价值需要从期望、声誉等内隐心理因素出发，信任等心理因素对于关系契约形成具有重要的支撑作用。但已有研究仍将关系契约定位于正式契约的有益补充，针对区域医疗协同平台主体间可能正式契约缺乏的情形，关系契约是否仍然存在？关系契约又如何对平台稳定性产生影响？关系契约如何形成？这些问题还有待深入探究。

1.2.3　心理契约研究现状①

早在 1962 年，Levinson 等[21]即在《组织心理学》中明确提出心理契约（psychological contract）的概念，他通过对 874 名雇员进行面谈并进行资料分析，指出：心理契约即是在雇佣关系中的隐含期望，这种期望存在于组织与员工之间，事先双方没有明确表达，但彼此间怀有对对方的各种期望。他的这一理论被认为是首次提出的心理契约概念，他也被认为是心理契约的鼻祖。

此后，美国管理学家 Schein[22] 指出，心理契约是一种隐性期望，这种隐性期望存在于组织成员与组织之间，包括员工认为组织所具有的责任，如公平的工资、公平的晋升机会、公平的培训机会、充分的福利等，也包括组织所认为员工具有的责任，如尽职尽责地工作、对组织忠诚、在需要的时候能够加班等，并强调心理契约在个体和组织两个层面同样重要。由此可见，心理契约的定义强调个体与组织之间的内隐期望，不同的学者对心理契约的概念语言描述可能存在差异，在对谁的主观期望更高方面可能还存在争议。到 20 世纪 80 年代后期，针对心理契约的概念研究得到进一步深化，并形成不同学派。其中一派被称为"Rousseau 学派"，这一派系以美国学者 Rousseau、Robinson、Morrison 等为代表，其主要观点是强调心理契约是个体在与组织的交换关系中形成的心理期望；另外一派被称为"古典学派"，这一派系以美国学者 Guest、Herriot 等为代表，强调遵循心理契约的原意和个体与组织双方的心理期望。目前，心理契约的古典定义已得到大多数学者的认同。

---

① 该部分内容主要参考：张海涛. 心理契约文献研究综述[J]. 黑龙江对外经贸，2011，8.

另外，"二维学说"由 Macneil 提出，他认为交易型和关系型两种成分都存在于契约关系中[23]。Robinson、Morrison[24]再次通过实证证明交易因子和关系因子都存在于"组织责任"和"员工责任"中。"二维学说"观点认为，心理契约有两个维度。随后"三维学说"也被学者提出。Rousseau[25]在美国护士的心理契约进行分析的基础上，提出心理契约有三个维度：交易维度、团队成员维度和关系维度。Lee，Tinsley[26]也通过实证研究验证了 Rousseau 等人提出的三维维度观点，认为交易维度、团队成员维度和关系维度都存在于心理契约中。目前，"二维学说"和"三维学说"得到学者的更多认同。但也有学者在"二维学说"、"三维学说"的基础上指出心理契约包括更加丰富的内容，如 Rousseau 进一步研究认为心理契约包括稳定、短期交易、忠诚、动态绩效、有限责任、内部发展和外部发展7个维度，在提出假设的基础上通过实证进行验证，7个维度均得到验证[27]。

目前，在心理契约内容的研究方面，学者重点关注心理契约的内容与结构，以及内容间的相互关系。自20世纪90年代开始，学者开始关注心理契约的内容。Rousseau[28]通过实证开展了对员工心理契约内容的研究，他以129名 MBA 毕业生为研究对象，指出员工心理契约中，员工对雇主的期望包括：得到提升、获得高额报酬、获得绩效奖励、获得发展支持等7个方面。而在心理契约中，组织对雇员的心理期望包括：在需要时愿意加班、对职责外的工作主动承担、在公司持续工作至少两年等8个方面。Despres 和 Hiltrop[29]分析了心理契约内容的变化性，认为心理契约会在期望焦点、职责形式、职责范围、时间跨度、工作产出、个体责任、组织责任、个体投入、组织投入等方面发生变化。

另外，心理契约相关变量的研究也得到学者的关注。这些研究包括：研究心理契约的对前因变量，认为员工的职业倾向、所感知到的来自组织的支持、员工对组织的信任等，都是影响心理契约的关键因素。例如，Robinson 和 Morrison 研究指出，影响心理契约的因素包括组织在招聘员工时能够与员工有深入的交流和沟通，以及组织文化中社会化特征。另外，心理契约对相关变量的影响也得到深入研究，如研究认为，心理契约将影响员工的离职意愿，影响组织对员工的承诺，影响员工满意度，影响员工工作绩效，影响组织满意感，影响组织公民行为等[30]。

目前，心理契约的破坏与违背，以及由此其所带来的后果，成为心理契约研究关注的焦点。例如，Robinson 和 Rousseau[31]发现，心理契约违背可能对情感反应和背叛情绪产生重要影响；心理契约违背可能导致高离职率的出现，导致低信任的出现，以及导致低工作满意度出现，同时导致个体对组织低承诺，呈现更低的组织公民行为。Turnley 和 Feldman[32]研究指出，当心理契约违背出现时，可能出现工作满意度与组织承诺下降，出现工作职责内和工作职责外绩效的降低，出现更高的离职意愿等。Meyer 和 Herscovitch[33]研究认为，个体如何看待心理契约违背行为，与积极的雇员行为存在负相关关系，这些雇员行为包括个体工作绩效、组织公民行为、组织承诺，以及个体工作态度；同时，这一意识对与雇员不良行为呈现正相关关系，这些不良行为包括离职、工作粗心等。在心理契约的背景变量研究中，学者认为这些变量包括员工性别、员工年龄、员工工作的年限、职业特征甚至国籍等人口学变量，另外，员工所处的组织背景(组织规模大小、组织文化特征、组织政策等)也包含在这些变量中。这些研究对心理契约背景变量进行了深入分析，为刻画影响心理契约的因素产生重要影响。

与这些研究结果相类似的是，Millward 和 Hopkins[34]在对心理契约维度与结构进行研究的同时，分析了心理契约在差异化的职业、工作年限以及性别因素中的表现，认为职业差异对于员工心理契约造成显著差别。相比临时员工而言，正式员工有更高的心理期望；相比兼职员工而言，专职员工有更高的心理期望；同时，较长的任职年限将减少交易契约成本，但以心理契约为基础的关系契约不会随着任职年限的延长而加强。李燚等[35]以对 512 位组织管理者进行实证研究为基础，指出组织对于管理者的心理契约包括交易型心理契约、关系型心理契约，以及管理型心理契约三种类型，其中，管理型心理契约最能体现组织与管理者之间的特殊关系，这种心理契约不存在于组织与一般员工之间；若出现管理型心理契约违背，则管理者退出和忽略行为可能增加，管理者忠诚行为可能减少；若出现交易型心理契约违背，则管理者退出行为可能增加；若出现关系型心理契约违背，则可能出现管理者忽略行为减少。因此，管理者可能更加关注管理型心理契约和交易型心理契约，而较少关注关系型心理契约。赵卫东等[36]构建了包括基本博弈模型、不确定性影响下的博弈模型，以及动态博弈模型在内的心理契约模型，指出心理契约形成的内在机理。他认为，组织或者雇员履行工作责任时所获得的收入越高，而履行责任付出的成本越低，不履行责任可能面临的惩罚越重，不履行职责可能给对方造成的损失越低，双方更加倾向于选择"履约"策略。心理契约需要组织与雇员双方共同维护。

由此可见，心理契约成为学者关注的热点，心理契约对于维系组织稳定性的重要作用已经得到学者的普遍认同，认为心理契约与关系契约有着重要关联。大量针对心理契约的研究，通过实证研究方法，探究了组织文化、组织承诺、领导风格等对员工心理契约构建的影响，强调了文化因素、环境因素等"软"因素对心理契约的作用，为本研究开展奠定了坚实基础。但已有研究对心理契约的定位重点从员工与组织的关系出发，将心理契约构建的基础作为组织内部，以单一个体心理因素为立足点，剖析员工与组织心理契约的维度与价值，针对协同环境、组织间在协同过程中可能形成的组织间的心理契约则尚缺乏深入探究。

1.2.4 述评

上述富有洞见的研究结论为本课题提供了坚实基础，强调了在协同环境下，关系契约对主体间稳定协作产生重要影响，也强调了心理契约对于组织维系员工与企业稳定合作关系的重要支撑作用，但已有研究对象主要针对供应链环境以及单一组织内部，合作关系建立在经济契约的基础上，关系契约、心理契约则被视为经济契约的有效补充，区域医疗协同平台的合作主体间可能缺乏经济契约约束，因此已有的研究结论不能完全适用于区域医疗协同平台这一协同环境。

由于研究对象的差异，已有研究未能对区域医疗协同平台的多主体性、弱稳定性、契约选择和优化、稳定性提升机制进行系统和深入的分析，区域医疗协同平台的弱稳定性没有得到重视，其稳定性低的症结尚未得到充分的揭示。另外，国内外学者开始注意到关系契约对联盟稳定性的重要价值，但将关系契约定位于经济契约的有益补充，针对区域医疗协同平台主体间可能缺乏经济契约的情形，关系契约是否仍能形成并发挥作用，关系契约如何促进区域医疗协同平台稳定性提升，还尚待深入研究；针对中国医疗改革特殊背景下区域医疗协同平台关系治理的文献也尚鲜见。心理契约尽管已经在人力资源领域得到广泛深入研究，但心理契约如何在组织合作中对主体的契约选择与契约履行产生影响，尤其在区域医疗协同平台中，主体成员间心理契约如何形成，心理契约如何对平台稳定性产生影响，尚待深入研究。

基于此，我们在已有研究的基础上，重点关注的是：影响区域医疗协同平台稳定性的本质因素是什么？心理因素如何影响平台主体的履约行为？如何从心理因素出发，促进区域医疗协同平台主体间关系契约形成与自我实施，并最终提升平台稳定性？如何从影响平台稳定性的关键因素出发，构建其他相关措施，提升平台稳定性？

1.3　研究目的和研究内容

1.3.1　研究目的

(1)分析和了解区域医疗协同平台实施现状。
(2)剖析造成区域医疗协同平台弱稳定性的关键影响因素。
(3)建立促进区域医疗协同平台稳定性提升的举措。

1.3.2　研究内容

(1)实地调研厦门、大连、镇江、阳江等地区域医疗协同平台建设过程与建设成效，在调研与实证分析基础上，归纳区域医疗协同平台特性(平台弱稳定性、关系契约客观存在性、平台主体心理多样性),揭示区域医疗协同平台稳定性弱的深层原因。

(2)构建区域医疗协同平台契约选择和履约模型,从关系治理的角度分析区域医疗协同平台的契约选择依据;以心理契约推动关系契约自我实施机制为基础,构建区域医疗协同平台关系治理模型,探索关系契约自我实施的范围和条件,为契约优化和效率分析提供理论框架。

(3)根据研究结论,提出优化契约选择的策略,构建促进区域医疗协同平台稳定性提升的策略措施,形成促进区域医疗协同平台稳定性提升的策略与建议。

1.4　研究方法与逻辑结构

1.4.1　研究方法

(1)通过定性研究构建研究框架,以厦门、镇江、大连、镇江等地区域医疗协同平台建设情况(医院信息系统集成、居民电子健康档案建立以及社区医疗服务中心信息化建设)的实地调研和问卷调查为基础进行定量分析,明确区域医疗协同平台稳定性弱、关系契约对平台稳定性构成影响、平台主体心理契约推动关系契约自我实施等研究假设,对规范要素及其相互作用关系进行验证,明确关系契约治理的着力点。

(2)在逻辑推演分析的基础上,分析区域医疗协同平台主体可能面临的履约困境,研究关系契约将如何对区域医疗协同平台稳定性提升产生影响、心理契约如何推动关系契约自我实施;采用结构方程模型的探索性分析,归纳关键规范要素,构建契约自我实施机制。

(3)比较正式契约、关系契约、心理契约对区域医疗协同平台稳定性的影响;比较关系契约和心理契约作为正式契约履约摩擦解决机制的前提条件;分析信任、利他等不同心理因素作用对履约决策的影响,以及在不同心理契约背景下形成推动关系契约自我实施

11

的条件。

（4）在契约选择的理论框架上以交易成本理论、产权理论和现代契约理论为主，而在契约治理结构和机制的构建和检验上引入管理学、心理学和社会学的研究方法。

1.4.2 逻辑结构

在实地调研和文献调研的基础上，从区域医疗协同平台稳定性出发，探讨区域医疗协同平台稳定弱的本质原因，分析主体行为不确定性和心理复杂性对平台稳定性的影响，构建区域医疗协同平台契约选择和治理模型，提炼协同平台关系契约自我实施的关键关系规范及作用机制，据此提出优化区域医疗协同平台契约安排的政策思路和提高平台稳定性的对策建议。具体研究路径如图 1.1 所示。

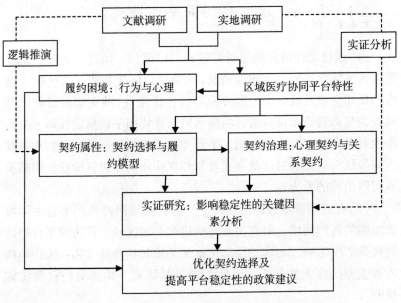

图 1.1 研究逻辑框架

第2章　区域医疗协同平台建设实践

国内城市中，在区域医疗协同平台建设实践中走在前列的城市包括厦门、大连、镇江、阳江及上海（闵行区）等城市，因此笔者选择上述城市进行调研，探究其区域医疗协同平台建设的历程与成效，以对区域医疗协同平台形成深入了解，并对平台的稳定性、影响平台稳定性的因素等形成基本认识。

2.1　厦门区域医疗协同平台建设实践

2.1.1　项目背景

通过医院信息系统建设，厦门市卫生局逐渐认为，政府管理部门尽管可以借助现有的医疗信息数据对宏观经济运行、财政收支、社保基金使用等情况进行统计分析和发布，但仍然难以对户籍档案、人事档案、信用记录等进行及时掌握；居民个人健康信息分布散落在家中、办公室，或者以档案的形式存储在医疗保健机构中，每次就诊急需时，要花费相当的时间和精力进行寻找，不能有效地进行自我保健管理。由于纸质病历本随处放置，不能以信息化的形式高效建档，居民在就诊、保健过程中，医生也很难准确地对其前期诊疗信息进行分析和掌握。医疗保健机构之间数据分离，"信息孤岛"使诊疗信息无法互联互通，不同医疗机构间只能进行重复检查和开药。基于这些问题，为了完善居民电子健康档案、改善人民群众自我保健管理水平、打破"信息孤岛"局面、加快卫生信息化建设进程、提升区域卫生信息化发展水平，在数字化、网络化和信息化基础上推动厦门市民健康信息系统项目建设进程就显得十分迫切和需要。因此，厦门市委市政府决定将"市民健康信息"作为重点，建设"市民服务信息系统"。

2.1.2　项目建设历程

厦门市民健康管理信息系统建设是一个不断丰富项目内容、增加项目应用、完善项目的过程，是对原有业务的再造、管理模式创新的过程。按照顶层规划、分步实施、先易后难、逐步整合、不断完善的实施原则来建设健康管理信息系统，该项目的建设经过了以下几个重要阶段：

2003 年，该项目列入政府规划。在建设区域卫生信息网络平台时，区域卫生 OA 系统、区域卫生门户网站、区域范围内医学情报数据库及检索、区域卫生行政管理决策支持系统，以及区域患者信息系统成为规划的五个重点内容。

2004 年，该项目完成了区域卫生 OA 系统、区域卫生门户网站、区域范围内医学情况数据库及检索、区域卫生行政管理决策支持系统建设内容。

2005 年，该项目完成了市民健康管理信息系统的方案论证评审及招标工作。

2006 年，启动了市民健康管理信息系统的实施，同年完成了区域内 6 个医疗保健机构间部分健康信息共享，初步建立了测试平台。

2007 年初，该项目加入现代服务业共享技术与支撑体系示范工程，这一工程由解放军总医院牵头，列入国家"十一五"科技支撑计划，并被列入"厦门市委市政府为民办实事"项目之一，测试平台转为正式平台，集成的社区、妇幼保健服务平台也得以建立。

2008 年，该系统进行了全面升级和完善。

2009 年，该项目再次被列为"厦门市委市政府为民办实事"项目之一，启动仪式于 2009 年 2 月 28 日举行。此时，全市 50% 的常住人口已经按照统一规范建立了电子健康档案，区域卫生信息系统平台涵盖全市 80% 的医疗卫生资源。

2011—2013 年，以健康档案、医疗信息为基础的商业智能正在逐步完善，加大了力度推动对数据的利用。

在此基础上，厦门电子健康档案标准规范已经在国内处于领先水平，厦门市卫生局正准备以此为基础申请专利，并酝酿推动医疗云计划规划实施，建立以统一的医疗数据池为核心的云处理中心，降低医疗卫生机构信息化使用成本与维护成本。这已经成为厦门区域医疗协同平台的后续发展方向。

2.1.3 平台主要内容

按照区域卫生信息资源规划的基本原理，对区域内市民健康信息系统的建设进行统一规划、分步实施、统一管理。厦门市民健康信息系统界面如图 2.1 所示。

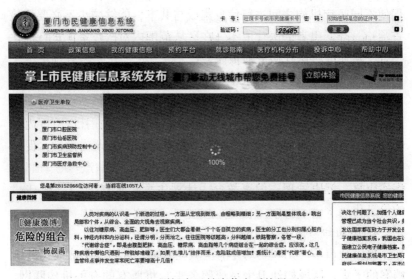

图 2.1 厦门市民健康信息系统界面

厦门区域医疗协同平台建设内容包括以下内容：

1. 以公众健康管理为主体的服务平台

服务平台向居民提供基于网络的医疗信息服务，平台内容包括电子健康档案建立、健康档案管理与查询、诊疗电话预约、诊疗网

15

上预约、诊疗电视预约、在线专家咨询、检查检验报告发布、体检结果电子传送、在线诊疗活动查询、在线用药咨询、网络及电话疾病预防提醒等。平台将实现对居民健康的科学管理，能够对居民隐私进行保护设定，能够改善医疗服务质量。通过平台可以进行卫生健康信息发布，还可以开展医疗保险针对性分析等相关增值应用。在平台信息数据的支持下，地区医疗卫生的改革与发展情况、公众关心的健康信息需求，可以及时发布到平台上，并在安全机制保障下，供区域内居民和社会使用。

2. 医疗机构之间的无缝衔接医疗服务平台

通过平台支撑，全市不同医疗卫生机构之间可以实现医疗信息共享，可以实现健康档案调阅、医疗机构双向转诊、医疗检测影像共享、远程会诊、病人随访等众多医疗服务。通过平台支撑，能够促使不同医疗机构之间进行信息集成与共享，能够减少不必要的检查治疗，降低患者的医疗成本，在区域范围内对医疗资源进行优化整合，从而改善医疗服务质量。

3. 面向社区的医疗卫生服务平台

协同医疗平台面向社区卫生服务建立居民健康档案，并将个人健康电子档案和家庭健康电子档案作为管理单位，在社区范围内对慢性病患者建立相关档案，改善统计数据的科学性与有效性，促进社区卫生服务水平提升。同时，平台实现了社区医疗、疾病预防、疾病康复、健康管理、健康教育、计划生育技术指导"六位一体"的信息化。

4. 面向妇幼保健管理的服务平台

提供全市孕产妇和婴幼儿的区域化管理，并自动形成居民健康档案的子集。区域妇幼卫生系统服务平台将所有的有关机构联网，妇幼保健信息可以在全市区域内共享，从而为妇女儿童就近保健提供保障。同时，妇幼保健机构可以与各级医疗机构实现联网，在医疗保健、疾病预防、计划免疫、健康体验等业务系统中进行有效信息共享，达到互通互联的目的。此外，还可短信提醒婴幼儿父母按时计划免疫。目前系统已经100%覆盖全市具有助产技术的医疗机构，而且100%覆盖全市妇幼保健机构。

5. 政府管理决策支持平台

平台可以为各级卫生行政主管部门以及政府监管部门提供卫生管理服务,在医疗异构和卫生行政管理监管部门之间实现卫生信息的共享与利用,满足突发公共卫生事件对应急调度和指挥的数据支撑需要,满足社会医疗保险(商业医疗保险)等政策制定的需要,并不断满足各级行政主观部门相关管理、监控要求。数据支撑服务包括为卫生行政主管与监管部门提供电子化的日常监控报表,此报表包括疾病监控数据、医疗费用数据、疾病数据;在数据分析的基础上提供决策支持服务。在数据支撑基础上,提高行政主管与监管部门应对突发公共卫生事件的反应与处置能力,促进卫生资源调度效率的提升,提高卫生行政管理水平。

6. 第三方服务平台

通过平台支撑,为中小型医疗机构检验标本第三方配送提供服务,支持药品器械的网上采购与配送服务。平台运行形成的数据还可以提供更多的信息服务,例如,可以为医药卫生科研院所、医药供应商,以及商业保险公司等机构提供有效的信息服务。

2.1.4 项目建立效果

区域医疗协同平台建设项目在厦门硕果累累,实现了辖区内95%的医疗卫生资源的医疗机构电子病历、检查检验结果及医学影像的信息共享,为辖区内160万的居民建立了统一的电子健康档案,实现了对居民健康信息的综合管理和利用;建立了适合乡镇卫生院、社区及村卫生所等中小型医疗机构的托管医院信息系统,实现了基层医疗卫生单位与大医院信息的互联互通、居民健康档案的建立、调阅与管理;市民健康信息系统获得了"中国地方政府创新奖"。

1. 实现了面向全体市民服务的终身健康档案管理

该项目的建设,使从生命孕育到终点的完整电子健康档案得以建立。以个人健康信息为基础,构建了时间域、空间域和健康状态三个维度的居民健康服务体系,行政管辖区域限制和不同医疗卫生机构限制得以打破,只要有互联网,居民即可对自身健康档案进行管理利用。这一进程既推动了自我保健管理，也实现了区域范围内协同医疗、终身健康管理，以及集成网络医疗和健康信息无国界传递。与此同时，通过居民电子健康档案的建立，健康服务和健康管理也第一次真正被列入市政府管理范围，国家"建立医疗卫生公共服务体系"的重大举措得到率先落实，国家新医改方案所提出的"逐步在全国建立统一的居民健康档案"也进一步得到落实，从而真正推动了以人为本、为民办实事，提升了政府形象。

2. 区域内医疗保健信息共享得以实现

通过实施该项目，区域范围内的居民门诊、住院、健康体检、社区卫生保健、妇幼保健等医疗信息，在区域范围内的医疗卫生保健机构间得以共享。

对普通居民而言，通过医疗保健电子数据信息共享，有关纸质记录不需要在就诊时寻找提供，方便了医生查询健康信息，避免了不同医疗机构间的重复检查和重复开药，降低了患者的就医成本。借助该项目，社区卫生服务中心可以通过网络数据传输获得居民出生信息，并进一步安排部署为婴幼儿提供计划免疫等相关服务，还可以短信的方式提醒家长按照阶段计划前往社区卫生服务中心完成为小孩的疫苗接种。网络挂号、有线电视挂号、电话挂号均已实现，在医院门诊大厅，自助挂号终端也可方便市民预约挂号。在调研中看到，在门诊量较大的厦门大学第一附属医院，30 分钟即可完成从挂号到就诊等待。区域医疗协同平台为市民带来的便捷已经开始呈现。

对于医疗卫生机构而言，在医疗保健信息共享支撑下，通过患者授权，医护人员可及时查阅患者健康信息，掌握患者相关病患情况。这样，医护人员对于患者病史和诊疗的整体情况掌握更加全面，误诊或误治现象得以减少，医疗服务质量得以改善。辅助医护人员还可以借助区域卫生信息中心数据库资源，借鉴学习其他同仁的诊疗经验，将医务人员的医疗行为透明化和规范化。

对政府来说，通过检查、检验等医疗保健信息共享，可以在整体上降低医疗支出，降低政府和医疗机构对大型设备进行重复投资所造成的浪费，推动卫生资源使用效率提高。此外，通过市民健康信息管理系统与医院成本核算系统进行连接，费用支出将得到规范和控制，医疗服务质量也将得以改善。

对于第三方服务机构而言，代理检查检验为第三方服务机构增加了就业机会和商业机会。同时，在数据挖掘分析的基础上，科研院所、药品厂商、商业保险机构等第三方服务机构可以得到更加丰富的决策数据支持。

3. 实现区域范围内医疗资源共享

平台可以支撑协同医疗平台范围内转诊、健康信息共享、网络会诊、代理检验检查等，从而在相当大程度上推动医疗资源投入与配置的平衡投入，降低政府和医疗机构对医疗资源的重复投入，同时，相关惠民举措也得以实施。例如，厦门市卫生局为了推动区域医疗协同平台建设，配套制定了多项措施，包括市民每年在社区医院就诊能享受500元每人每年的药品与医疗补助、社区医院免收挂号费、社区医院药品取消购销差价、大型医院专家定期进社区提供诊疗服务等多项措施，从而促进社区医院发展，力图通过引导策略逐步平衡医疗资源，改变大医院拥挤不堪的状况，改变基层医疗卫生机构鲜有患者的尴尬境地，切实推动解决"看病贵、看病难"问题。

4. 实现管理信息高度共享

卫生行政管理部门可以快速收集全市范围内医疗保健机构有关信息，可以及时、详细了解全市医疗卫生状况；当某一疾病就诊人数突然增加时，能够及时监测并应对，从而提升应对突发公共卫生事件能力。

标准化电子健康档案与临床信息集成的动态更新机制，能够满足社区收集重要疾病信息的需求，从而为防止疾病大面积爆发、预警危险因素提供辅助决策，根据实际情况组织干预，及早提醒广大群众采取防护措施，提升政府管理公共卫生的科学性和决策能力。

同时，由于平台能够动态监测包括大处方、大额病历及不合理用药等在内的异常情况，卫生管理机构能够及时对相关情况进行核查和监管，从而加大了卫生管理机构对医疗行为的监管力度。

5. 进行了观念与服务方面的管理创新

该平台建设在医疗卫生服务及观念和模式上进行了创新，

包括:

(1)观念创新。平台建设改变了传统的以业务为主线推动医院管理信息建设的观念,规划以病患为第一主线的信息系统,实施以病患者为第一视角而非以医疗卫生业务为第一视角的系统规划,从而以人为本推动系统规划和建设。

(2)管理创新。以政府挂帅主导系统设计、医疗卫生机构充分参与、软件公司承担系统编制为主要模式推动厦门市民健康信息系统建设。该项目由厦门市卫生局领导主抓,卫生局信息办作为具体落实责任部门,聘请了全市主要医疗机构的信息科科长为专家组成员,卫生局牵头进行项目协调,充分协调医疗机构的医务、财务等相关部门予以配合。这样,在系统数据集成的过程中节省了大量时间和人力,推动了软件公司技术人员与医疗卫生单位技术人员的紧密合作。

(3)协同医疗服务模式得以创新。通过平台建设,完善了医院与医院之间、医院与社区卫生服务中心之间的检查检验信息共享工作流程,推动了双向转诊和患者共享信息实现。

(4)创新政府监管模式。区域内医疗机构大处方、大额病历及不合理用药等异常情况可以及时监控,优化了政府监管方法与手段。同时,各医疗保健机构中的传染病与各种多发疾病信息可以及时汇总,并及时得到分析处理,当流行疾病数量接近或超过警戒线时进行警报,为卫生管理部门决策提供数据支撑;区域内的卫生资源可得到实时更新,区域内的卫生资源情况可以清楚地展现,提高了政府应对突发公共卫生事件的反应能力与保障能力。系统还可根据需要,向广大群众发布健康信息和预警信息。

(5)创新全面健康管理模式。政府主管部门、医疗保健机构、市民都可通过该系统及网络通信手段获得相关健康信息,政府主管部门可据此对公众或个人健康进行干预管理。同时,市民还可完善自身病历资料,补充完善不完整的个人信息,修改不准确的个人信息。在患者就诊时,平台将就诊信息纳入到标准化的居民健康档案中,从而提高居民健康档案建立的效率,降低了上门入户调查的费时耗力。而居民标准化健康档案建立后,可以与临床信息继承联动，保证了健康档案动态更新，创新了健康档案的建立与更新模式。

(6)完善医院托管社区以及双向转诊机制。以医疗体制改革为核心，推动医院对社区的垂直管理，促进社区与医院融为一体。同时，社区医院信息系统与医院信息系统集成，由医院信息中心统一管理，社区医院可享受与医院同步的信息服务。通过双向转诊，市民在社区就诊时可由接诊医生根据病情需要决定其是否需要留在医院继续就诊；住院病人在医院出院后，可根据需要转诊到社区医疗机构进行后期的康复治疗。在双向转诊中，医院与社区医疗机构信息实时传送，双方医生都可及时看到患者在社区医疗机构的初诊信息，以及在医院的住院情况和治疗情况，做出有利于患者康复的诊疗安排。通过医院托管社区，以及双向转诊机制的实现，社区医疗服务中心职能得以加强。

(7)创新预约门户和就诊流程。平台可完成市民网上挂号预约、短信挂号预约服务，预约信息得到医疗保健机构确认后，患者可在就诊时走绿色通道，减少等待时间。

(8)创新就诊缴费流程。通过将电子支付手段(e通卡、银行卡等)和区域居民健康卡相结合，完善就诊缴费功能，患者可在就诊前先在支付卡中存入一定数额预付诊疗费，在挂号、化验、检查、购药等缴费时不再到收费处排队缴费，而是直接在科室刷卡终端刷支付卡，这样可有效降低患者来回缴费的劳累奔波。

6. 开展技术创新

(1)使用了就诊保健"一卡通"的身份识别技术。厦门市民只要持有社会保障卡(或市民健康卡)，便可在全市范围内医疗保健机构就诊保健，诊疗信息在医疗保健机构间集成共享，形成动态更新的健康档案。市民健康卡与社会保障卡系统兼容，市民健康卡是对社保卡的有益补充。

(2)采用了基于 XML 结构和 Web Service 的电子健康档案数据交换技术。采用基于 SOA 的 Web Service 技术来定义数据收集接口、发布数据，并定义服务开放标准。由于访问接口标准化，XML Web Services 使异构信息系统能够有效集成协同运行。厦门市民健

21

康管理信息系统采用 XML Web Services 技术，提升了数据和系统的交互性，解决了系统需要在异构语言、异构架构、异构操作系统间交互的难题。

（3）MPLS-VPN 与公、私钥不对称加密方法得到整合。通过 MPLS-VPN 技术来构建市民健康网络系统，实施快速，扩展灵活，费用相对低廉。同时，基于公、私钥的不对称方式加密方式，使系统保密性得以增强。

（4）采用了异地电子病历融合技术。通过电子病历检索 XML Web Services 技术，平台可实现异地电子病历融合。通过市民健康卡号、请求者姓名、请求者机构等信息，可通过平台自动检索市民最新的电子健康档案信息（包括门诊信息、急诊信息、住院病历档案以及检验检查报告信息等），并通过基于 XML 的简单响应技术，将信息数据返回给查询主体，各种就诊的电子病历档案也得以整合。

（5）制定了市民健康档案规范。从门诊、急诊、住院、健康体检、妇幼保健、社区公共卫生服务以及疾病控制等入手建立健康档案标准。详细地从电子病历、检查与检验报告、出生信息、孕产保健、慢性档案等 33 个明细健康信息入手，定义健康档案规范。平台所建立的健康档案规范走在全国前列。

2.1.5　项目建设的几个关键问题

1. "以人为本"设计和建设项目

早期，基于业务的卫生信息化建设导致医院管理信息系统数据分离，形成"信息孤岛"。而用"以人为本"的新理念来研究，建设区域医疗协同平台，则需要从新角度、新理念、新思维出发对信息资源进行重新规划，对医疗信息系统进行新设计、新开发以及新实施。具体体现为：

（1）在健康档案的时间域上，明确从孕育到生命消失的整个生命周期的连续的记录集合；

（2）在健康档案的空间域上，明确居民在任何有互联网的地方均可以管理和使用个人健康档案；

（3）在健康档案的状态上，明确从健康到疾病，再到康复的全部过程。对市民健康记录的标准化采集，经过再整理、再分类、再归档，最终形成"健康档案"。

由于厦门市民健康信息系统是基于健康档案的区域卫生信息系统，因此主要是围绕居民个人的健康档案来进行研发、设计、施工的。在项目正式启动之前就必须本着"以人为本"的理念寻求解决如下问题的正确答案：

（1）健康信息从哪里来（医院、社区、体检中心、妇幼保健院、疾控中心及个人提供等）。

（2）健康信息存在哪里（主要存放于卫生信息中心）。

（3）健康信息如何存储（影像仅存储一年时间之内的信息，超过一年的系统自动删除，其他信息均一直存储）。

（4）健康信息谁来使用（市民、医务人员、卫生主管部门）。

（5）健康信息如何使用（政府一般关注有关的监管信息，只有信息异常时才查看具体内容；医疗卫生机构只在患者授权时才调阅其相关信息；市民个人可以查看自己的所有健康信息，并可对个人健康信息进行权限设置，以决定其信息对谁开放及开放程度等）。

2. 市民身份唯一性识别

"以人为本"的理念决定了区域卫生信息化建设的首要问题是市民身份标识的统一。只有具备身份的唯一性，才能制定健康档案如何采集、如何存储、如何调用和共享的解决方案。厦门采用社会保障卡和市民健康卡，较好地解决了厦门市区域范围内的身份识别问题。

3. 区域数据标准的制定

由于缺乏相关的国家数据标准，所以参照相关的国际（HL7、IHE）和国家标准（卫生部标准数据集）等制定了厦门市市民健康档案标准，采用逐步实施的方式进行系统建设。共定义了门诊、急诊、住院、健康体检、妇幼保健、社区公共卫生以及疾病控制六大类档案标准，以及33个明细健康信息描述规范。

4. 实施的协调与监督

在区域医疗协同平台建设的全过程中，以厦门市卫生局为牵头

23

单位，将厦门市第一医院等医疗机构、厦门各级社区卫生诊所、厦门智业软件公司等单位纳入平台建设主体范围，成员主体间形成较为稳定的合作关系。该项目由厦门市卫生局局领导为第一责任人，卫生局信息办为具体落实部门，将全市主要医疗机构信息科的科长纳入专家组成员。卫生局统一组织项目实施，对各级医疗机构医务、财务等相关部门进行协调指挥。在实施过程中，安排专人对市民健康档案的采集进行监控，及时查询监督数据的上传情况。

厦门市卫生局下发了关于市民健康信息系统的一系列文件，包括：市民健康信息系统对介入医疗卫生机构的要求，如市民健康卡的收费标准及发放对象、对接入医疗卫生单位发放授权要求（保障信息采集的合法性）、流程及网络安全的规定、数据上传质量检查通知和通报等。

平台建设过程中，定期召开市民健康信息系统专家组成员会议，讨论系统建设结构、流程及规范，不定期进行对数据上传质量有针对性的通报。

5. 系统的可持续发展

系统必须可扩展、可升级、可与新业务子系统无缝或很好地对接，即需要考虑开放与拓展问题。因此，必须考虑系统的兼容性，即集成后的系统与医疗保险系统、公安户籍信息系统、计划生育服务系统、民政系统等相关信息系统的兼容性。

同时，该系统建设也不是一劳永逸的项目，运营维护需要大量人力和物力。一方面，需要做好政府长期投入的资金准备，在基本卫生信息共享服务上保证投入；另一方面，也应考虑利用已经建立的大型数据库进行数据衍生的一些增值服务，并引入社会资本参与市场化经营。

6. 平台的稳定运行

平台建设由厦门市卫生局牵头负责，制定平台建设规划与建设方案，软件公司负责对建设方案进行编译落实，全市各级卫生机构负责平台应用。保证厦门市卫生局、软件公司以及全市范围内医疗机构的合作稳定性，成为平台后续稳定运行的关键。平台建设过程中，厦门市卫生局与软件公司之间、软件公司与医疗机构之间、大型医疗机构与社区诊所之间也出现过矛盾冲突，这些矛盾冲突在厦门市卫生局的协调下得以解决。在后续平台建设与应用中，如何进一步促进平台主体单位之间的稳定协作性，成为平台发挥效益、稳定运行的关键。

2.2 镇江区域医疗协同平台建设实践

2.2.1 项目背景

2009 年 4 月 6 日，新医改方案正式发布。为了更好地探索和建立新医改体系，国务院确定了包括镇江在内的 16 个城市为医改试点城市。镇江市"健康镇江 智慧健康"是新医改战略的重要内容，镇江市区域医疗协同平台建设项目则是镇江新医改的重要举措。该项目积极探索促进镇江市医疗卫生服务资源优化配置的有效途径，提升区域内医疗信息资源共享力度，努力为镇江市 300 多万市民提供更为优质高效的健康服务和医疗保障服务。

江苏镇江市政府与用友医疗卫生信息系统有限公司在 2010 年 8 月 10 日举行了"镇江市区域卫生信息化建设项目"签约仪式，"用友镇江智慧健康研究院"宣告成立。由此，镇江区域医疗协同平台建设开始启动。

"用友镇江智慧健康研究院"由用友医疗卫生信息系统有限公司与镇江市卫生局联合成立。该单位设立的目的即是为了更好地推动镇江市区域卫生信息化建设进程，探索开创新一轮医疗改革背景下的"镇江模式"，并提高医疗服务质量与水平，改善医务人员积极性，提升市民满意度，降低医疗服务成本与医疗服务费用，研究开发适合镇江市的区域卫生信息系统。该研究院以国家新医改相关政策为基础，结合镇江市的需求，研究开发基于集成思路的区域卫生信息化平台，并且通过系统完善优化，实现"健康镇江 智慧健康"的医疗卫生信息化建设目标，为居民健康服务。

镇江市作为医疗改革全国首批试点城市之一，率先启动了以公立医院改革试点为核心的探索，同步推进了"基本医疗保障改革、基本药物制度改革、基层医疗卫生服务改革和公共卫生服务改革"4 项改革举措。目前,镇江市成立了两大医疗集团,即江滨医疗集团和康复医疗集团。两大集团分别整合所辖区内的二级医院与社区卫生服务中心。在两大集团内部,双向转诊通道予以实现,CT、B 超等检查资源得以共享,市民到社区医院看病的诊疗信息也纳入了平台进行统一管理。

镇江市卫生信息系统建设将以医院信息系统改造升级为重点,实现两大集团和社区卫生服务中心的信息集成,完成电子健康病历、医院信息管理系统升级、社区卫生管理信息系统以及居民电子健康档案数据库建设。项目规划在 2010 年 10 月底前完成区域内卫生信息数据中心建设,完成"一卡通"并网运行工作,12 月底完成卫生信息化一期建设。项目计划通过 3 年的努力,完成全市公共卫生信息管理系统、医院信息系统(HIS)和社区卫生服务信息管理系统建设,促进能满足居民看病就医和健康管理相集成的"一卡通"工程实现。

2.2.2 项目建设历程

2010 年,项目建设包括以下内容:

(1)完成以居民健康档案为核心的社区卫生服务体系建设。以卫生部颁发的《健康档案基本架构与数据标准(试行)》(卫办发〔2009〕46 号)、《基于健康档案的区域卫生信息平台建设指南(试行)》为基准,逐步完善建立标准化电子健康档案,逐步实现健康档案信息系统与新型农村合作医疗系统、城镇职工居民基本医疗保险系统、传染病报告系统、免疫接种系统、妇幼保健等信息系统的无缝衔接、资源共享,建立以居民健康档案为核心的区域卫生信息平台。

(2)将医保卡作为载体,实现市直医院与社区就诊、健康信息查询的"一卡通",打通医院与社区的无纸化双向转诊流程,各级医疗机构所收集的居民基本健康信息、检测化验信息、诊疗等医疗信息可及时互通互联。同时,完善电子支付,可以通过多功能一体机完成自助挂号、结果查询以及缴费。

（3）成立了专门的镇江市卫生信息中心。中心配备专职人员，根据上级部门要求以及系统建设标准要求，负责对全市卫生信息化建设进行规划、现场指导、监督检查、实施考核，参与各项目各阶段实施与管理，全程跟踪实施过程，协调平衡冲突，提出合理化建议。

（4）完成以公共卫生信息数据为核心的数据中心建设。利用疾病预防控制中心现有的硬件配置和人力资源配置，实施局部改造，完成全市卫生信息数据的交换和存储，并根据区域卫生信息化发展所提出的需求，完善配置、丰富职能，通过推动镇江市卫生数据信息整合，实现社区、公共卫生以及医院卫生信息的集成与共享。

2011 年，项目建设内容包括：

（1）在应用一卡就诊的基础上，完善丰富"一卡通"功能，打通无纸化双向转诊流程，促进居民电子健康档案和电子医疗信息在医疗机构间共享。

（2）建设完善呼叫中心、网络在线挂号、电子健康档案查询、健康保健咨询、无线接入应用等平台功能。

（3）推动公共卫生应急指挥决策系统建设，以及基于集成平台的视频会议系统建设。

（4）推动电子政务信息系统建设。

2012 年及 2013 年，镇江进一步推进集团社区一体化管理，强化区政府建设举办责任，集团运行管理职能，提升社区卫生机构服务能力；强化实施新一轮基层医疗卫生机构标准化建设，全面提升基层医疗卫生机构硬件水平；落实乡镇卫生院补充村医队伍编制；进一步完善双向转诊机制，建立财政补偿、医保支付、绩效分配等利益机制，畅通转诊通道，提供连续服务；做实"3+X"家庭健康责任团队服务，规范家庭病床管理，提升服务内涵；加快信息化步伐，在集团及县级医院与基层之间建立医防结合、双向转诊、远程会诊和预约服务的数字化工作平台；推进网格化管理，建立健康服务、卫生监管、应急救治的网格化服务管理新模式；加快推进县级公立医院综合改革，提升县级医院医疗服务水平。

2.2.3 平台主要内容

镇江区域医疗协同平台总体架构包括一个信息平台、两大信息门户、三类应用系统、四项支撑体系。

一个信息平台：指基于电子健康档案，包括卫生资源数据和卫生业务数据，以数据共享交换为核心的卫生信息数据交换共享与决策平台。

两大信息门户：指面向市民、提供公共服务的外网门户；面向卫生服务人员和决策者、支撑业务工作的内网门户。

三类应用系统：指满足各医疗卫生机构和卫生行政部门日常业务开展的卫生业务支撑系统；支持管理者和领导进行决策的卫生决策支持系统；面向市民提供服务的卫生公共服务系统。

四项支撑体系：指信息基础设施支撑、信息安全体系、标准规范体系和管理体制机制，是保障区域卫生信息平台和应用系统建设和运行的基础。

具体来看，镇江区域医疗协同平台建设包括以下内容：

1. 建立健全全市公共卫生管理信息系统

通过平台建设，构建覆盖全市卫生行政部门、疾病预防控制部门、卫生监督部门、急救部门、妇幼保健部门等各类医疗卫生机构的网络系统，并能高效、快速畅通运行。网络终端延伸到全市范围内的社区卫生服务中心(站)，以及村卫生室，对公共卫生信息的收集、整理、分析工作进行规范，提高数据信息质量。建立数据库支撑下的公共卫生信息网络平台，整合信息，资源共享，数出一门。加快区域卫生信息化建设进程，规范卫生信息化建设标准，促进公共卫生监测、预警、监督，以及医疗救治管理决策水平的提升，同时促进应急指挥能力提升。

系统按统一规划、分段实施、重点突出、数据互联、职责强化、依法管理的原则建设。具体项目有：

(1)建立突发公共卫生事件应急指挥决策系统。

由江苏省疾病预防控制中心承担的"江苏省防治艾滋病、病毒性肝炎和结核病等重大传染病规模化现场流行病学和干预研究"国家科技重大专项计划课题已正式获得国家批准立项。镇江市卫生局作为课题参与单位，依托课题研究，充分开发应用传染病疫情分析系统、流感疫情分析系统、慢性病网络直报管理系统等，全面推进疾病预防控制业务系统的开发应用，构建镇江市疫情和公共卫生监测管理预警系统。同时，按照江苏省卫生厅办公室关于印发《2010年全省卫生应急工作要点》的通知（苏卫办应急〔2010〕1号）的文件要求，依靠卫生信息网络平台、视频会议系统及闭路电视监控系统，建立应对突发公共卫生事件的应急指挥决策系统，促进疫情分析、突发公共卫生事件监测数据分析能力的提升，改善预警能力与决策指挥能力，通过平台支撑与应急救援机构联动，在整体上提高应急处置能力。

（2）建立规范的医疗救治信息管理系统。

在医疗卫生数据信息传输系统与信息交换平台的基础上，完善医疗卫生机构、医疗技术人员、医疗设备、医疗救治诊疗能力等卫生资源数据库，促进医疗机构、紧急救援机构以及疾病预防控制机构之间信息沟通，进一步发挥基层医疗卫生机构的前哨作用与监测作用，促进应急指挥决策与调配能力提升。

（3）建立疫情报告和突发公共卫生事件信息网络系统。

通过决策数据分析、指挥命令部署等工具和监督方法的应用，实现对突发公共卫生事件信息的动态监测与预警，实现面对突发公共卫生事件时，能够具备为指挥决策提供支撑的通信和信息服务。在数据支撑下，通过指挥中心，及时有效对资源进行调集，对疫情和医疗救治进行有效控制和部署，减轻突发公共卫生事件可能对居民健康与生命安全造成的威胁，通过最有效的控制手段和优化资源投入，能够将损失控制到最低范围。当其他灾害发生，能够通过平台支持相关部门控制灾情，对医疗资源进行有效调度，并积极预防突发公共卫生事件发生。

2. 以病人为中心，完善与提升医院信息管理系统

在平台建设中，强调医院信息系统建设从以经济和财务为主线，转向以病人为中心，强调以临床应用为主线的数字化医院拓展，实现与医保、社区医疗、新农合等应用系统的数据交互，利用网络技

29

术在医疗中的应用，丰富与改善为病人提供的医疗服务形式。

大型医院(如三级医院)需要在平台支撑下，重点加强临床应用方面的医疗信息系统建设，强化临床应用功能，包括电子病历、医学检验(LIS)、数字化医学影像(PACS)、移动查房、医生和护士服务工作站、办公自动化(OA)、慢性病病人实时监测等，完成全面的医院信息系统(HIS)应用与建设。同时，加大网络技术在远程医疗服务中的应用，丰富医疗服务形式。

中型医院(如二级医院)进一步完善临床信息系统的应用，建立医生工作站，深化医院信息系统应用范围。

作为平台终端，城市社区卫生服务中心、乡镇卫生院，在加快信息化建设步伐的同时，也逐步扩大信息系统应用范围，逐步实现与上级医院的实时信息传输、无纸化双向转诊，以及基于网络技术的远程会诊。

根据"城市社区医疗机构中的80%应实现医院信息网络化管理"的要求，各二级以上医院已经全部完成医院信息网络化建设进程。2011年完成全市医疗卫生单位信息共享，医疗卫生信息实时传输。2012年及2013年，继续稳步推进集团社区一体化模式、"3+X"模式，继续推进基层医疗机构信息化应用、公共卫生信息系统应用、医院信息系统应用、卫生管理信息系统应用以及"一卡通"建设。

3. 建立社区卫生服务信息系统

将信息网络技术应用于规范社区卫生服务运作与管理模式进程中，在2010年底前完善个人健康档案与家庭健康档案，能尽可能满足社区卫生服务的各项需求，借助社区卫生服务信息系统，开展涵盖预防、卫生保健、医疗服务、康复、健康教育和计划生育服务等内容的"六位一体"的社区卫生管理工作，建立社区卫生服务机构与大医院的网络连接，实现双向转诊、健康体检及诊疗等无缝集成，实现预约挂号与远程会诊功能，缓解群众"看病难、就医难"问题。通过规划、实施与集中管理，逐步解决社区卫生服务机构的站点多、分布广，以及人员计算机基础薄弱与医疗技术人员不足的矛盾，尽可能避免医疗机构间的重复投资和无效投资，提升医疗资源投资效益。

加快新型农村合作医疗信息系统建设，实现新农合业务管理的数字化、信息化、科学化，提高新农合工作效率和服务水平，保障新农合制度持续健康发展。

4. 完成市民就诊、健康档案查询功能于一体的"一卡通"工程

以医保卡为核心推动实施"一卡通"工程，实现市区医院与社区卫生机构的全面覆盖，以病人为中心，以居民健康档案和电子病历为基础，通过平台满足本市各级医院、社区卫生机构及其他相关医疗卫生服务机构的数据集中、数据保存、数据授权交换、数据授权共享需求，推动无纸化双向转诊流程实现，实现全市范围内医疗卫生机构间居民健康信息共享，推动建立社区首诊制，以及分级医疗就诊制。在三级医院配置使用自助挂号交费一体机，帮助患者自主完成挂号、交费、报告获取等就诊流程，免除反复排队与等候之苦，同时也帮助医院节省人力资源。

5. 完成卫生电子政务系统建设

根据卫生部关于加强电子政务建设的要求，完成卫生行政管理信息系统建设，建成市、区(县、市)二级卫生行政部门与市直医疗卫生单位集成使用的电子政务系统，实现办公自动化，促进部门单位间信息互通与资源共享，改善工作效率与管理水平。

6. 完成镇江市公共卫生信息数据中心平台建设

通过建立镇江市公共卫生信息平台建设，构建延伸至各级社区卫生服务中心、各级医疗机构、广大社会公众以及其他相关机构的集成系统，并实现与上级有关部门的信息互通，支持电子政务等相关业务的进行。在镇江市卫生信息平台的建设过程中，采用集中和分布相结合的原则建设数据中心，减少资源浪费，提高数据的一致性，有效消除"数据孤岛"，同时建立镇江市卫生系统视频会议中心和应急指挥决策调度中心。

2.2.4 项目建立效果

1. 社区卫生服务机构标准化建设成效

通过项目建设，镇江市康复和江滨两大医疗集团所辖的 14 所

社区卫生服务中心得到改观。这些社区卫生服务中心实现了从硬件到软件全面提升。和项目建设前相比，加入医疗集团的社区卫生服务中心，门急诊工作量平均增幅达到 23%，所提供的基本公共卫生服务绩效良好，辖区内居民满意度达到 92%。通过社区卫生服务中心建设，基本形成"小病在社区、大病到医院、康复回社区"的良好就医格局。通过项目建设，各社区卫生服务中心的硬件设施得到显著改善，环境与面貌焕然一新。此外，两大集团均推动了专家名医下社区的举措，为社区卫生服务中心提供培训，医疗集团对社区卫生服务中心提供强有力的业务支持，极大地提升了社区卫生服务中心在市民中的认同度。医疗集团制定了集团内的双向转诊工作规范、卫生服务流程，在各社区卫生服务中心发放服务手册和联系电话，实行凭社区卫生服务中心转诊单，对转诊病人实行"一免三优先"的制度，即免交挂号费，预约专家门诊优先，安排辅助检查优先，安排住院优先，对符合回转社区卫生机构特征的患者及时安排下转到社区卫生服务机构，并完整提供患者住院诊疗信息。社区卫生服务机构接收回转病人后，有针对性地提供后续康复治疗服务和上门问诊服务，并及时更新健康档案。

2. "3+X"模式基本形成

"3+X"模式在镇江区域医疗协同平台建设中得以探索构建，并改善医疗格局。其中，3——医生、护士和公共卫生服务人员；X——团队专家。以团队专家为单位，医院派团队专家提供对社区医院的技术支撑，居民享受"3+X"所提供的健康服务。同时，居民在享受健康服务的过程中通过"X"与大型医院建立诊疗服务关系，转诊时拥有更多的心理安慰。由此，镇江区域医疗协同平台在纵向关系链上打造了"居民——社区医院——健康服务团队——大型医院"的关系链条，在横向上打造了"医生——护士——公共卫生服务人员——团队专家"的关系链条。目前，"3+X"模式在镇江已经得到认同。基于这种模式，专家团队成为搭建大型医院与社区医院的桥梁，同时也成为患者与社区医院、大型医院的桥梁，这种模式对于改善医患关系可以发挥较好的作用。

3. 探索构建区域医疗协同平台实施的新模式

镇江区域医疗协同平台建设以"用友镇江健康智慧研究院"为牵头单位展开，该研究院由市卫生局和用友医疗共同投资设立。在研究院内部管理模式中，研究院聘请各大医院信息科科长作为专家加入，同时还聘请平台规划设计人员、平台需求分析人员以及平台实施人员。研究院对平台建设总体负责。平台建成后，在"谁收益谁投资"原则的基础上，各医疗机构根据平台使用程度负担使用费。这种模式与传统的市卫生局主导、软件公司承建相区别，增强软件公司责任意识，促进其承担更多系统规划责任，同时也为平台开发人员投入和其他资源投入提供保证。

2.2.5 项目建设的几个关键问题

1. 实施模式创新

镇江区域医疗协同平台的建设所采取的模式是市卫生局与用友医疗形成战略合作伙伴，以镇江为原型开发平台、建设平台，这样的模式提升了软件公司的地位，使得软件公司进一步发挥系统规划和后期运行维护的作用。受聘于用友镇江健康智慧研究院、在镇江现场的系统规划人员、需求分析人员、开发人员已超过50人。

2. 以人为本的医疗改革

镇江各级领导本着"以人为本"的观念推动医疗改革。镇江的各级领导，城市的领导从书记到卫生系统的领导再到基层的领导，都本着为老百姓服务的思想来推进区域医疗协同平台建设，希望借助信息化的平台改善医疗服务环境。

3. 多平台嵌套

镇江市的区域医疗协同平台由多个层次构成，医院内部通过信息系统集成建立各自的数据集成平台；医院数据在医疗集团范围内相互共享相互交换，构成医疗集团数据集成平台；两大医疗集团进行数据共享与交换，构成镇江市医疗数据集成平台。

4. 平台稳定性

镇江市卫生局和用友医疗股份有限公司是镇江区域医疗协同平台建设的核心主体，他们共同投资建设镇江智慧健康研究院，以研究院为牵头单位推进平台建设，镇江市卫生局与用友医疗股份有限公司之间的稳定合作成为平台稳定运行的关键。在研究院成立之初，平台建设推进力度也不尽如人意，随后镇江市卫生局专门成立信息中心对平台建设负责，协调平台建设中的矛盾与冲突，为平台建设提供了有力保证。在后续平台建设与运行中，如何保证镇江市卫生局与用友医疗股份有限公司的稳定合作，是平台稳定运行的关键。

2.3　大连区域医疗协同平台建设实践

2.3.1　项目背景

从 2011 年资料显示①来看，大连目前拥有 1644 个各类医疗机构，其中 240 所医院；拥有 28967 张床位，每千人口拥有床位数 4.37 张。全市拥有卫生技术人员 32476 人，其中博士学位 450 人，正高职称 520 人，副高职称 1500 人，每千人口拥有医生 2.46 人。全市人口平均期望寿命达到 76.66 岁，孕产妇死亡率为 0.378/万，婴儿死亡率为 10.33‰，均达到国内先进水平。

2004 年，以《大连市公共卫生体系建设三年规划（2004—2006年）》为基础，大连加大了公共卫生体系建设与投资力度。大连力争用 3 年时间，基本建成区域上覆盖城乡、功能相对完善的疾病预防控制与救治体系，提高对急重传染病等突发公共卫生事件的应对能力。通过调整医疗服务体系，大连初步建成了由城市医疗中心、社区卫生服务中心共同组成的城区医疗服务体系两级管理格局。社区卫生服务工作已经在全市城区所覆盖的 32 个街道展开，58 个社区卫生服务中心新近成立。社区卫生服务中心的职能也得到加强，市区范围的 4 个区中，有 3 个区获得"全省社区卫生服务示范区"称号，市区范围内 41 个社区卫生服务中心获得"全省社区卫生服务示范单位"称号。随着大连医疗卫生体制改革不断深化，医疗机

---

① 数据资料来源于大连卫生局政府网站，http://www.wsj.dl.gov.cn。

构内部运行机制也加大改革力度，并更多地向乡镇卫生院覆盖延伸。农村卫生工作成果显现。目前，大连农村三级医疗预防保健网基本健全，拥有 39 个县级医疗机构、108 个乡镇卫生院、1412 个村卫生所、10 个乡镇卫生院已经开展了农村社区卫生服务试点，农村新型合作医疗筹备工作正积极开展。

用友医疗与 301 医院、大连市卫生局等单位于 2007 年 4 月合作建设"十一五"国家科技支撑计划项目"现代服务业共性技术支撑体系与应用示范工程"。9 月，用友医疗与大连市卫生局、大连市卫生信息中心、301 医院四方共同签署"军民共建区域协同医疗服务示范工程"任务书，初步明确了用友医疗在示范工程中所承担的区域卫生信息平台涉及的开发及实施任务。

2.3.2　项目建设历程

目前，大连市已经完成对 40 余万份居民健康档案的收集与管理，已经建设完成居民电子健康档案管理系统、社区卫生服务信息管理系统、社区诊疗管理信息系统(即应用于社区的 HIS 系统)以及卫生信息统计与决策分析系统，已经完成对医保接口等外部接口的开发和应用，实现了临床诊疗系统与居民健康档案信息系统的数据衔接。

2.3.3　平台主要内容

建立区域协同医疗卫生数据中心，采用集中和分布数据处理相结合的方式，构建面向服务的体系架构，实现区域内的医疗机构信息集成，提供标准化、规范化的协同医疗服务数据与通信接口，基于平台完善对用户的服务。

在各医院内部，通过临床、药品、检测等信息系统集成，完成基于医院内部的医疗信息收集和转换，并进一步通过集成服务集中到协同医疗平台，在实现医院内部业务流程集成的同时，努力实现医院间的信息集成和共享。

在区域协同医疗卫生数据中心基础上，建立面向医疗机构服务的门户网站和面向居民个人服务的门户网站，医疗机构与个人之间信息有效交互，将不同医院的信息门户进行统一。

以电子医疗资源（EHR）为中心，构建医疗卫生数据存储中心和采集中心，在集成管理管理与门户的基础上，通过权限划分，为不同用户提供差异化的功能界面，区分用户角色完成相关数据录入、增加、修改、删除、查询、统计、分析等操作。

2.3.4　项目建立效果①

大连市以区域健康档案数据中心为核心，初步建成了涵盖疾病预防、卫生医疗、卫生保健、疾病康复、健康教育以及计划生育技术服务的"六位一体"的区域卫生信息平台，成功实现动态医疗健康服务记录更新与存储，通过文档格式规范，支持医疗记录与健康档案数据无缝连接，促进医疗文档信息共享。用友医疗卫生信息系统有限公司负责开发以电子健康档案为核心的区域卫生信息系统，该系统目前重点示范基地包括：八一路社区、泡崖社区、华西社区、金家街社区等。后期，在大连市卫生局信息中心主导推动下，更多社区和医院将被纳入集成平台，全市范围内的医疗卫生信息共享也将得以实现。

借助该信息平台，个人健康档案和家庭健康档案信息能够在平台内互通互联，相关机构能够在授权范围内以健康档案号、患者姓名等及时查询患者健康情况，包括患者的基本资料、家庭情况、健康体检情况、既往病史、检验检查记录、诊疗与用药情况等，还可提供慢性病管理、家庭病床、重点疾病社区巡诊计划、妇幼保健等解决方案，在一定程度上降低医疗资源重复投入，提升信息共享程度，借助信息化手段提升社区卫生服务的纵深管理水平与精细化管理水平。

通过平台信息支持，实现了疾病预防控制、妇幼保健、计划免疫等领域的信息化应用，可通过平台数据分析实现对区域内重点传

① 本部分内容主要参考大连市居民健康档案系统，http：//app.hc3i.cn/art/201005/2912.htm；大连市区域卫生信息系统一期工程，http：//wenku.baidu.com/view/e84f92c7d5bbfd0a79567388.html。

染病爆发流行进行事前预警，从而提高政府处理应对突发公共卫生事件能力，最大限度发挥区域卫生信息平台的数据共享与深层数据挖掘作用。

加大对数据中心的利用程度，完成平台数据与医院 HIS 系统，以及电子病历数据的有效对接，打通医院—社区双向转诊流程，实现远程医疗服务，使社区居民足不出户即可预约专家诊疗服务，通过社区与医院双向转诊无缝衔接，达到医疗服务更加便捷的目的。

将区域卫生信息数据中心建设成为信息综合发布平台，提供面向个人与企业等社会公众的平台会员服务，开发基于集成平台的增值服务，使区域卫生信息平台发展成为区域卫生服务的中心和关键纽带。

2.3.5 项目建设的几个关键问题

1. 系统功能创新

基层卫生工作的全部内容都纳入系统功能中，将模块化设计思路作为关键，打破现有卫生机构设置状况的限制，建立以社会卫生资源利用和卫生服务模式优化为核心的系统功能。

2. 以人为本的设计理念

系统以患者为核心，以医保卡和居民身份证号码为首要对象，通过角色划分、权限划分等实现差异化功能处理，并且注重系统建设过程中的数据标准化，强调医疗机构间、系统主体间的资源共享。

3. 合作稳定性

大连区域医疗协同平台建设第一阶段的核心主体单位包括大连市卫生局、用友医疗股份有限公司、301 医院、大连卫生信息中心四家单位，其合作在框架协议的保障下进行，对各方的责任与义务没有详细明确。自 2007 年至 2011 年，各方的合作相对有限，平台建设的进展较为缓慢。面对平台建设滞后的局面，大连市卫生局尝试以招标方式重新确立平台建设合作单位，明确合作各方的责任与义务，以保证各方的合作更具效益。大连区域医疗协同平台建设主体间的合作呈现弱稳定性，这一弱稳定性对平台建设成果以及平台建设进度造成显著影响。

2.4 阳江区域医疗协同平台建设实践①

2.4.1 项目背景

据 2011 年阳江市卫生局公布资料显示，广东省阳江市有人口 231.91 万，国土面积为 7813.4 平方公里。阳江为地级市建制，在广东省属于欠发达地区。全市设有 1 个市辖区(江城区)、1 个县级市(阳春市)、2 个县(阳东县、阳西县)。经广东省政府批准，新设置了 2 个开发区(分别为海陵岛经济开发试验区、阳江高新技术产业开发区)。阳江是一个典型的城乡一体化的区域。全市三甲医院资源稀缺，只有唯一的 1 家三甲医院，拥有二级医院 11 家、卫生院 39 家、社区卫生服务中心 7 家、村卫生所和卫生站 939 家、其他卫生机构 19 家。2009 年全市平均每千人口拥有卫生技术人员 2.96 人，低于全国平均水平 4.15 名。

从资源分布情况来看，阳江卫生资源分布具有以下特点：城乡一体，且以农村为主；医疗机构整体层次偏低(三甲医院仅有 1 家、底层的诊所近千家)；医疗资源整体相对匮乏；医疗信息化水平整体偏低。

同全国其他地区，尤其是欠发达地区一样，阳江市新医改面临着以下挑战：

(1)"看病难、看病贵"问题仍然凸显：医疗资源分布明显不均衡；医疗机构与患者间信息严重不对称；医疗机构存在诱导需求、过度治疗的现象；医患关系仍然紧张，居民缺乏现代化的手段支撑开展自我健康管理。

(2)"医疗服务难"仍凸显：优质医疗资源的稀缺和浪费抑制了

① 该部分内容重点参考：刘焕东. 阳江卫生迎 e 时代——访广东省阳江市卫生局局长姜苗. 中国信息界 e 医疗，2010，6；用友医疗股份有限公司阳江医疗信息化实施方案。

地区医疗水平整体提高；基层医疗资源投入不足；基层医疗技术水平有限；卫生技术人员需求与培养呈现矛盾；缺乏信息化手段对居民健康信息进行掌握和管理。

(3)"监管难、评价难、决策难"问题仍明显：支撑监管、评价以及决策的数据难以收集，汇报的数据可信度低，科学化的监管手段欠缺，从而导致科学的管理与决策进程难以推进。

(4)"HIV 忧，SARS/H1N1 痛"：从已有疾病暴发监控来看，当前卫生主管部门缺乏科学有效的手段对疾病预防开展实时监测与防范，卫生主管部门对于重要疾病预防以及公共卫生突发事件的应急处理能力明显不足。

在国务院提出医疗改革的大背景下，如何基于阳江的医疗资源分布现状，快速高效地解决资金短缺问题，借助社会资金力量，采用先进信息技术，在规划引导下推动阳江医疗信息化实现跨越式发展，成为提高全市医疗卫生水平的重要任务。

2.4.2 项目建设历程

阳江推动了医疗、社会保险、新农合的三网合一建设，减少了医疗资源在医疗机构、社会保险以及新农合系统中的重复投入，建立了全市统一的医疗信息系统集成平台，基本实现平台数据集成与共享，构建了以居民健康档案为核心的平台集中管理模式，全市累计完成电子健康档案建立 40 余万份。

将"居民健康档案卡"向全市市民发放。通过居民健康档案卡，把居民在各级医院、社区卫生服务中心以及乡镇卫生院，甚至村卫生室的诊疗活动相互关联，从而形成完整且动态更新的居民健康档案。通过居民健康档案的动态变化，将居民整个生命的健康问题都纳入干预。20 余万张居民健康卡在全市累计发行。

通过区域卫生平台，上级医疗机构可接收市级/县级医院的检验检查报告内容，社区卫生服务中心、乡镇卫生院也可查阅到居民在市级/县级医院的检验检查报告，检测报告授权范围内充分共享为各级医生提供翔实的诊断依据；通过区域卫生平台，实现了区域内部分医疗机构间的双向转诊；通过区域卫生平台，区域内部分医疗机构间病案共享得以实现；通过区域卫生平台，区域内部分医疗机构间门诊处方共享也进一步得以实现。

在项目建设中开发社区公共卫生服务网站，居民可在网络技术手段支持下查询和管理自己的健康档案，同时还可以获取社区提供的健康教育信息。

系统建设累计完成接入服务平台的各级医院 40 余家，占到全市医疗机构总数的约 60%。

响应医疗政策需求，在社区医疗服务机构实现基本药物零差价应用。

通过对区域卫生数据进行深度挖掘，建立数据分析、预警模型，对健康档案进行统计分析，统计分析出入院人次、ICD10 诊断情况等，为卫生主管部门决策提供数据支撑。

2.4.3　平台主要内容

阳江区域医疗协同平台建设确立的目标为：

（1）城乡一体化。未来中国发展就是要缩小城乡发展差距，提高不同地区、毗邻区域间的经济融合，而人民群众健康水平的高低直接决定了地区经济发展的速率。阳江市卫生局明确，不能让各个医疗机构、基层社区、卫生院自发建设，造成建设效果参差不齐、信息不通、各自为政，成为信息"孤岛"。因此，阳江区域医疗协同平台所确立的目标，首先是要统一建立一个城乡一体化的网络平台、数据有效集成的信息共享平台，实现区域范围内卫生信息资源充分共享，实现区域范围内医疗服务业务有效协同。

（2）建立全市统一的居民健康电子档案，重点发展基层卫生服务。阳江城市和农村并存，对于农村人口占大多数的地区来说，首先要考虑的是怎样使健康档案成为"活档"，即能够随着人的生命周期以及看病地点变化实现健康档案及时更新、补充、完善。基层医务工作者可以依据平台信息为居民制定有效的治疗方案，这样还可以快速提升基层医院（卫生院）医务工作者的诊断水平和治疗水平，改善生活方式和提高预防疾病的能力，有效地全面降低医疗支出费用。

（3）建立多级分层全面数字化的医疗服务业务体系。解决老百姓"看病难、看病贵"问题的关键路径之一是合理分配医疗资源，建立分层医疗、积极预防的五级医疗保健体系，使以往单纯的医院治疗为主的医疗模式，发展为院前预防——院内诊治——院外监测康复——社区家庭保健——农民早防早治相结合的多元化、多层次的现代医疗卫生保健系统。通过信息化手段，能够把居民在大医院做的检验检查报告、病例诊断报告、病案首页、用药处方信息、出院报告、过敏史、阳性 PACS 报告等集成在区域卫生信息平台中，并在各级医疗卫生机构间充分共享。

（4）医保、农合、医疗多网合一。建立实时的基层医保和基本药物管理体系，通过社保、新农合的多网合一，实现了医保实时报销，实现了新农合参保病人费用的网上在线实时监督、审核。通过系统，使各新农合经办机构通过网络实时查询参合病人在定点医疗机构的费用发生情况，并进行网上审核。推行区域医疗卫生信息化后，药品的安全性、合理性及阳光用药得到了切实的保障。

根据以上目标、建设思路和策略，按照投资小、见效快的原则，阳江区域医疗协同平台的建设内容包括一张网、一个中心、一个平台、一卡通、统一的应用系统。具体体现为：

（1）利用中国电信的资源，通过全市已有的电话网络，建立全市统一的网络平台，并利用电信机房的服务器和存储，为全市统一的医疗卫生信息系统运行提供了既稳定又安全的信息硬件平台。

（2）完全按照卫生部的标准，建立全市统一的基于健康档案为基础的卫生信息数据中心，将所有居民从出生到死亡整个生命周期的有关健康的所有信息（包括 EMPI）统一进行管理，同时与所有的业务系统关联起来，真正地支持所有的医疗卫生业务系统，使得业务过程同时也是各种业务数据自动收集的过程。

（3）按照卫生部的区域卫生信息平台的建设方案，建立全市统一的区域卫生信息平台，实现全市各业务系统的业务协同、数据交换和共享，并提供数据挖掘和公众的医疗卫生数据的查询。

（4）充分整合和利用现有资源，将医保卡、新农合与健康卡三网合一，建立全市统一的医疗便民服务"一卡通"信息共享平台，病人持"一卡通"(持社保卡、诊疗卡或身份证其中任一卡)在医院就诊时，可享受挂号、就诊、检查、结算、取单、取药等一站式或一区式便捷医疗服务，实现一卡结算自付费用和医保可支付费用，在全市医疗机构可实现即时补偿。以"一卡通"为载体，以区域信息共享平台为基础，病人就诊时可持卡读取在所有医院以及社区卫生机构中的个人病史、影像资料、诊断信息、理化检查结果、用药信息等个人健康信息，并可网上查询居民健康信息，实现信息一次录入、多方共享。

(5)利用统一项目的承建商(中国电信)引进国内最专业的、覆盖应用范围最全的医用软件开发商(用友医疗卫生信息系统有限公司)来建立全市统一的业务应用系统。采取"推倒重建"、"一刀切"，建立全市统一的、全新的医疗、卫生业务系统，主要包括：

第一，基于电子病历的数字化医院信息系统。

完全按照卫生部的《基于电子病历平台的医院信息系统的建设方案》，使得全市大型医院的业务完全数字化管理，同时有利于与基层医院实现数据交换和共享，把居民在大医院做的检验检查报告、病例诊断报告、病案首页、用药处方信息、出院报告、过敏史、阳性 PACS 报告等集成在区域医疗平台中，居民在大医院的病历在基层医院也能看到，基层医务工作者可以依据平台信息为居民制定有效的治疗方案，这样还可以快速提升基层医院(卫生院)医务工作者的诊断水平和治疗水平，逐步实现首诊在基层医疗机构(卫生院、社区)。

第二，基于健康档案的基层全科诊疗管理系统，建立全市统一的居民健康档案管理系统。

完全遵照卫生部颁发的健康档案标准，建立全市统一的基于将康档案的基层全科诊疗管理系统，将基层的医疗卫生机构的各项业务(六位一体，四个方面：健康档案、医疗、公共卫生、医疗机构内部管理)与居民健康档案统一起来，通过"健康档案树"的动态变化来反映个人生命周期中健康数据的动态变化，将所有关于个人健康相关的信息以树形的形式串联与组织起来，形成个人全生命周期的健康活动数据，使得基层的医疗卫生业务过程同时也是健康档案录入和维护的过程。记录生命周期中的健康问题与采取的干预措施，使居民的健康档案的信息又反过来支持基层的医疗卫生业务，居民健康档案信息在各级医疗卫生服务机构中实时共享，真正实现"多档合一"居民的健康档案"活档活用"。

第三，建立全市统一的公卫管理决策平台，实现各级医疗卫生管理业务的协同。

以上软件由一家软件开发商来承建，一开始就遵循完全采用卫生部统一的各项卫生信息标准来统一规划和统一设计，由于是基于统一的网络平台和区域卫生信息交换和共享平台，所以完全能够达到检验检查一单通，大医院和基层医疗机构的双向转诊、远程医疗，健康档案、电子病历的网上查询，通过对数据中心的数据挖掘为卫生局、疾病预控、妇幼保健等卫生管理部门提供全面、及时、准确的数据分析。

2.4.4 项目建立效果

1. 实现了全市范围内卫生信息化标准统一规范

以国家卫生部所颁发的健康档案统一数据标准为基本准则，推动全市范围内卫生信息化标准统一化和规范化，实现各医疗机构间数据资源无缝衔接，为医疗卫生行业信息标准化进程提供有效的科学支持。

2. 建立了动态居民健康档案

通过居民健康档案动态管理，建立和完善医疗质量，提升医疗管理、监控、分析以及评价述评，为持续改进医疗质量提供基础数据和有效技术支持，实现了平台数据集中保存、管理和信息共享。

3. 机构间、部门间信息资源得以整合

通过平台数据集成分析，卫生指挥决策系统、卫生监测预警系统、医疗卫生突发事件报告系统以及医疗卫生应急处理系统等应用系统得到了数据支撑，避免了信息化资源重复投资。

4. 实现了个人健康数据信息增值应用

通过建立个人健康档案数据中心，实现了健康数据的充分共享和智能挖掘，医疗机构、科研院所、政府机构以及商业机构等进一步开发信息增值应用服务。

5. 为经济运营提供支撑

通过平台建设，全市儿童妇幼保健、计划免疫、疾病监测等公共服务得到了必要的技术保障，经济运行环境得以改善，并且最大程度地减少了公共卫生服务项目的重复投资，降低了对公共卫生服务项目的建设和运营维护投入，从而进一步改善了经济运营环境。

2.4.5 项目建设的几个关键问题

1. 实施模式创新

阳江区域卫生信息平台中，阳江市卫生局为牵头单位；中国电信为网络平台和数据中心硬件平台的建设提供单位；用友医疗卫生信息系统有限公司为平台建设方案及服务的提供单位；同时，社保等部门提供相应的数据支持。这一模式与传统模式相区别的是，中国电信成为卫生局的第一合约单位，用友医疗又为中国电信提供应用解决方案。这种模式有效地整合了阳江市卫生局、中国电信、用友医疗以及社保这四方优质资源，能够充分发挥四方的各自优势，以卫生部统一标准为基础，建设集成的医疗公共服务平台，推动区域内医院和社区卫生服务中心信息化管理水平提升，并将乡镇卫生院也纳入到集成平台中，构建统一城乡一体化医疗卫生信息共享与服务的现代化信息平台。平台建立先期的资金投入，全部由中国电信和用友医疗负责，这在相当大程度上缓解了阳江市卫生局的资金压力。对于建设过程中的网络运营商和软件开发商资金投入，各级医疗卫生单位采用分期付款方式，按月付租金享受服务。平台建成后，按照"谁受益，谁付钱"原则，根据业务量的多少，医院和乡镇卫生院按月缴付服务租金。同时，政府按管理系统提供的业务考核指标完成情况付给每个医疗卫生服务执行机构(如社区卫生服务中心)运行费用。这样一来，区域医疗协同平台的建设资金压力得以大幅降低，政府、群众、医院、企业实现了多方受益，同时也提高了大家对业务信息系统应用的积极性。

2. 卫生系统资源整体协调

阳江市卫生局提供区域卫生规划建设指导意见，明确建设方向、思路和实施策略；同时，在平台建设过程中，市卫生局负责完善全市医院、基层社区、乡镇卫生院等医疗服务体系，保障落实基层居民服务建档。

3. 统一个人标识

建立了居民安全级别的唯一主索引（EMPI），将居民健康档案唯一主索引与居民健康卡卡号、身份证号、医保卡号中任意一种相关联起来。

4. 健康一卡通

实现了健康一卡通应用。健康卡与医保卡、身份证互认互通，建立了全市居民健康卡管理中心。健康一卡通作为医疗卫生服务的电子凭证，应用包括身份认证、权限认证、信息共享与交换等。

5. 异构系统集成平台

通过区域信息化平台，可以实现数据不同异构信息系统之间的交换，通过标准的数据交换接口，获取标准的数据交换格式，让不同的业务系统之间正确解析数据。建立了卫生健康数据中心业务模型，即以不同来源、不同类型、不同级别数据为中心，按照统一的数据标准进行收集、整理后，形成居民健康数据中心。

6. 数据职能决策分析

在实现数据整合完成对从属单位和企业数据进行基本的查询和汇总功能之外，还需要能通过对不同角度的组合以及不同指标的计算，便于不同指标分析及报表建立的需求。通过搭建集中的数据监控平台，整合了卫生行政部门各从属企业和单位中多年度、多系统数据资源，建成了智能化数据监控平台。

7. 平台稳定性

阳江区域医疗协同平台建设的核心主体是阳江市卫生局、中国电信以及用友医疗股份有限公司，所采用的实施模式是层层外包的方式，在外包协议中明确平台建设的职责与服务内容，从而使平台主体间的合作相对稳定。

2.5　上海闵行区域医疗协同平台建设实践①

2.5.1　项目背景

根据 2011 年上海市闵行卫生局公布的数据，上海市闵行区位于上海市腹部地区的西南部，总面积为 371.68 平方公里，全区共有 192.79 万人口，其中，常住人口 170.76 万、外来常住人口 72.02 万。全区有二级综合性医疗机构 3 所、社区卫生服务中心 12 所、卫生专业技术机构 5 所。

近年来，闵行区以信息技术手段为基础，按照国家医疗卫生体制改革的部署与目标，积极推进医疗卫生方面工作机制和服务模式转变，并且取得了显著成效。

根据国家医疗卫生体制改革的目标与意见，闵行区结合自身卫生信息化建设基础，与创业软件公司紧密合作，整合辖区内各级医疗卫生机构信息系统，并以改善居民服务为导向，以电子健康档案（EHR）为建设核心，借助计算机技术、网络技术和通信技术的综合利用，以卫生部统一标准为依据，建立了涵盖卫生数据中心、社区卫生服务中心、区域医疗中心、社区卫生服务站的四级卫生信息网络体系。

通过搭建区域范围内的卫生数据中心，并构建数据交换平台，推动了医疗服务、医疗协作、医疗保障、妇幼保健、疾病预防、慢病管理、绩效考核、业务监督、卫生管理等集成，创建了终身健康服务管理新模式，以及现代化医疗卫生信息管理新模式。

2.5.2　项目建设历程

闵行区在 2008 年 1 月成为国家卫生部确立的居民电子健康档案试点区。通过 3 年多建设，闵行区完成建立了居民电子健康档案

---

① 该部分内容重点参考：信息化服务社区卫生 上海市闵行区卫生信息化建设项目. 中国信息化 e 医疗，2010，2.

（EHR）系统；社区预防保健系统、慢病管理系统，以及肿瘤筛查管理系统完成研发和使用，社区疾病管理流程得以规范；完成了全区联网的卫生信息网络平台和数据交互平台建设；规范了医务人员和医疗卫生机构绩效考核办法与流程；居民自助体检的"健康小屋"得以建立；整合了区域范围内的网络资源，开通了两个远程医疗会诊中心，并实现与三级医疗机构部分医疗业务集成联动。

2.5.3 平台主要内容

1. 推广和完善全区范围内的医院信息系统

针对区域内的12家社区卫生服务中心和两家二级医院的医疗关系信息系统进行分析，闵行区卫生局主导对不适应发展需要的系统进行重新投资建设，对满足发展需要的原有系统进行功能完善和使用规范，提升全区范围内的社区服务中心和医院信息化管理水平，所建设的信息系统包括 HIS、LIS、RIS、EMR 等。

2. 将社区卫生服务信息系统的核心定位于全科医生工作站

在国家开展社区卫生服务改革的大背景下，闵行区卫生局针对自身实际需求，设立了新型的全科医生工作站，工作站集成了社区卫生服务机构的绩效考核、基本诊疗以及卫生保健，并在全区200多个社区卫生服务服务站中推广使用，使数字化社区卫生团队基本诊疗和保健工作成为现实。

3. 建设全区范围内的卫生数据中心

建立全区范围的卫生数据中心和交换平台，完成对全区卫生资源的纵向整合与横向整合，在全区发放60多万张市民健康卡，扩大了市民健康卡的医疗机构应用范围。实现了全区范围内患者疾病诊疗"一卡通"，实现了个人电子健康记录在全区医疗机构间的充分共享与无缝交换，实现了囊括医院、社区服务中心、诊疗团队多方位的辖区居民全程健康服务，打通了双向转诊服务通道。

4. 实现对社区卫生机构的绩效考核

在卫生数据中心和交换平台的基础上，收集区域内各医院、各社区卫生服务机构、各医疗团队的经营数据及工作绩效数据，建立了绩效考核办法与模式，通过平台实现卫生行政部门对区域范围内的各医疗机构、社区卫生服务团队服务质量的监控、绩效考核。

5. 建立全区统一的医学影像平台

建立了包括放射、超声、心电图等在内的医学影像信息业务平台，以及以此为基础的会诊平台。

6. 实现社保系统与新农合系统的实时结算

医疗卫生服务平台整合了城镇医疗保障系统，以及新型农村合作医疗保险系统，社保系统与新农合系统可通过平台实现实时结算。

7. 规范全区统一的药品招投标流程

将药品招投标采购流程和和配送流程纳入集成平台，规范流程，促进药品成本有效降低，以及由此所带来的居民诊疗费用降低。

8. 实现多维居民全程健康服务

在平台中完成个人电子健康记录（EHR）与区域内医疗卫生机构之间的数据共享与数据交换，实现以医院、社区卫生服务中心、健康服务团队为多维度的居民全程健康服务。

9. 提供个性化的健康信息服务

随着闵行区健康网的上线运行，个人可通过平台查询健康档案，实现网上预约挂号，完成网上支付；可开展计划免疫预约与支付；可查询健康评估，开展健康咨询，完成健康信息订阅，获取健康信息提醒等多种个性化的健康信息服务。

2.5.4　项目建立效果

闵行区卫生信息化建设进程以居民健康管理为主线，通过"整体规划，统一设计，精心打造"为实施原则，扎实推进各项工作进程。

1. 建立集成的网络平台

通过网络平台集成，将区、镇、村三级医疗卫生体系纳入平台，区卫生局、专业站所、社区卫生服务中心及站点、区域医疗中心等 200 余家机构互联互通，100M 带宽的卫生城域网实现全覆盖。

2. 建立统一的数据交互平台

基于网络数据通信，集成平台实现全区范围内卫生信息的共享与交换，数据采集、数据分析以及数据挖掘等得以顺利开展。

3. 建立集成的应用软件

平台系统以居民电子健康档案（EHR）为核心，提供了 34 个应用模块功能，包括 EHR、电子病历、慢病管理、健康体检、肿瘤早发现、儿保、妇保、计划免疫、双向转诊、远程会诊、绩效考核以及药品管理等，借助现代信息技术，便捷高效的社区卫生综合服务得以提供。

4. 建立了统一的身份识别机制

"健康卡"在闵行区居民范围内广泛使用，同时，社区医生也通过"绩效卡"进行考核。"健康卡"主要用于解决身份识别问题，社区居民获得卫生服务时必须刷卡。而"绩效卡"用于记录医务人员工作数量、质量及患者满意度，从而改善社区卫生服务中心精细化、过程化管理水平。

5. 建立了统一的社区居民电子健康档案（EHR）

居民电子健康记录（EHR）和电子病历（EMR）都记录在居民健康档案中，居民从出生到死亡的各项生命指标、免疫接种史、疾病史、健康体检情况、保健管理等信息都集成在电子健康档案中。胎儿在出生前的健康记录依附于其母亲的健康档案。从出生开始，他（她）就开始建立自己的电子健康档案。电子健康档案的数据信息在一点采集，同时在多个医疗机构间实现多点共享。

到 2011 年，闵行全区范围内社区户籍居民已签约建档约83.04 万人，建档率已经达到 93.25%，流动人口（居住半年以上）签约建档约 33.48 万人，建档率已经达到 30.5%。

6. 开发应用了预防保健、慢病管理和肿瘤筛查软件

在社区卫生机构设立了计划免疫人性化服务点。计划免疫点应用了排队叫号等信息系统，降低了等待时间的耗费，提高了计划免疫工作效率。网上预约和短信提醒功能也在计划免疫中得到应用，可按网上预约时间直接去接种疫苗；对接近预约时间的儿童，提醒信息和注意事项会通过短信方式发送。

　　集成平台开发了多种慢性病业务模块，对服务内容和工作流程进行标准化规范。截至 2009 年 11 月底，全区范围内 157949 例高血压患者得到慢性病管理；45853 例糖尿病患者得到慢性病管理。

　　同时，闵行区将社区肿瘤早发现列入政府关注民生的实事工程，社区医务人员定期开展问卷调查和肿瘤初筛，在电子健康档案支撑下建立高危人群数据库，将疑似患者及时送到上级医院作进一步检查。通过这一举措，闵行区肿瘤初筛人群的总数达 410981 人，筛查出的高危人群达 33456 人。

　　7. 支撑了对医务人员和医疗卫生机构的绩效考核

　　通过"业绩卡"，闵行区开展对医务人员和医疗卫生机构的绩效考核。患者每次就诊时必须刷"健康卡"，医务人员则在每次服务时刷"绩效卡"，服务内容则自动通过网络记录到数据库，可对数据进行实时统计、分析，了解各类医疗卫生服务的工作量、医疗机构的药品使用情况等。"双卡制"绩效考核模块摒弃了传统的公共卫生经费按人头支付的模式，转变为按工作绩效（服务数量、质量和患者满意度）来完成经费分配。

2.6　重庆医疗信息化建设

　　重庆医疗信息化建设起步较晚，区域医疗协同平台建设才刚刚起步。2013 年 11 月，重庆市启动科技惠民计划示范工程"医疗信息化技术综合集成与应用示范"。在未来的 3 年时间内，重庆将建12 个医疗信息化技术示范区，开展区域影像、代理检验、远程心电与血压监护、院前急救等多项服务。该示范工程由重庆市科委、重庆市卫生局共同策划组织，西南医院牵头承担，重庆医科大学附属第二医院、重庆市第九人民医院、重庆大学、重庆药品交易所等20 余家医疗机构、高校和企业参与实施，总投资达 3190 万元。

　　通过达到区域医疗信息化综合管理服务平台，26 项医疗信息化关键技术和终端产品将得以应用，沙坪坝、渝中、南川、巫山等12 个区县将建立技术示范区。这一工程将覆盖全市 15 家三甲医院、40 家二级医院和 100 家基层医院。其中，沙坪坝区作为科技部全国首批试点的 20 个创新示范城区之一，医疗信息化建设与创新城区建设有机融合，将医疗信息化作为创新城区服务建设的重点内容。沙坪坝区集聚全市最好的医疗资源，西南医院、新桥医院等三甲医院集中在沙坪坝区，同时，社区卫生服务中心的信息化建设也走在全市全列。该区从 2007 年来投入 1000 余万元打造区域信息化平台，并通过市级专家验收，区域医院信息化建设已初具规模，国务院政策研究室、市政府研究室及北京、上海、天津等市内外考察组曾到该区视察交流。目前，沙坪坝区域卫生信息平台已全面覆盖区属 4 个综合医院、15 个社区卫生服务中心、33 个标准化社区卫生服务站，并在全市率先成立了区卫生局下属的全额拨款副处级事业单位——区社区卫生服务管理中心，具体负责区域卫生信息平台的开发建设，建立稳定的财政投入机制，每年纳入预算 200 万元用于信息中心平台运行和维护升级、各医疗机构及社区卫生服务机构投入专项经费近 500 万元用于电脑、服务器等硬件和软件设施设备的配置与升级换代，区域卫生信息化平台建设工程及居民健康档案管理系统等项目 2013 年还被重庆市科委立项。在沙坪坝区域医疗协同平台建设中，由专业公司提供专业技术支持，区社管中心面向社会公开招聘 2 名计算机应用专业工程技术人员，各医疗卫生单位选拔综合素质高的计算机应用专兼职人员 20 余人，建立起一支业精、务实的信息工作队伍，同时，加强区域内部队、市级、高校、企业、民营等卫生信息资源的整合利用，2010 年，与部分高校医疗机构实现了公共卫生服务信息联网，并逐步实现与西南医院互联互通。

2.7 区域医疗协同平台建设实践总结

2.7.1 各地区域医疗协同平台建设经验

1. 以人为本，推进平台建设

从现有的厦门、镇江、大连、阳江、上海闵行等地所进行的区域医疗协同平台的实施经验来看，在这些试点开展平台建设的城市，市委市政府、卫生局、医疗机构等各级领导都将推进医疗改革作为改善民生的重要工程，都本着"以人为本"的原则开展平台规划、平台设计以及平台实施。平台将原有的"以业务流程"为核心的医院信息系统进行整合，建立"以居民/患者"为核心的跨系统业务流程。在居民健康档案的采集中，充分体现"以人为本"的原则——以居民健康信息为核心，或者上门收集数据，或者提供自助式网络服务，利用居民健康动态信息强化疾病防治、疾病监控；以患者方便就医为核心，设计医疗服务流程、双向转诊流程，以信息化手段为患者就医带来便捷。

2. 项目组织保障有力

在各地区域医疗协同平台实施现场，都有强有力的项目组织保障。首先，市委市政府高度重视，一般由分管卫生的市长挂帅，卫生局领导牵头，医保办、疾控中心等部门主要负责人参与，各级医疗机构负责人、软件公司以及通信运营商等企业的主要负责人参与。区域医疗协同平台项目成为"一把手"工程，得到有力推动。在项目启动初期，一般项目核心成员每周或者每两周召开例会，商讨决定急需推动的工作，对照检查工作完成的情况。随着项目最近步入正轨，项目例会召开周期逐渐延长。在整个项目建设过程中，市卫生局信息中心一般都发挥了核心的协调作用。只有通过强有力的组织保障，区域医疗协同平台项目才得以顺利运行。

3. 社区医院得到蓬勃发展

为了推动区域医疗协同平台顺利运行，各试点地区卫生主管单位都制定了相关措施推动社区医院蓬勃发展。例如，各地实行财政对社区医院的专项补助，患者到社区医院就诊免挂号费；取消社区医院药品批零价差，保证社区医院药品低价；要求大型医院专家定期到社区医院门诊，为社区医院提供技术支撑；社区医院转诊到大型医院的患者，大型医院优先接纳；部门经济基础较好的城市，为市民提供每人每年 500 元的社区诊疗包干费用，引导市民慢性病、常见病往社区医院就诊。通过这些举措，可以看到这些试点地区的社区医院得以蓬勃发展，越来越多地承担起基层医疗、公共卫生服务的责任，也让老百姓更方便、快捷地享受到公共医疗服务。

2.7.2 从区域医疗协同平台建设中得到的启示

我们也应该看到，要保证区域医疗协同平台建设顺利进行，以下几个方面还需特别重视：

（1）参与区域医疗协同平台建设的主体多，项目协调难度相比一般项目更大，而能否有效地对实施项目协调，对于能否推进平台顺利建设具有重要意义。部分平台试点地区仍面临项目组织形式过于松散、项目保障力度不够、项目协调难度大等问题，这些问题使项目主体面临合作弱稳定性，从而导致平台弱稳定性。

（2）区域医疗协同平台是多个数据平台交互集成所建立的平台，标准化是数据有效集成的先决条件，因此，医疗信息标准化工作是保证平台数据质量的关键。各地卫生主管部门在推动区域医疗协同平台建设中，均以健康档案为首要切入点，通过建立健康档案标准化梳理形成数据标准，并以健康档案动态管理作为平台业务流程跨系统运行的驱动力与导向。

（3）区域医疗协同平台肩负着缓解"看病贵、看病难"问题的重任，而要平衡医疗资源布局，发展社区医院是关键。目前，部分平台试点地区还存在私立诊所过多、社区医院人员流动性多大、社区医院医生待遇得不到有效保证以及全科医生数量不足等问题，这些问题的长期存在将制约区域医疗协同平台的作用发挥，使区域医疗协同平台局限于数据集成的技术空间，平衡医疗资源、改善医患关系、缓解就医难问题等社会效益未能得到较好体现。

第3章 区域医疗协同平台特征分析

3.1 多种组织模式

从区域医疗协同平台实践来看，平台组织实施还没有统一不变的模式，不同的地区可能根据其已有的信息化建设情况、资金压力情况、合作伙伴情况等采取不同的组织模式。根据对国内区域医疗协同平台建设情况的调研，我们可以将平台建设组织模式划分为唯一核心型模式、双核心型模式、链式模式三种模式。

3.1.1 唯一核心型模式

唯一核心型模式是指市卫生局作为区域医疗协同平台项目的核心，负责平台规划、合作成员选择以及项目成员协调。作为平台建设核心，市卫生局承担平台规划的责任，对平台建设的形式、功能、进度等进行总体把握和控制。同时，作为平台建设核心，市卫生局利用行政资源，协调疾控中心、医保管理机构、公安以及各级医院，与软件公司、通信运营商、硬件提供商等签订经济契约，以交易契约为约束，协调参与主体职责与权益。这一模式如图3.1所示。

目前，唯一核心型模式最为常见，厦门、大连等地的区域医疗协同平台实施均采用这种模式。在这种模式下，市卫生局对区域医疗协同平台的前瞻性意识、对区域医疗协同平台建设的信心、对合作伙伴的选择、对项目组织协调能力等，将对平台能否顺利建设实施发挥至关重要的作用。

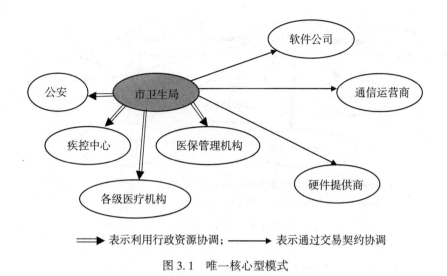

⟹ 表示利用行政资源协调；　⟶ 表示通过交易契约协调

图 3.1　唯一核心型模式

3.1.2　双核心型模式

　　双核心型模式是指市卫生局和平台提供商共同成为平台建设的核心，双方共同负责平台规划、合作伙伴选择以及项目成员协调。在这种模式下，作为核心之一的市卫生局，重点负责疾控中心、医保管理机构以及各级医疗机构的协调；作为另一核心的平台建设商，重点负责平台技术实现、各级医疗机构信息化建设。双核心型模式可能演化为新的单一核心型模式，即市卫生局和平台建设商共同成立新的机构，将新机构作为项目核心，市卫生局和平台建设商隐退到"后台"实际控制。这种模式有别于传统的单一核心型模式，它提升了平台建设商的战略地位，使其充分参与到平台规划、平台建设中。双核心型模式和演化后的单一核心型模式如图 3.2 和图 3.3 所示。

　　目前，镇江所采用的方式即为演化后的单一核心型模式。用友医疗有限责任公司和镇江卫生局共同出资成立了一个智慧健康研究院，机构设立在镇江，专门用来进行医疗行业的研究，包括政策研究，以及提供相应的产品和软件。各级医疗机构信息科科长、分管医疗信息化建设的主管领导成为智慧健康研究院的咨询专家。在智

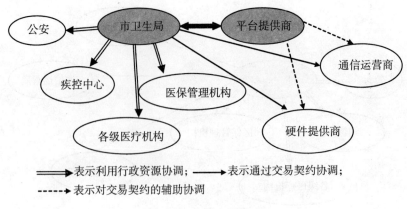

图 3.2　双核心型模式

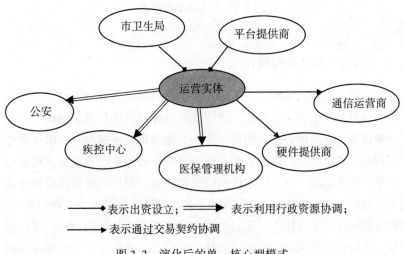

图 3.3　演化后的单一核心型模式

慧健康研究院的协调推动下，镇江推动区域医疗协同平台建设。从 2009 年 10 月起，镇江全面开始进行公立医院改革试点工作。将镇江城区的 7 家医院分别组建为以镇江市第一人民医院为核心的江苏康复医疗集团和以江苏大学附属医院为核心的江苏江滨医疗集团。按照集团的章程，医疗集团机构的投资主体为镇江市政府，管理主体为集团，实现管办分开，同时又将城区的社区医院分别并在两个医疗集团旗下，实现不同级别医院与社区之间医疗资源共享、优势互补。据相关资料显示，医改后的 2010 年，镇江全市人均门诊费用 121 元、住院费用 6000 元，两项指标均低于江苏省的平均水平；在医改后正式进入"集团编制"的社区医院——象山卫生服务中心，现在的门诊量比医改前增加了 30%。

3.1.3　链式模式

链式模式是指市卫生局重点负责区域医疗协同平台的规划，将平台建设任务外包，并且外包责任层层分解，构成链状结构的分包责任体系。链式模式如图 3.4 所示。

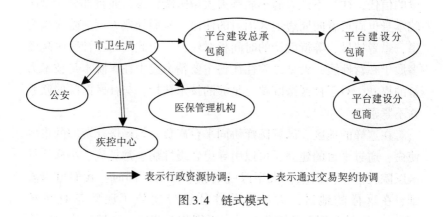

图 3.4　链式模式

目前，阳江区域医疗协同平台建设所采用的即是链式模式。市卫生局负责平台规划，选择平台建设总承包商；阳江电信作为平台建设总承包商，在平台建设中承担实现挂号、检测信息手机短消息传输等职责；用友医疗有限责任公司作为平台建设的核心分包商，在平台建设中负责医疗信息集成平台搭建、医院信息系统建立、社区医院基本诊疗信息系统建立等。

3.2　多种医疗资源分布模式

在区域医疗协同平台的建设过程中，我们看到，各地由于医疗

57

资源分布呈现不同的格局。从大型医院与社区医院的技术力量对比来划分，可以把医疗资源分布模式划分为悬殊型模式和相对均衡型模式；按照公立社区医院与私立社区医院规模来划分，可以将医疗资源分布模式划分为公立社区医院主导模式和私立社区医院主导模式。

3.2.1　悬殊型模式

从大型医院与社区医院的技术力量对比来看，部分地区大型医院与社区医院技术力量相差悬殊，医疗资源集中态势非常明显。由于大型医院技术力量雄厚，患者出于对大型医院技术力量、诊疗手段的信任，往往不论大病小病都去大型医院就诊，而且部分大型医院本身也肩负着向周边地区辐射的使命，从而导致大型医院人满为患，患者挂号、等待就诊的时间相对较长。与此同时，社区医院较多属于私营性质，大型医院往往将主要精力集中在医院本身技术力量的提升，对于社区医院缺乏足够的技术扶持，与社区医院的联系并不紧密。

在这样的地区，区域医疗协同平台肩负着均衡医疗资源的重要使命，通过平台的建立，可以引导患者慢性病、常见病、小病往社区医院就诊，从而减少大型医院的就诊压力。同时，我们可以看到，在这样的地区，大型医院往往已经实施了医院信息系统（HIS），而社区医院信息化建设水平则相对落后，区域医疗协同平台建立重点在于数据集成平台以及社区医院信息系统的建立。对于平台建设中的协调难度而言，由于大型医院本身社会地位显著，市卫生局对大型医院的行政约束力往往较弱，项目的协调难度往往相对更大。

悬殊型模式如图 3.5 所示。

目前，北京、上海、大连、重庆等地的医疗资源分布模式主要属于悬殊型模式，医疗资源较多地集中于大型医疗机构，专家资源也较多。在这种模式下，市卫生局对大型医院的行政影响力相对有限。

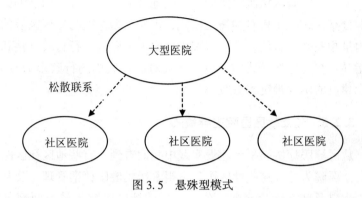

图 3.5 悬殊型模式

3.2.2 相对均衡型模式

与悬殊型模式相反，有的地区尽管大型医院专家资源相对社区医院较多，诊疗手段相对社区医院也更为先进，但大型医院对周边地区的辐射力度较弱，大型医院与社区医院对病患的处理状态相对较为均衡，并且社区医院一般为公立性质，甚至是大型医院附属社区医院，社区医院医生一部分由大型医院派驻，另一部分面向社会招聘。在这样的模式下，市卫生局对大型医院、社区医院的行政影响力较为显著，市卫生局对这些医疗机构的协调难度相对较小。

相对均衡型模式如图 3.6 所示。

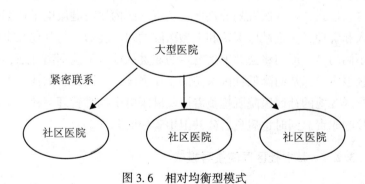

图 3.6 相对均衡型模式

从已经实施区域医疗协同平台的地区来看，镇江、阳江的医疗资源分布模式属于相对均衡型模式，市属大型医院与社区医院的技术力量相差并不悬殊，社区医院主要由大型医院进行行政管辖和技术指导。在这样的模式中，市卫生局对医疗机构的行政影响较大，平台建设的协调难度相对较小。

3.2.3 公立社区医院主导模式

从区域医疗协同平台建设实践中我们看到，有些地区社区医院以公立医院为主，这些社区医院承担着居民健康档案管理、公共卫生管理以及基本诊疗服务。公立性质的社区医院人员由两部分构成，一部分属于事业单位编制，另一部分属于面向社会招聘性质。尽管两类人员薪酬待遇存在差异，但社区医院的公立性质使得医院财政拨款和补助能够到位，诊疗技术也能够得到大型医院的支撑，总体来看，社区医院收益能够得到保证。

在这种模式下，大型医院、市卫生局对公立社区医院的行政影响力度较大，社区医院的挂号、诊疗、慢性病问诊、家庭病床等享受国家补贴，事业单位编制体系内员工工资由财政负担，因此，尽管药品销售取消批零价差，但社区医院仍能维持基本收益。区域医疗协同平台建设中有关居民健康电子档案管理、社区基本诊疗信息系统等能够得到社区医院的较好支持和配合。目前，厦门、镇江、阳江、上海闵行等地的区域医疗协同平台覆盖的社区医院基本都属于这一模式，社区医院划分辖区，负责辖区内居民健康电子档案的录入和管理，实现社区医院和大型医院的双向转诊。与其他几个地方不同的是，厦门将公共卫生管理的职责从社区医院剥离开来，放到区卫生局，从而降低社区医院的工作强度。而镇江、阳江、上海闵行区等地的社区医院既担负着居民健康电子档案管理、社区基本诊疗的职责，同时也肩负着公共卫生管理的职责。

3.2.4 私立社区医院主导模式

分析已经实施区域医疗协同平台地区的经验，可以看到，目前平台终端的覆盖范围重点立足于公立社区医院，但不可否认私立医院仍大量存在，并且有的区域社区医院仍然以私立医院为主。

在大连，私立社区医院占到社区医院总数的 60%，这些私立医院的诊疗、慢性病问诊、家庭病床、挂号等可享受政府财政补贴，同时，由于其私立性质，人员工资不由财政负担，药品批零价是其利益收入的主要来源。但由于大连大型医院与社区医院的诊疗技术相差悬殊，患者大病小病都集中到大型医院，社区医院获得的收益有限，部分社区医院亏损严重，医疗技术人员的流动率特别大。

在私立社区医院主导模式下，私立医院的信息化建设投入与意愿、健康档案建立的配合程度可能成为平台建设的重要障碍，同时，私立医院的盈利模式与盈利空间限制又成为社区医院发展障碍。因此，对于区域医疗协同平台建设而言，如何处理好私立社区医院的平台建设意愿，如何促进私立社区医院良性发展，成为平台建设需要仔细思考和解决的问题。

3.3　平台主体需求多样性

在组织"行为人"假设前提下，平台建设的各方主体参加平台建设有着不同的需求。我们引入组织行为学 ERG 理论，对平台主体需求的多样性与层次性进行分析。

3.3.1　ERG 理论

ERG 理论最早由耶鲁大学的克莱顿·爱尔德弗（Clayton Alderfer）提出。在马斯洛所提出的需要层次理论的基础上，克莱顿·爱尔德弗对马斯洛需要层次理论了进行进一步修正，经他修改的需要层次称为 ERG 理论（ERG theory）[37]。

ERG 理论认为，人有三种核心需要：生存（existence）、相互关系（relatedness）和成长（growth），所以称为 ERG 理论。第一种生存需要涉及满足基本的物质生存需要，包括马斯洛认为的生理需要和安全需要。第二种需要是相互关系需要，即维持重要人际关系需要。要满足社会需要，就要和其他人进行交往，这类需要与马斯洛社会需要和尊重需要中的外在部分相一致。最后，ERG 理论提出了第三种成长需要——个人发展的内部需要，这包括马斯洛尊重需要的内在部分，以及自我实现需要。

与马斯洛需要层次理论不同的是，ERG 理论认为：（1）多种需要可以并存；（2）在高层次需要得不到满足的情况下，满足低层次需要的愿望将会更强烈，这就呈现出受挫-倒退性。相比马斯洛需要层次所提出的严格的阶梯式序列，ERG 理论认为，低层次需要没有获得满足时，高层次需求可能越级出现。例如，在生存和相互关系需求并没有得到全部满足的情况下，个人也仍然可以为成长而工作，或者不同层次的三种需求同时发生作用。ERG 理论还新增了挫折-倒退维度。马斯洛需求理论认为，直到某一层级的需求得到满足，一个人才会出现更高层次的需求。ERG 理论却不这样认为，ERG 理论认为，一个人较高层次的需求可能会带来对更多工资或更好工资条件的需求，因此受挫后将可能倒退到较低层次需求。

归纳起来，ERG 理论的前提包括：（1）人的需求多样性客观存在，并且多种激励因素刺激需求并存；（2）当较高层次需求努力受挫时，可能导致倒退到较低层次需求。

ERG 理论在诞生后逐渐被广泛应用到各领域，包括企业人力资源开发、约束与激励、代理人激励问题、企业内契约关系治理等诸多领域。学者们一方面深入研究 ERG 理论的贡献与局限，另一方面也应用 ERG 理论分析并完善激励机制。

3.3.2　区域医疗协同平台的 ERG 模型建立

分析区域医疗协同平台管理实践，我们看到，主体参与到平台建设中可能是出于以下动机：（1）生存动机。即主体参与到区域医疗协同平台实践是为了获取商业利益，获得企业经营利润，从而实现生存。（2）发展相互关系。可以看到，在区域医疗协同平台实践中，有些主体并不能获得较好的商业利益，但为了保持长久的稳定合作关系，为了成为核心成员的合作伙伴，主体可能弱化当前的商业利益追求，较多地着眼于发展相互关系。（3）成长。同时我们也可以看到，在区域医疗协同平台建设实践中，有些主体更看重对新技术新方法的了解和学习、对人员的培养和锻炼，因此，同样可能弱化当前的商业利益追求，较多地着眼于通过参与到平台建设所获得的成长机会。这三种需求体现出由低到高的发展层级。同时，可以看到平台主体在参与平台建设的过程，如果较高层级的需求不能得到满足，则可能会"退而求其次"而强化较低层次的需求。这与我们的实践经验相一致。例如，平台主体参与平台建设实践希望获得经济收益，同时希望能够与平台其他成员保持稳定合作关系，并且可能为了保持长期稳定合作关系而弱化当前经济利益需求，而一旦感觉保持长期稳定合作关系不现实，则可能退而求其次，强调经济收益。

由此，我们以"社会人"的视角审视平台主体的需求层次性和需求变化性，基于主体需求的多样性与受挫-倒退性，引入 ERG 理论，建立区域医疗协同平台主体 ERG 模型，如图 3.7 所示。

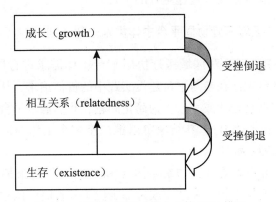

图 3.7　区域医疗协同平台主体 ERG 模型

由此，我们将区域医疗协同平台主体参与平台建设的动机分为三个细分层次。

第一层次：生存，主要体现为经济收益，即平台建设主体对于通过参与平台建设获取商业收益能够达成一致。平台主体参与到平台建设过程都基于获得经济收益这一直接、简单的目的。

第二层次：相互关系，主要体现为平台主体对于获得学习的机会、企业间相互协作的机会以及行业内认同的机会能够达成一致。平台主体均认为，通过加入平台建设，可以通过平台主体间的相互沟通、相互协作，获得彼此学习、彼此认同以及行业认同的机会。由于平台主体可能有着不同的知识背景与行业背景，在参与到平台建设实践的过程中，不同背景的知识可能相互碰撞、相互交融，从事为平台主体提供良好的学习机会；与此同时，平台主体间相互配合、相互合作，在创新的过程中相互了解，更加容易彼此认同；而平台建设的成功可能获得来自行业、政府相关部门、媒体以及潜在客户的广泛认同，这种认同将有助于社会影响的提升，也有助潜在客户的开发和培育。因此，平台主体可能对参与到平台建设中能够获得学习机会、彼此认同机会以及行业认同机会达成一致。

第三层次：成长，主要体现为平台主体均看重平台建设实践所带来的成长机会，均认为参与到平台建设实践可以培养、锻炼人员，并为企业未来成长搭建更好的平台。

3.3.3　区域医疗协同平台主体需求一致性判断

借助 ERG 理论对区域医疗协同平台主体需求进行层次划分，可以识别平台主体在参与平台建设实践中的价值追求，从而判断平台主体的需求是否达成一致。为简化问题，我们假定平台主体为两个（主体 A 和主体 B），其结论可以推广至多个主体的情形。两主体的需求如图 3.8 所示。

从图 3.8 可以看到，如果主体 A 和主体 B 的需求都定位于生存，或者都定位于相互关系，或者都定位于成长时，两主体的需求达成一致；而如果主体 A 和主体 B 的需求不一致，停留于生存、相互关系以及成长的不同层级，则两主体合作可能会遇到困难。由此，我们对需求一致性判断的条件界定为：当两主体在某一层次上的价值追求一致时，可以认为主体需求一致；当两主体价值追求处于不同层次时，则认为主体需求未达成一致。

由于主体需求不一致可能对彼此合作形成障碍，因此我们首要的工作是识别主体的需求层次，并着力促使不同主体需求层次达成

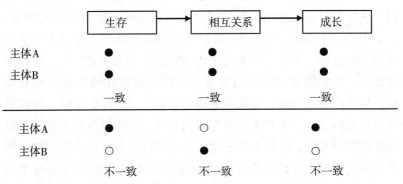

●表示主体追求该层次上的价值; ○表示主体不追求该层次上的价值

图 3.8 区域医疗协同平台主体需求一致性判断

一致。

在利用 ERG 模型对平台主体需求进行层次划分的基础上,我们首先对各层次的内涵进行如下进一步细分:

1. 生存

以生存作为需求的第一层级,其内涵可进一步细分为:(1)成本补偿收益,即平台主体在平台建设实践中需要付出基本的人力、工时等资源耗费,这些资源耗费需要获得补偿,以保证平台主体参与平台实践获得基本的成本补偿;(2)利润收益,即平台主体为了保证企业后续发展所需要的利润保证;(3)创新成效收益,即通过平台建设过程中的创新,投入到平台实践中人力、工时等资源可能实现节约,从而获得的额外收益。

2. 相互关系

相互关系作为需求的第二层级,其内涵可进一步细分为:(1)相互学习机会,即在参与平台建设实践的过程中,希望共同参与平台建设,可以实现知识背景的相互补充,获得显性知识学习和隐性知识学习的机会。(2)伙伴式合作,平台建设过程本身是服务的提供过程,主体参与平台建设所建立的社会关系不仅仅是经济上的合作关系,更是伙伴式的合作关系,平台主体间在平台建设实施的过程中相互沟通、相互配合,形成伙伴关系,并在平台建设后持续延展。(3)战略合作，平台建设可能不仅基于特定的系统集成平台建设、医疗信息系统应用，而且更可能是长期的、稳定的战略联盟。(4)内部认同，即获得平台建设项目范围内的认同。通过参与平台建设实践过程，平台主体表现出优秀的技术创新管理能力、技术领先能力、组织能力等能力与素质，平台主体彼此间形成评价与衡量，更高的能力与素质将获得更多的认同。(5)行业认同，即获得所在行业的认同。平台主体参与创新实践，获得新的技术进步，以及新的管理实践，这将有助于提升企业管理效益，行业地位得以提升，从而更多地获得行业认可。(6)社会认同，即获得社会范围内更加广泛的认同，形成更好的社会效益。因此，从认同的细化内涵来看，需求可以体现为获得平台项目范围内部认同，并在此基础上获得行业认同，最终获得社会认同。

3. 成长

以成长作为的未来共同价值的最高层次，其内涵可进一步细分为：(1)市场成长，即通过参与平台建设实践获得更多的市场份额与市场效益。通过参与平台建设实践，平台主体的管理实践得以改善，管理效益得以提高，并最终推动市场效益的提升。(2)人力资源成长，即在知识创新的过程中锻炼了项目成员，并最终形成各自的人才储备与人才积累。知识创新过程是人的知识交互、知识碰撞以及知识创造的过程，人是活动的首要因素，通过知识创新丰富人的知识、锻炼人的能力、磨炼人的意志，这些人员经过知识创新过程锻炼成长为企业的资深管理人员，成为各自团队的中流砥柱，形成企业发展的人才积累。(3)知识成长，即通过知识创新最终获得知识积累。知识是企业成长的第一源动力，通过知识创新，管理实践知识、信息技术知识、项目管理知识等各种知识相互融合、相互补充，并激发创造新知识，形成新的知识积累和知识创造，最终推动企业成长。因此，从成长的视角看，平台主体的需求可以理解为在获得市场成长的基础上推动人力资源成长并最终获得知识成长。

由此，我们得到细化后的平台主体需求细分模型，如图 3.9 所示。

在此基础上，针对主体需求的不一致性，可以从细分层次入

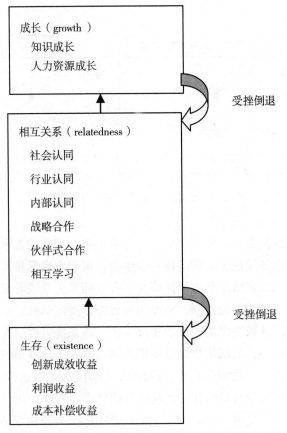

图 3.9 区域医疗协同平台主体需求细分模型

手，启发其他层面的需求，从而使得不同主体在某一层次的需求出现共同点，为促进相互协作奠定基础。

同样以主体 A 和主体 B 为例，假定主体 A 的需求定位于生存层级，主体 B 的需求定位于相互关系层级，两主体需求未形成一致，对相互协作造成障碍。针对这种情形，我们着力启发主体 A 和主体 B 的其他层面的需求。对于主体 A，使其在生存层面需求层面的基础上，逐渐看重"相互学习"细分需求；而对于主体 B，使其在相互关系层面的需求满足基础上，也强化"创新成效收益"这

67

一细分需求。由此，两主体的需求逐渐趋同。如图 3.10 所示。

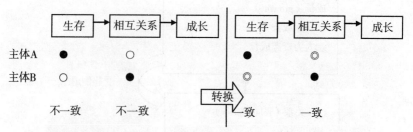

●表示主体追求该层次上的需求；○表示主体不追求该层次上的需求；
◎表示主体部分追求该层次上的需求

图 3.10 促进区域医疗协同平台需求趋同

当观察到平台主体对于生存、相互关系、成长的需求定位有差异时，根据各层次上需求的进一步细分，可着力启发相关主体的需求判断，从而使得平台主体能够在生存、相互关系或者成长方面的未来价值尽可能多地趋同，从而为彼此协作奠定基础。

以厦门区域医疗协同平台建设为例。该系统以厦门大学第一附属医院为核心，前期用户能以手机、网络方式的挂号预约，实现医院挂号、就诊、收费、取药、诊疗结果远程发送等医疗现代化管理，并开展大型医院与社区医院的双向转诊。在平台建设中，第一医院作为医疗机构核心（主体 A_1），XMMP 作为通信服务商（主体 A_2），XMYD 作为软件服务商（主体 A_3），XMYX 作为医疗设备供应商（主体 A_4），XMYY 作为药品供应商（主体 A_5），5 个主体作为平台建设的核心成员共同参与到平台前期建设中。在项目建设过程中，平台主体不会严格对照事前签订的经济契约，而是强调彼此间的合作关系，将关系契约为经济契约进行补充。但在实施关系契约之前，卫生局意识到需要根据各主体的背景、各主体的战略定位以及战略发展阶段识别各主体的需求定位，从而针对可能存在的需求差异，启发相关主体的需求转移，最终促使平台主体形成一致性需求，为彼此协作奠定基础。

根据平台主体需求 ERG 模型，邀请外部专家对平台建设主体进行访谈和评价，得到 5 个主体对区域医疗协同平台的需求定位，如图 3.11 所示。

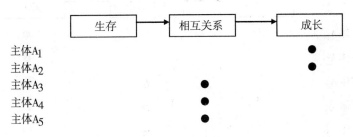

图 3.11 厦门"区域医疗协同平台"五主体的需求定位

从图 3.11 可知，主体 A_1 和 A_2 参与区域医疗协同平台的需求定位于成长，他们都意识到这一平台将是国家医疗发展的新动向，通过这一平台的成功建设，将较大程度地提高企业影响力；主体 A_3、A_4 和 A_5 参与区域医疗协同平台的需求定位于相互关系，他们主要扮演主体 A_1 的合作伙伴的角色，希望通过该平台的建设，能够进一步巩固与主体 A_1 的战略合作伙伴关系。

这种需求定位的差异将使得区域医疗协同平台主体的未来共同价值不能有效形成，因此，我们需要有针对性地启发主体对于该平台的需求定位，尽可能促进主体形成对平台的一致性需求。针对主体 A_1 和 A_2，我们启发他们对于战略合作伙伴的重视，区域医疗协同平台是以平台的方式运作，构建平台仅仅依靠自身的力量是远远不够的，必须要将平台各方主体都紧密联系起来，使不同主体无缝链接，共同构成有效运作的平台；针对主体 A_3、A_4 和 A_5，我们启发他们对于成长价值的重视，通过平台建设，不仅能够紧密与其他主体之间的战略合作关系，更为重要的是将有效地促进企业市场、人力资源以及知识积累方面的成长，尤其是市场成长和人力资源成长。区域医疗协同平台尚属新鲜事物，平台建设的成功将极大地提升企业形象，同时，参与平台的人员将得到极好的锻炼，这对于企业来说，比当前保持稳定合作关系更为重要。通过启发需求，区域医疗协同平台 5 个主体对平台的需求进行了重新定位，如图 3.12

69

所示。

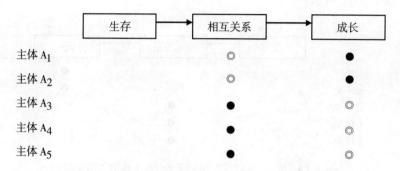

图 3.12　厦门"区域医疗协同平台"五主体的未来价值重新定位

　　由此，平台主体的需求基本趋于一致，不同主体对参与平台建设的意义和价值达成共识，从而为彼此协作奠定了良好基础。

3.4　关系契约客观存在性

　　根据我们在区域医疗协同平台实践现场调研情况来看，平台主体间的合作不仅仅依靠彼此间签订的正式契约，更为重要是依靠彼此间能够基于未来共同价值形成关系契约。关系契约理论（relational contract theory）由美国法学家 Macneil 最早提出[10]。这一理论在分析社会生活人与人之间交换关系的基础上，研究不同的缔约方式，认为关系嵌套在每项交易中，在理解任何交易之前，都需要理解其中所包含的关系因素。这一观点形成了与传统观念相差异的契约思想。

　　Macneil 提出，契约应该被理解为人与人之间的交换关系（exchange relations），而任何交换都包含有两类特性：交易性（transactional）和关系性（relational）[38]。他从 12 个方面说明了契约的关系性①：（1）私人关系的嵌入；（2）交换物品难以被测量；（3）

———————

　　①　引自陈灿 . 当前国外关系契约研究浅析 . 外国经济与管理，2004，12.

契约持续时间长；(4)没有明确的开始或结束时间；(5)事前难以对交易进行精确的计划，但有可能对关系结构进行界定，并且在履行契约的过程中对计划进行完善；(6)交换能否成功完全依赖于履约过程中的进一步合作；(7)参与者共同分享收益和承担成本，但收益和成本常常难以在参与者之间严格分配或分摊；(8)契约中存在不需明文规定的内生义务；(9)契约难以被转让；(10)参与者往往有多个；(11)参与者期望有利他行为出现；(12)参与者认识到在履约过程中会遇到许多困难，并且必须通过他们之间的协调来解决。他认为，当交换关系中这些方面的关系性较强时，就会成关系契约，理解关系契约必须将交易放到关系的情景中去考虑。

在"社会人"假说前提下，我们看到区域医疗协同平台建设中，关系契约成为影响交易活动的重要内容。对照 Macneil 所提出的契约关系性，可以看到：(1)以"社会人"身份出现的平台主体，其行为可能是非理性的，平台主体关系嵌入成为影响契约执行重要因素；(2)平台主体提供数据集成服务、信息系统应用服务，交易物品难以被测量；(3)平台建设周期以年为计量单位，如厦门区域医疗协同平台已建设 5 年，契约持续时间长；(4)在平台建设前，卫生体系已经建立长期的行政隶属关系，平台提供商、通信运营商也可能与市卫生局、医疗机构建立长期合作关系，而平台建设是不断完善的过程，因此，平台建设没有明确的开始或结束时间；(5)由于区域医疗协同平台尚无标准可依，平台建设各方事前难以对交易进行精确的计划，一般以框架性协议承诺协作关系，在履行契约的过程中逐渐细化实施方案才能完善计划；(6)交换能否成功，在相当大程度上依赖于履约过程中平台主体各方能否进行进一步合作；(7)平台建设各方共同分享收益，同时共同承担成本，但平台建设所获取的收益不仅有服务收益，还有隐性的社会收益，并且由于事前不能对平台进行准确定义，建设平台所需要的成本付出也就很难进行准确的界定和分摊，因此，平台建设收益与平台建设成本均难以在参与者之间进行严格分配或分摊；(8)平台提供商协助市卫生局信息中心、医疗机构信息中心处理系统运行环境问题，市卫生局梳理医疗管理体系，制定相关政策促进社区医疗机构发展等，诸如此类的内生义务在契约中不需明文规定；（9）契约一经签订，平台主体不能将契约进行转让；（10）平台建设主体既包含市卫生局、各级医疗机构以及疾控中心、医保管理部门，也包括平台提供商、通信运营商、医疗物流企业等多家主体，契约参与者有多个；（11）平台主体在项目推进过程中希望各方共同为平台建设进行努力，也希望出现冲突时各方能够彼此让步，期望利他行为出现；（12）平台主体意识到履约过程会遇到各种各样的困难，并希望共同协商一致进行解决。

对照 Macneil 所提出的关系契约的 12 个特征，区域医疗协同平台这一交易过程均满足，因此可以认为，区域医疗协同平台这一服务交易过程中关系契约客观存在。

3.5 心理契约客观存在性

心理契约这一概念在 20 世纪 60 年代初被引入到管理领域，其研究最早可追溯到 20 世纪 20 年代，梅奥在霍桑实验中对物质因素和非物质因素（如员工报酬、组织对员工的关心、群体规范和工作保障问题）的关注。对心理契约理论的讨论，在心理契约概念提出之后，随着 20 世纪 90 年代初雇佣关系性质发生改变，近年来学者对其愈加关注。研究者认为，员工与组织的相互关系除了正式的经济契约（劳动契约，体现在雇佣劳动合同里）规定的内容之外，还存在着隐含的、非正式的、未公开的相互期望，它们构成了心理契约的主要内容。此后，心理契约逐渐成为国内外心理学、组织行为学和人力资源管理学者研究的热点。

分析有关心理契约与关系契约的研究成果，可以看到，心理契约与关系契约之间没有严格的界限区分，二者都相对经济契约体现出内隐性、非正式性。相比较而言，关系契约强调未来共同价值，强调协作主体间的非正式契约关系，而心理契约强调信任、友好感知等心理因素对关系契约建立所发挥的作用，强调主体的心理感知与心理态度；关系契约已经较多地在供应链等多方协同环境下进行研究与讨论，探究关系契约对多方协作稳定性的重要支撑作用，而心理契约仍较多地在企业内部环境下进行研究与讨论，将其作为人力资源管理范畴内维系员工与企业稳定归属关系的重要工具。而心理契约对关系契约形成构成重要的支撑作用。

根据前面分析我们已经得到，对于区域医疗协调平台而言，平台主体间关系契约客观存在，促进关系契约形成的基础是未来共同价值，应用 ERG 理论刻画未来共同价值，可以将其细分为生存期望、相互关系期望以及成长期望，这些期望都以平台主体的内隐心理期望形式呈现，本质上都是心理需求的具体化，并且协同主体间的心理需求彼此相互影响，形成心理契约。在组织"行为人"假设的前提下，平台主体合作中将进一步形成信任、合作友好、利他等心理选择，这些心理因素又成为驱动主体间关系契约建立的关键因素。因此可以认为，平台主体在相互协作中形成心理契约，同时，心理契约对平台主体关系契约形成以及合作稳定性产生影响。

3.6　区域医疗协同平台特征分析总结

通过对区域医疗协同平台特征可以看到，区域医疗协同平台建设体现为以下几种模式：从组织模式的角度可以划分为唯一核心型模式、双核心型模式、链式模式；从医疗资源的分布角度可以划分为悬殊型模式和相对均衡型模式；从医疗资源中公立医疗资源所占份额可以划分为公立社区医院主导型和私立社区医院主导型。尽管区域医疗协同平台建设有着不同的实施模式，但无论哪种建设模式，区域医疗协同平台都有着平台主体需求多样性、关系契约客观存在性、心理契约客观存在性的特点。借助组织行为学 ERG 理论，可以将平台主体的多样性需求划分为"生存——相互关系——成长"三个层次，并依此作为推动平台主体间未来价值一致性的着力点，从而推动关系契约形成与自我实施，为心理契约形成提供心理支撑。

第4章 区域医疗协同平台
弱稳定性原因分析

在对平台进行调研的基础上，我们通过实证方法进一步分析影响平台稳定性的关键因素，以明晰提升平台稳定性的着力点。

4.1 模型假设

4.1.1 合作稳定性

学者对"稳定合作"的定义尚未统一，我们沿用其定义为：稳定合作指独立于市场供应链关系以及行政权属关系之外的、强调合作成员间的交互关系的合作。这就意味着，合作关系并非建立在以经济契约为基础的购买关系基础上，购买关系并不是合作关系的唯一基础。

早期研究强调经济契约对稳定合作的影响[44]。随着研究深入，学者指出，经济契约在估算项目资源投入以及合理化成果分配方面所存在的缺陷，如经济契约无法实现将返工等成本充分考虑，在未来收益具有高不确定性的情形下，未来成果分配也具有高不确定性[44-49]。由此，经济契约对稳定合作的核心作用受到挑战，学者越来越多地强调关系契约对合作稳定性的显著影响。关系契约指合作成员间以社会规则为导向的、非书面约束的合作关系[10]。众多学者强调关系契约对矛盾冲突所发挥的协调作用，将关系契约视为促进稳定合作的有效工具[50-52,48-49]。由此，我们提出假设：

H1：关系契约对稳定合作产生积极影响。

与此同时，我们需要看到政府在区域医疗协同平台建设中所发挥的重要作用。政府既是区域医疗协同平台建设的重要参与者，同时也是平台建设所必需的外部资源。资源理论强调政府角色。资源理论认为，企业竞争优势取决于其所拥有的独一无二的资源与关系。从资源理论视角，Eisenhardt 和 Schoonhven 研究指出合作关系同样建立在资源需求与资源满足的基础上[53]。Jesus Galende Del Canto 等[54]进一步将资源划分为资金资源、有形资源与无形资源。在区域医疗协同平台建设项目中，项目建设资金由政府投入，医疗设备等有形资源由政府投入，人员、医疗技术培训、社会卫生环境等无形资源也由政府负责提供和改善。因此，从资源理论视角看，政府支持成为促进稳定合作的重要资源。由此我们提出假设：

H2：政府支持对稳定合作产生积极影响。

4.1.2 激励与关系契约

根据 Macneil[10]对关系契约的定义，未来共同价值是关系契约的核心。关系契约是以社会道德为约束的非成文的规则[55]。以激励为基础促进未来共同价值形成，则成为关系契约构建的基石[56]。

Alderfer 提出的生存-相互关系-成长（exist-relatedness-growth，ERG）理论是普遍接受的激励理论[37]。Alderfer 认为人有三个层次的动机，即生存动机、相互关系动机以及成长动机，这三个层次的动机对其行为产生显著影响。最低一层，生存动机，指人的生存需求，包括生理需求和安全需求；第二层次，相互关系动机，指人之间的相互关系；最高层次，成长动机，指人的发展需求，包括获得尊重的需求和自我实现的需求[57]。Zenisek[58]研究指出，组织的动机与人的动机存在相似性。他认为组织的安全、生存需求需要在经济活动中获得满足；市场结构、行为以及绩效体现了组织赢得地位方面的需求；在行业中赢得领导地位则反映了组织自我实现的需求。由此可见，组织激励与个人激励有相似的层次划分[59]。因此，我们将个人激励理论应用于组织激励中，并采用 ERG 理论来分析组织的激励层次。

在最高层，未来共同价值以预期成长为基础，包括地位需求与自我实现需求。地位需求涉及市场份额、技术领先性、价格主导性等；自我实现需求则涉及追求成功的信心、社会责任、产品与服务可靠性等[59]。由此，我们提出假设：

H3：地位需求对关系契约建立产生积极影响。

H4：自我实现需求对关系契约建立产生积极影响。

在第二层次，未来共同价值以预期关系为基础。关系促进主体间强化技术交流，了解彼此的需求。学者一般将关系划分为正式关系和非正式关系。正式关系指书面的、以合同等书面形式约束的关系，非正式关系强调个人之间的、因合作而产生的认同关系。Kraut 等[60]研究指出，非正式相互在合作中发挥重要作用，能够促进合作主体间相互学习，减少主体间摩擦。由此我们提出假设：

H5：正式关系需求对关系契约建立产生积极影响。

H6：非正式关系需求对关系契约建立产生积极影响。

最低层级即生存动机。在区域医疗协同平台建设中，生存需求即加入平台建设，成为平台建设成员。我们提出假设：

H7：生存需求对关系契约建立产生积极影响。

4.1.3　政府支持

由于健康管理的公众性客观存在，政府——公共管理的关键角色不可忽视。在健康管理中，世界健康组织(world health organization, WHO)认为健康环境是健康管理的基础[61,62]。它认为社会、经济、政治、环境等因素对健康管理产生重要影响[63]。而政府在医疗人员培养、医疗技术发展方面的政策制定，则是健康管理的重要因素[64-65]。因此我们提出假设：

H8：政府健康管理政策对政府支持产生积极影响。

与此同时，政府又是区域医疗协同平台建设的重要参与者，政府在合作主体间发挥着积极的协调作用[66]。政府协调通过投资活动和直接干预活动进行。以补贴、贷款扶持、税收等形式存在的政府投资被认为是政府协调行为的重要内容[66-70]。与此同时，政府作为平台建设的直接参与者，积极地发挥着协调各级医疗机构、卫生防疫部门、医疗保险部门等作用。由此我们提出假设：

H9：政府协调行为对政府支持产生积极影响。

4.1.4　模型

综上所述，我们得到区域医疗协同平台合作稳定性的影响因素模型如图4.1所示。

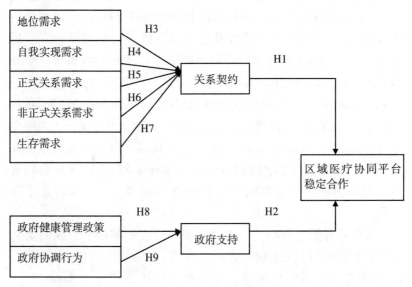

图4.1　区域医疗协同平台稳定合作影响因素假设模型

4.2　导致区域医疗协同平台弱稳定性的关键因素分析

我们对厦门、镇江、大连、阳江以及上海闵行区的区域医疗协同平台实施情况进行实地调研，走访卫生局、医院、诊所以及软件公司涉及区域医疗协同平台建设的工作人员，了解上述地区区域医疗协同平台的建设过程、建设效果，以及实施过程中存在的困难、相应的解决措施。在访谈的基础上，我们设计并发放问卷，通过定量分析，了解影响区域医疗协同平台稳定性的关键因素。量表采用

5 刻度方式。

　　为度量平台稳定性，我们定义变量 Y1(平台将稳定运行至少 5 年)、Y2(平台合作伙伴间存在关系契约)、Y3(政府支持对于平台稳定运行的重要性)。

　　以学者 Tuzzolino 等[59]有关组织地位需求的研究为基础，我们定义变量 A1(在行业内赢得声誉)、A2(在合作伙伴间赢得声誉)、A3(在市场上赢得声誉)、A4(在社会范围内赢得声誉)，以测量地位需求；定义变量 B1(为合作伙伴提供帮扶)、B2(对平台成功运行的信心)、B3(对改善医疗环境的责任感)、B4(对提供可靠服务的责任感)，以测量自我实现需求；定义 C1(共同讨论实施方案)(Hakansson[71])、C2(共同应对可能出现的风险与挑战)(Borocz and Southworth[72])，以测量正式关系需求；定义 D1(成员间沟通交流)(Kraut[60])、D2(成员间友好互助)(Brass[73])，以测量非正式需求；定义 E1(合约柔性)(Perrow[74]；Gupta YP[75])、E2(合约重构)(Aren Bigsten[76]；Ring[77]，Todd D. Rakoff[78])，以测量生存需求。

　　在学者有关政府职能与作用的相关研究的基础上，我们定义 F1(政府增加社区医生数量方面的政策)(Perry[64]；Wimmer[65])、F2(政府增加社区医疗数量方面的政策)(Perry[64]；Wimmer[65])、F3(政府提升社区医院医疗水平方面的政策)(Prothrow-Stith[79])、F4(政府提升社区医院全科诊疗技术方面的政策)(Prothrow-Stith[79])，以测量政府健康管理政策变量；定义 G1(政府对公共健康服务的投入)、G2(政府在平台建设中的直接干预力度)，以测量政府协调行为变量。

　　首先，我们于 2011 年 6 月在镇江进行小样本测试。我们发放问卷 63 份，回收得到有效问卷 63 份，问卷有效率 100%。以此为基础，我们进一步在厦门、大连、阳江以及上海闵行区进行调研。我们的访谈对象和问卷发放对象均为卫生局、医院、社区诊所的信息技术人员，以及负责区域医疗协同平台建设的软件公司、通信运营商以及医疗物流公司人员。这些调研对象均实际参加区域医疗协同平台建设。在镇江、厦门、大连、阳江以及上海闵行区，我们共发放问卷 259 份，回收问卷 168 份，再剔除答案呈现明显规律性等无效问卷，实际得到有效问卷 151 份，问卷有效率 58%。

按照样本来源的单位属性划分，样本中 12% 来源于卫生局，18% 来源于医院，24% 来源于社区诊所，27% 来源于软件公司，13% 来源于通信运营商，2% 来源于医药物流公司，4% 来源于其他计算机硬件供应商等单位。按照样本来源的区域划分，厦门、大连、镇江、阳江以及上海闵行区的样本数量分别占总体样本数量的 20%、16%、28%、22% 和 14%。

我们通过 SPSS 软件对来自镇江的 63 个样本进行试探性因子分析(exploratory factor analysis，EFA)。首先对关系契约的相关因素进行因子分析，可以看到，KMO 值为 0.608。考虑到样本数量较小，我们认为其基本满足因子分析的条件。再进一步通过主成分分析法和方差最大法旋转方法，抽取得到 5 个特征值大于 1 的因子，因子总变异为 74.9%。因子载荷在 0.704~0.931 之间，并且跨因子载荷均低于 0.4，可以看到因子结构非常清晰。所得到的 5 个变量中有 4 个变量的 Crobach'α 系数都超过普遍认为的 0.7 的常用标准，余下一个值为 0.6819，略低于 0.7。Hair 等[80] 指出，当变量的测量指标少于 6 个时，α 大于 0.6 可表明量表是可靠的，并且在样本有限的情况下的探索性研究中，α 大于 0.5 就是可接受的。因此，该量表具有较好的信度。因子分析结果见表 4.1。

表 4.1　针对关系契约的试探性因子分析与可靠性分析

	因子 1 地位需求	因子 2 自我实现 需求	因子 3 正式关系 需求	因子 4 非正式关 系需求	因子 5 生存需求
α 系数	0.9292	0.7850	0.8786	0.7737	0.6819
特征值	4.697	1.985	1.742	1.420	1.281
累计解释变量(%)	23.827	42.168	55.235	68.059	79.491
A1	0.919				
A2	0.913				
A3	0.861				

	因子 1 地位需求	因子 2 自我实现 需求	因子 3 正式关系 需求	因子 4 非正式关 系需求	因子 5 生存需求
A4	0.817				
B1		0.828			
B2		0.756			
B3		0.728			
B4		0.704			
C1			0.931		
C2			0.920		
D1				0.886	
D2				0.863	
E1					0.888
E2					0.824

进一步地，我们对政府支持的相关因素进行因子分析。可以看到，KMO 值为 0.669，同样采用主成分分析法和方差最大法旋转，2 个因子被抽取出来。因子累计解释变量 76.38%。因子载荷值分布在 0.730~0.930 之间，跨因子载荷值均低于 0.4，可见因子结构非常清晰。可以看到各变量的 Crobach'α 系数均超过 0.7(因子 5 特征值也接近 0.7)，显示了较好的内部一致性。因子分析结果见表 4.2。

表 4.2　　针对政府支持的试探性因子分析与可靠性分析

	因子 6 政府健康管理政策	因子 7 政府协调行为
α 系数	0.8393	0.8687
特征值	2.849	1.734
累计解释变量(%)	44.803	76.383

续表

	因子6 政府健康管理政策	因子7 政府协调行为
F1	0.899	
F2	0.865	
F3	0.766	
F4	0.730	
G1		0.930
G2		0.918

在此基础上，我们借助 LISREL 软件实施验证性因子分析（即 CFA 分析），将研究问题按 7 个因子拟合模型，可以看到拟合效果较好（Chi-Square = 323.06，df = 149，RMSEA = 0.088，CFI = 0.946，NNFI = 0.932，IFI = 0.947），除 RMSEA 略偏大之外，其余指标效果较好，考虑到样本数量仍略偏小，我们认为 RMSEA 目前值仍可接受。可以看到，研究性因子分析得到的标准化因子载荷分布在 0.54~0.91 之间，达到较高的显著性水平（$P<0.01$），这显示了较为理想的收敛效度；而验证性因子分析得到的各因子之间的两两相关系数加减两倍标准误均不包含 1 或−1（相关系数的 95% 置信区间内），这进一步显示了较为理想的判别效度。从表 4.3 可以看到验证性因子分析结果。

表 4.3　　　　　　　　　　验证性因子分析

变量	题项的编号与内容		标准化因子载荷	t 值
地位需求	A1	在行业内赢得声誉	0.89	13.93
	A2	在合作伙伴间赢得声誉	0.89	13.75
	A3	在市场上赢得声誉	0.91	14.43
	A4	在社会范围内赢得声誉	0.89	13.86

续表

变量		题项的编号与内容	标准化因子载荷	t 值
自我实现需求	B1	为合作伙伴提供帮扶	0.83	11.58
	B2	对平台成功运行的信心	0.63	8.02
	B3	对改善医疗环境的责任感	0.66	8.52
	B4	对提供可靠服务的责任感	0.71	9.36
正式关系需求	C1	共同讨论实施方案	0.9	11.12
	C2	共同应对可能出现的风险与挑战	0.91	11.27
非正式关系需求	D1	成员间沟通交流	0.77	9.9
	D2	成员间友好互助	0.91	11.84
生存需求	E1	合约柔性	0.69	8.47
	E2	合约重构	0.97	12.01
政府健康管理政策	F1	政府增加社区医生数量方面的政策	0.91	13.6
	F2	政府增加社区医疗数量方面的政策	0.81	11.48
	F3	政府提升社区医院医疗水平方面的政策	0.69	9.19
	F4	政府提升社区医院全科诊疗技术方面的政策	0.54	6.76
政府协调行为	G1	政府对公共健康服务的投入	0.89	12.68
	G2	政府在平台建设中的直接干预力度	0.88	12.4

4.3　区域医疗协同平台弱稳定性路径分析

将 Y1、Y2、Y3 变量与全部 X 变量用 LISREL 软件验证路径影响关系模型，可以看到模型拟合程度较好（Chi-Square = 389.42，df = 203，RMSEA = 0.089，CFI = 0.934，NNFI = 0.917，IFI = 0.935），除 RMSEA 略偏大之外，其余指标效果较好，考虑到样本数量仍略偏小，我们认为 RMSEA 目前值可接受。从表 4.4 可以看到结构方程模型的路径系数与假设检验结果。

表 4.4　　　　结构方程模型的路径系数与建设检验结果

路　径	路径系数值	t 值	假设	检验结果
关系契约→区域医疗协同平台稳定合作	0.44	5.58	H1	支持
政府支持→区域医疗协同平台稳定合作	0.25	3.15	H2	支持
地位需求→关系契约	0.14	-1.21	H3	不支持
自我实现需求→关系契约	0.37	3.29	H4	支持
正式关系需求→关系契约	0.28	3.84	H5	支持
非正式关系需求→关系契约	0.16	-1.68	H6	不支持
生存需求→关系契约	0.11	-1.55	H7	不支持
政府健康管理政策→政府支持	0.25	2.68	H8	支持
政府协调行为→政府支持	0.35	3.74	H9	支持

由此，我们可以得到经路径分析的模型如图 4.2 所示。

从区域医疗协同平台稳定合作影响因素验证模型我们可以看到，H1、H2 假设得到验证，表明关系契约、政府支持均对区域医疗协同平台稳定合作产生显著影响。与此同时，H5、H6、H8 以及 H9 得到验证，表明自我实现需求、正式关系需求对关系契约的形成产生显著影响；政府健康管理政策、政府协调行为对政府支持产生显著影响。然而，H3、H6、H7 未得到验证，表明地位需求、非正式关系需求以及生存需求对关系契约形成未产生显著影响。

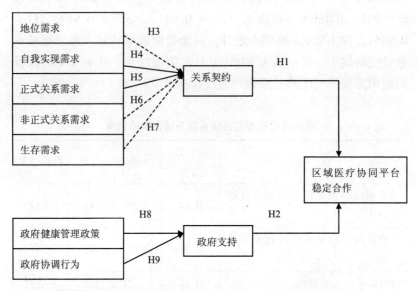

实线箭头表示已得到验证路径，虚线箭头表示未得到验证路径。

图 4.2　区域医疗协同平台稳定合作影响因素验证模型

4.4　案例分析

我们选取调研对象中厦门和大连的区域医疗协同平台建设过程与效果进行对比分析，重点比较在这两个地区中政府支持、政府政策、政府协调、平台成员间关系以及平台建设效果。

4.4.1　厦门区域医疗协同平台建设

从 2010 年厦门统计局公开发布的数据可见，厦门有 353 万常住人口，36 所公立医院，1209 个社区诊所。每千人拥有医护人员数为 3.05 人，每千人拥有病床数为 3.05 张。从 2005 年开始，厦门启动区域医疗协同平台建设项目。厦门市卫生局成为平台建设的核心主体，承担平台规划、组织实施等关键任务。厦门市卫生局根据平台主体医院已有的医院信息系统建设情况，选择软件供应商、硬件供应商、通信运营商，并与这些合作伙伴签订平台建设的合同。但由于区域医疗协同平台建设尚无成功经验可循，厦门市卫生局在与这些单位签订经济契约的时候，并不能将平台建设的具体任务进行明确，只能将经济契约作为合作框架协议，仅仅明确软件供应商、硬件供应商以及通信运营商成为厦门区域医疗协同平台建设的主体单位，随着平台规划的形成与调整，每年的明细任务才得以明确。

在 2010 年底，厦门对区域医疗协同平台的投资已经超过 1 亿元，这些投资主要用于医院及社区诊所的信息化建设、居民健康数据集成以及社区诊所发展。为了推动区域医疗协同平台建设，厦门市卫生局颁布了系列措施，包括社区诊所托管到大型医院，大型医院专家定期到社区诊所坐诊，社区诊所免挂号费，社区诊所取消药品购销差价，提供给厦门市民每人每年 500 元的社区诊疗补助等。

厦门市区域医疗协同平台建设采取阶段性的建设策略，每年由厦门市卫生局制订下一年的发展规划，并帮助核心成员单位——厦门智业软件有限公司推动平台建设的实施进程，协调厦门疾控中心、厦门医疗保险办公室、大型医院以及社区诊所等单位对平台建设的投入与支持，处理平台建设中出现的冲突与问题。

截至 2010 年，45%以上的厦门居民拥有电子健康档案，80%以上的医院和社区诊所已经接入到区域医疗协同平台。

4.4.2 大连区域医疗协同平台建设

根据大连市统计局公开发布数据，2010 年大连市有 586 万常住人口，109 家公立医院，95 家公立社区诊所。每千人医护人员拥有数为 2.71 人，每千人病床拥有数为 5.16 张。

从 2007 年开始，大连在国家专项资金支持下开始区域医疗协同平台建设，平台主体单位包括大连市卫生局、用友医疗股份有限公司、301 医院、大连市第二人民医院以及 6 家社区诊所。

平台主体成员在合作框架协议的指引下开始平台建设工作，但合作框架协议同样不能详细约定各成员单位的具体任务与职责。尽管如此，成员单位仍开始平台建设中的电子健康档案管理以及信息化建设硬件建设。到 2009 年，大连市卫生局与用友医疗股份有限公司签订经济合同，对大连市卫生局与用友医疗股份有限公司的平台建设职责进行部分明确。

国家专项资金对大连市区域医疗协同平台建设的投入额度为3650 万元, 这些投资主要用于大型医院和社区诊所的信息系统建设, 以及电子健康档案的建立。遗憾的是, 大连市卫生局所颁布的相关政策对于促进区域医疗协同平台建设较为有限。大连市公立社区诊所的比例仅仅占到全市社区诊所数量的30%, 受公立社区诊所的数量限制, 以及大型医院管理归属等限制, 使得大连市卫生局的协调力量相对有限。这种格局也使得大连市区域医疗协同平台建设效果不尽如人意, 到 2010 年, 仅有7%的大连市民拥有电子健康档案。

4.4.3　厦门与大连相比较

厦门与大连医疗资源、政府支持、平台成员间关系强度以及平台建设效果的比较见表 4.5。

表 4.5　　　厦门与大连区域医疗协同平台建设比较

	厦门	大连
人口数	353 万	586 万
公立医院数	36	109
公立社区诊所数	1209	95
每千人拥有医护人员数	5.05	2.71
每千人拥有病床数	3.05	5.16
居民电子健康档案份数	1600000	400000
居民拥有电子健康档案比率	45%	7%
政府对平台建设的投资额	1 亿	3650 万
政府政策对平台建设的支持力度	强	弱
政府对平台建设的干预力度	强	弱
平台成员间的关系强度	强	弱

注:由于公开发布的数据有时间性,所使用的统计数据截止到 2010 年。

厦门的有关数据来源于: http://www.stats-xm.gov.cn/tjzl/tjdy/201108/t20110815_18739.htm,http://www.chinaehc.cn/subject/xm.php。

大连的有关数据来源于: http://www.stats.dl.gov.cn/view.jsp? docid = 20879, http://clean.zghdjk.com/clean-healtcity/114985.htm。

4.5　模型结论

通过实证研究我们可以看到，关系契约对区域医疗协同平台稳定合作产生显著影响，这与学者有关关系契约价值的研究结构相一致。尽管区域医疗协同平台中部分合作成员间不存在经济契约，但关系契约并不依附于经济契约存在，关系契约存在于平台合作成员间，并且对合作稳定性产生显著影响。关系契约伴随着合作进行的推进而形成，并不对经济契约产生依附性。而且，合作伙伴的自我实现需求、建立正式关系的需求对构建关系契约产生显著影响。合作伙伴将平台的未来共同价值定位于预期的自我实现以及预期保持正式合作关系，这一预期推动促进了关系契约形成。与此同时，政府支持对区域医疗协同平台稳定合作也产生显著影响。政府角色成为影响平台稳定性的关键因素。政府一方面通过政策导向影响平台成员的发展，例如通过制定有利于社区诊所发展的政策提升患者对社区诊所的认可度，平衡医疗资料在医院和社区诊所之间的分布；另一方面的通过实质性地参与到平台建设过程中，通过投资与协调等政府支持行为对区域医疗协同平台稳定合作产生影响。

通过实证研究我们还可以看到，支撑关系契约的未来共同价值可以划分为地位需求、自我实现需求、正式关系需求、非正式关系需求以及生存需求，而自我实现需求、正式关系需求对关系契约构建产生显著影响得到验证，地位需求、非正式关系需求以及生存需求对关系契约构建未能得到验证。其原因一方面源于样本数量的限制。我们得到的有效问卷数量仅为 151 份，其数量对于实证研究来说相对有限；另一方面的原因源于样本的构成，即在我们得到有效样本中，相当一部分样本来自于操作层员工，他们更关注工作任务完成以及平台建设顺利推进，愿意为了平台建设提供合作与帮助，愿意共同讨论实施方案，但对于组织地位需求、非正式关系需求以及合约柔性、合约重构等生存需求，则较少关注。

由此，我们得到模型结论如下：（1）关系契约与政府支持对区域医疗协同平台稳定合作产生显著影响；（2）自我实现需求、正式关系需求对关系契约构建产生显著影响；（3）政府健康管理政策与政府协调行为对政府支持产生显著影响。

基于上述研究结论，我们可以得到启示：

（1）强化社区医院的基层组织作用。对于区域医疗协同平台而言，社区医院这一基层单位对于合理配置医疗资源、引导患者分流发挥着重要作用，并且也是医疗行政权属关系中的重要一环。因此，需要加大力度对社区医院覆盖面、社区医生全科诊疗水平以及社区医生稳定性等进行投入，以促进社区医院这一基层组织发展，捋顺医疗体系行政权属关系，促进区域医疗协同平台协作稳定性提升。

（2）牢固树立市卫生局在区域医疗协同平台建设中的核心领导地位。在区域医疗协同平台众多建设主体中，市卫生局承担着平台规划以及项目组织的核心作用，其推进医疗改革的决心、对区域医疗协同平台的前瞻性认识，以及组织协调项目的能力都对平台稳定性发挥着至关重要的作用。因此，需要明确市卫生局在平台建设项目中的核心地位，并且将各级医疗组织一把手、平台建设主体一把手都纳入平台核心主体中，使平台建设真正成为"一把手"工程，从而促进区域医疗协同平台稳定性提升。

（3）增强平台协作主体的自我实现需求相应。基于自我实现需求提升对于关系契约构建的显著影响作用，强化平台协作主体之间的沟通，及时通报项目进展，让协作主体充分了解项目所取得的成果而增强信心；在平台总体规划的前提下进行分步实施，设立里程碑节点，让平台协作主体感受到平台推进的效果。通过这些策略措施，促进平台协作主体信心提升。

（4）加强平台协作主体间的协作。基于正式关系需求对于关系契约构建的显著影响作用，通过联合办公、联合调试、共同讨论确定实施方案、共同商讨应对出现的问题等措施，促进平台协作主体间的合作，增进对彼此协作积极性的认识，从而强化平台协作主体间的协作关系，促进平台主体情感关系契约建立。

第5章　创新行为分析

5.1　创新主体前景预期与损失厌恶

区域医疗协同平台主体的协同创新行为，本质上是协同知识创新过程。协同知识创新是不同组织在共同利益的驱动下，通过知识共享与扩散，有效地协同开发和利用各组织所拥有的知识资源而开展的知识创新活动。推动协同知识创新的驱动力正是"1+1>2"的创新收益。但同时应该看到，协同知识创新不仅仅是创新主体共享新知识的过程，更为重要的是共同进行人力、物力、财力以及时间等资源投入的过程。在"行为人"假设前提下，创新主体不可避免地存在损失厌恶情绪，即夸大对资源投入的损失负面感受而缩小对知识创新收益的正面感受。与此同时，相对于资源投入的有形价值而言，知识创新收益又具有无形性、内隐性，从而进一步使创新主体忽视知识创新收益而强调创新资源投入，损失厌恶情绪进一步加剧。在损失厌恶的影响下，创新主体是否会忽视"1+1>2"的创新收益而强调"1+1>2"的资源投入，如何降低损失厌恶对创新主体的负面影响，则成为推动协同知识创新的首要问题。

损失厌恶理论最早由诺贝尔经济学奖获得者卡尼曼和特维斯基提出[81]，在他们的前景理论中指出，在面对未来的风险选择时，人们通过一个价值函数来进行价值评估，这个函数有一个重要性质即损失厌恶（lose aversion），即人们会夸大对损失的主观感受；Roman Kraussl（2012）[82]进一步区分投资者既有财富，认为富人的损失厌恶相对穷人的损失厌恶更强烈；李绩才（2013）[83]将损失厌恶引入供应链分配机制研究中，构建考虑损失厌恶的一对多供应链收益分享契约。这些研究指出了损失厌恶客观存在性，并基于损失厌恶构建了收益分享机制，但这些研究将有形的财富作为衡量损失的唯一指标，而知识创新成果在专利化之前难以通过有形价值衡量，并且这些研究忽略了人力、财力、物力以及时间等广义资源投入损失，因此研究结论难以直接适用于协同知识创新过程。

基于此，我们在损失厌恶理论的基础上，将损失的概念从金钱扩大到广义的资源投入范畴，将损失厌恶理论引入协同知识创新过程中，构建损失厌恶系数以量化损失厌恶程度，建立损失厌恶影响下的知识创新收益模型，通过模型验算，分析损失厌恶对创新主体知识创新努力程度的影响，以及协同创新与独立创新环境下损失厌恶的变化，提出降低损失厌恶促进协同知识创新的策略。

5.1.1　CA-ERG 模型

1. ERG 理论

如前所述，ERG 理论强调了个人的需要满足，即通过努力获得生存、相互关系或者成长方面的收益，通过激发个人的生存需求、相互关系需求、成长需求，满足个人预期收益，可以正向地激发个人的努力程度；与此同时，可以看到 ERG 理论忽视了个人获得收益所需付出的代价或成本，仅仅强调了需求满足，缺乏对满足需求所需付出代价的阐释。协同知识创新是不同组织在共同利益的驱动下，通过知识共享与扩散，有效地协同开发和利用各组织所拥有的知识资源而开展的知识创新活动。这一过程既是获得创新收益的过程，同时也是通过对知识共享与扩散付出人力、时间等资源成本的过程。因此，直接借用 ERG 理论用于协同知识创新激励过程具有不适应性，我们需要在 ERG 理论的基础上进一步考虑成本投入因素，使激励因素作用于协同知识创新过程更加接近实际。

2. CA-ERG 模型

2002 年诺贝尔经济学奖获得者卡尼曼和行为经济学大师特维斯基提出了前景理论。该理论指出：在面对未来的风险选择时，人们通过一个价值函数来进行价值评估，这个函数具有三个重要的性质，即参考依赖（reference dependence）、损失厌恶（lose aversion）和敏感度递减(diminishing sensitivity),其中损失厌恶即个人对损失的不确定性判断,并且由于对损失客观上具有厌恶性,个人会更加强调损失的不确定性而弱化收益的不确定性,即对损失的敏感程度高于对收益的敏感程度[18]。这一理论的核心是强调人们对收益与损失的感知差异性,认为人们对损失的感知强于对收益的感知。

损失厌恶理论较为全面地阐释了收益与损失的预期不确定性判断,但对收益和损失都仅局限于"金钱",对于社会关系、成长等非物质收益缺乏深入刻画。ERG 理论则丰富了收益的内涵,忽略了获得收益所需付出的成本(损失)。因此,我们将损失厌恶理论和 ERG 理论相结合,将损失厌恶从"金钱"扩大到非物质领域,并将其对收益和损失的预期引入 ERG 理论中,构建损失厌恶影响下的 ERG,即 CA-ERG(cost aversion-exist relatedness growth)模型,如图 5.1 所示。

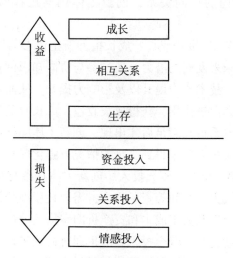

图 5.1　损失厌恶影响下的 ERG 模型(CA-ERG 模型)

(1)收益第一层级:生存收益。生存收益指主体参与协同知识创新可能获得的经济收益。当协同知识创新成果获得市场认同,则可能产生市场回报,即经济收益。主体参与协同知识创新后,能够根据项目启动初期所签订的协议约定,共享经济收益。这是吸引创新主体参与协同知识创新的首要驱动力。

（2）收益第二层级：相互关系。相互关系指创新主体间因共同参与知识共享、知识创造而形成的合作关系。在协同知识创新的过程中，主体间在知识共享、知识扩散过程中相互学习，加深对彼此学习能力、知识背景的相互了解，形成以知识传递为桥梁的相互学习关系；在共同讨论、共同形成新知识的知识创造过程中，主体的新知识创造能力也将进一步展现，强的知识创造能力将得到其他创新主体的认同和肯定，从而形成联盟内的认同与被认同关系；创新联盟通过共同完成协同知识创新，创新成果获得技术和市场的认可，在行业内以及社会范围内形成一定影响力，从而形成行业及社会范围内的认同关系。相互关系收益不一定在生存收益满足后才出现。创新主体参与协同知识创新所获得的经济收益可能并不能满足期望值，但为了形成相互学习关系、联盟内的认同关系以及行业内乃至社会范围内的认同关系，创新主体仍会选择参与协同知识创新。

（3）收益第三层级：成长。成长指创新主体参与协同知识创新所获得的支撑未来发展的潜力。通过参与协同知识创新，可能获得学习能力提升、技术能力提升以及影响力提升，从而对未来发展形成更好的支撑和促进作用，获得成长收益。成长收益也不一定在生存收益和相互关系得到满足后才出现。创新主体同样可能在经济收益需求、相互关系需求未得到满足的情况下强化成长需求。

（4）损失第一层级：资金投入。创新主体在参与协同知识创新的过程中会有人力、时间等资源投入，需要耗用办公设备、技术研发设备等资产，以及人工成本和资产折旧费用的分摊，形成资金投入。在项目启动之初，资金投入一般也通过协议进行约定。在损失厌恶的前提下，主体对协同知识创新所付出的资金投入相对于获得的经济收益更加敏感。也就是说，对比资金投入损失和生存收益，主体将强化资金投入损失，弱化生存收益。

（5）损失第二层级：关系投入。在维系协同知识创新的相互学习关系、内部认同关系以及外部认同关系的过程中，主体需要对维护关系进行投入，即在协议约定的资金投入之外，根据创新任务需要所进行的额外投入。尽管这些额外投入不在协议约定的资金投入范围内，但为了继续维系相互学习关系、内部认同关系以及外部认同关系，主体仍会接受并履行额外投入，我们将这种投入作为关系投入。在损失厌恶的前提下，对比关系投入损失和相互关系收益，主体会强调关系投入损失而弱化相互关系收益。

(6)损失第三层级：情感投入。在"行为人"假设前提下，创新主体在共同参与知识创新的过程中可能形成彼此信任、彼此帮扶等情感投入。知识共享与扩散将激发信任情感投入，创新任务分摊与协作也将激发帮扶情感投入。在损失厌恶的前提下，对比情感投入和成长收益，主体会强调情感投入而弱化成长收益。

3. 模型因素细分

在 CA-ERG 模型的基础上，对各层因素进行进一步细分：

(1)生存细分为：①成本补偿收益，即主体参与协同知识创新所付出的资源耗费，通过成本补偿收益弥补资源耗费；②利润收益，即参与协同知识创新在弥补资源耗费之外所获得的额外经济收益，以利润形式应对未来可能出现的损失或者支撑后续发展；③成果共享收益，即在协同知识创新完成后，通过共享创新成果而获得的预期收益。

(2)相互关系细分为：①相互学习关系，即在协同知识创新中，为了完成既定的创新任务，彼此进行知识共享、知识扩散、新知识创造及应用，在此过程中形成相互学习关系，通过相互学习，在技术、管理等相互补充相互融合；②伙伴式合作关系，即在完成既定创新任务之外，创新主体间所形成的默契配合关系，这种关系更多的是强调创新主体间的非正式关系；③战略合作关系，即并不仅仅着眼于本次协同知识创新项目，而是为了后续彼此的长久协同合作所建立的稳定合作关系，基于这种战略合作关系，各方将共同应对未来的市场风险、技术风险、资金风险以及管理风险等，形成共同进退共同决策的攻守联盟；④行业认同关系，即通过协同知识创新在行业内形成一定影响力和领导力，得到协作伙伴之外、行业内其他主体的认同；⑤社会认同关系，即协同知识创新不仅在行业内得到认同，同时在社会责任、社会声誉等方面获得更加广泛的收益。

（3）成长细分为：①市场成长，即通过完成协同知识创新，能够有效地改善服务与产品，提升市场成长性，形成更佳的市场潜力；②人力资源成长，即通过协同知识创新使人员得到更好的锻炼与实践机会，能够在此过程中锻炼计划能力、协调能力、控制能力以及风险应对能力，工作能力在协同联盟范围内、行业内以及社会范围内得到更加广泛的认可，并使人员能够更加从容地应对未来的工作挑战；③知识成长，即通过协同知识创新完成知识共享、知识扩散、新知识创造以及应用，形成良好的知识储备与知识沉淀，知识创造与应用速度进一步提升，对创新主体形成以知识为代表的核心竞争力，支撑主体未来持续发展。

（4）资金投入细分为：①直接投入，即为了完成协同知识创新所投入的人工、设备折旧等资金耗用，是协同知识创新的直接经济补偿；②间接投入，即在完成协同知识创新任务之外的额外资金投入，包括因返工等额外付出的资金消耗以及其他间接性资金消耗。返工额外资金消耗，指在协同知识创新过程中，由于需求变更、技术变更等造成的创新返工对人工、设备等形成的资金耗用；其他间接性资金消耗，如对人员进行创新任务之外的培训，尽管这项培训内容与协同知识创新任务不直接相关，但对于人员后续成长仍是有利的，这种间接投入仍会使协同知识创新任务获得收益，因此仍可作为协同知识创新的资金投入。

（5）关系投入细分为：①内部行为投入，即为了维系平衡协同知识创新联盟内部关系而采取的行为投入，例如，为了平衡处理协同知识联盟中出现的冲突所做出的妥协、让步等行为投入。由于协作环节下冲突不可避免发生，而经济契约不可能全面应对可能发生的冲突，解决冲突不能完全依赖于经济契约，因此为了解决联盟内部的矛盾冲突，需要各方基于未来持续合作关系做出适当妥协与让步，这些行为投入的目的是为了更好地维系平衡协同知识创新联盟内部关系，因此作为内部行为投入；②外部行为投入，即为了更好地保证协同知识创新联盟整体利益与形象而采取的行为投入，例如，当协同知识联盟受到来自外部的质疑或者挑战时所采取的宣传、危机应对等行为，这些行为投入的目的是为了平衡协同知识创新联盟与外部的良好关系，因此作为外部行为投入。

（6）情感投入细分为：①信任情感投入，即在协同知识创新过程中所形成的信任心理。为了共同应对未来不确定性，协同主体间需要在技术选择、市场选择、知识共享等方面相互信任，个体不能对技术选择、市场选择进行准确判断时，基于信任心理跟随协同伙伴的选择，在知识共享时能够在协议范围内无保留地共享知识、扩散知识，能够在知识创新时按照协议共享知识成果，这种情感投入将在感知到信任回报时得到强化；②利他情感投入，即在协同知识创新过程中形成的有利于合作伙伴成长的情感投入，如创新任务主动分担、创新任务完成主动帮扶等，这种情感投入可能会损伤自身利益，但有利于协作伙伴的成长。利他情感投入也将在感知到利他回报时得到强化。

由此，我们得到细分的 CA-ERG 模型如图 5.2 所示。

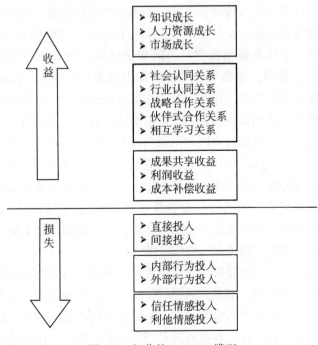

图 5.2　细分的 CA-EGR 模型

5.1.2 基于 CA-ERG 模型的协同知识创新激励机制

1. 激励阶段划分

在 CA-ERG 模型的基础上，我们看到，着眼于收益，可以通过激发创新主体的生存需求、相互关系需求以及成长需求，使创新主体更加积极地参与到协同知识创新过程中；着眼于损失，可以通过扩大创新主体对资金投入损失的感知、对关系投入损失的感知以及对情感投入损失的感知，使创新主体强化既有投入，又尽可能规避可能出现的损失，从而防止主体退出协同知识创新过程。由此，我们将协同知识创新的激励过程首先进行两阶段划分，分别划分为进入阶段和退出阶段，不仅提升主体进入协同知识创新的积极性，而且降低主体退出协同知识创新的意愿。也就是说，在进入阶段，以激发创新主体的需求为主；在退出阶段，以规避创新主体的损失为主。具体体现为：

第一阶段：进入阶段，实施需求激发与满足激励。在协同知识创新联盟建立之前，受到未来市场需求不确定、技术不确定性等因素的影响，主体可能消极参与协同知识创新，指望在协同过程中"搭便车"。此时，激发主体的协同知识创新积极性，可以着眼于启发主体的生存需求、相互关系需求以及成长需求，引导创新主体共同积极参与协同知识创新，获得成本补偿收益、利润收益、成果共享收益，在积极参与协同知识创新过程中形成相互学习关系、伙伴式合作关系、战略合作关系、行业认同关系以及社会认同关系，并通过参与协同知识创新，最终获得市场成长潜力、人力资源成长潜力以及知识成长潜力。在此阶段，激励的重要举措是以生存需求、相互关系需求以及成长需求为基础，全面识别创新主体的需求层次重点，响应其需求并启发需求的完整性。

第二阶段：退出阶段，实施损失规避激励。协同知识创新推进过程并非完全顺利，不确定的影响持续存在，市场需求变更、技术变更、管理需求变更等客观存在，协同知识创新实际成效与期望成效的差异也客观存在，在这些因素的影响下，创新主体可能对继续参与协同知识创新心存顾虑，甚至可能退出协同知识创新。此时，基于 CA-ERG 模型，需要着眼于损失规避，告知创新主体退出协同知识创新可能面临的损失，借助损失厌恶对损失的高敏感性，使主体提升前期参与协同知识创新所实施的资金投入、关系投入和情感投入的价值衡量，从而降低退出协同知识创新的意愿。

以上两阶段激励如图 5.3 所示。

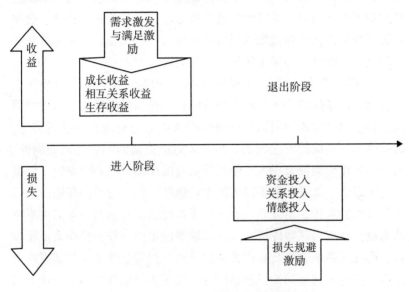

图 5.3　基于 CA-ERG 模型的两阶段激励

2. 激励措施

在划分两阶段激励的基础上，进一步针对每一阶段制定激励措施如下：

(1)第一阶段：实施需求激发与满足激励。包括：①制定合理的经济补偿额度。在项目启动之初，合理确定实施协同知识创新可能的资源耗费与预期收益，通过固定补偿、未来共同利益分享等方式，对参与协同知识创新的成本补偿收益、利润收益以及成果共享收益进行约定，保证主体参与协同知识创新的生存需求能够得以满足。②巩固协同关系。创造尽可能多的机会，促进协同联盟成员间相互学习、相互合作、相互认同，在知识背景、技术优势、管理实

97

践以及企业文化等多方面取长补短、相互交流、相互融合，提升协同联盟成员的归属感、责任感以及荣誉感，培育协同联盟成员间的相互学习关系、合作伙伴关系、战略合作关系、行业认同关系以及社会认同关系。③将成长性予以显性化。在参与协同知识创新的过程中，创新主体的市场表现、人力资源素质提升以及知识提升更多地具有潜默性、隐含性，为了更好地激发创新主体参与协同知识创新的积极性，需要将这些潜默性收益显性化，如公布专利数、公布人员晋升数，将创新成果以创新主体命名等，彰显人力资源成长与知识成长，激发并满足主体的成长性需求。

（2）第二阶段：实施损失规避激励。包括：①强化资金投入损失敏感性。使创新主体明确参与协同知识创新的直接投入和间接投入，包括为了完成协同知识创新所投入的人力资源、设备折旧等，以及返工等造成的间接投入。当主体有退出协同知识创新倾向时，通过明晰化前期资金投入，使其提高对前期投入的心理衡量，降低其退出意愿。②强化关系投入损失敏感性。扩大对协同联盟成员行业影响力的宣传，树立其行业内领导地位，提升创新主体的关系价值衡量，将成为联盟成员、建立与联盟成员的合作关系作为重要收益，而将维系联盟成员合作关系的投入、提升联盟成员外部影响力的投入作为参与协同知识创新的重要投入。当创新主体有退出倾向时，可激发其对既有关系投入的损失意识，从而降低其退出意愿。③强化情感投入损失敏感性。面临创新主体的退出倾向，通过信任、利他等事实重现等手段，强调前期已经建立的信任情感、利他情感，激发主体情感损失敏感性，从而降低其退出意愿。

5.1.3　数学模型建立

2002 年诺贝尔经济学奖获得者卡尼曼和行为经济学大师特维斯基提出了前景理论，该理论指出，在面对未来的风险选择时，人们通过一个价值函数来进行价值评估，这个函数具有损失厌恶（lose aversion）的重要性质，即损失与获得客观上等量，但人们对损失的主观感受比对获得的主观感受更强烈。这一理论意味着，尽管损失与获得在客观上价值相等，但由于人在情感上具有损失厌恶特性，相对于获得而言，损失的价值会被人为扩大。这一理论中价值的载体为金钱，意外收入 100 元与意外丢失 100 元相比，尽管 100 元本身的价值相同，但在损失厌恶的影响下，人们会相对夸大丢失 100 元的感受[84]。

在协同知识创新过程中，可以通过协同伙伴的知识共享与知识扩散获得新知识输入，并且可以在协作伙伴的支持下获得新知识，这对于协作主体而言即是创新收益。与金钱物质财富不同的是，知识具有不可消耗性，但获得知识的过程需要主体付出人力、物力、财力以及时间资源。将损失厌恶的对象从单纯的金钱扩大到隐性的知识创新收获与资源投入，则同样可以看到，创新主体对创新收获与资源投入都会形成主观感受，并且对比知识创新收获与资源投入，创新主体主观上可能夸大对资源投入的主观感受。

由此我们进行假设：创新主体对知识收获的主观感受为 v_1。当 $v_1 > 1$ 时，则创新主体对知识收获的主观感受相比客观知识收获更高；当 $0 < v_1 < 1$ 时，则创新主体对知识收获的主观感受相比客观知识收获更低。创新主体对知识创新付出的主观感受为 v_2。当 $v_2 > 1$ 时，则创新主体对知识创新付出的主观感受相比客观付出更高；当 $0 < v_2 < 1$ 时，则创新主体对知识创新付出的主观感受相比客观付出更低。

进一步地，创新主体的知识创新收益是自身付出努力进行学习获得知识积累的过程，我们将学习曲线引入知识创新收益刻画过程中。传统的学习曲线体现为 $Y_x = Kx^{-b}$。其中 Y_x 为生产第 x 台产品的直接人工工时；x 为生产台数；K 为生产第一台产品的直接人工工时；b 为幂指数，$b = -\lg p/\lg 2$；p 为学习率。在学习曲线所反映的生产时间成本随产量上升而下降的过程中，知识积累得以形成，并且知识积累受到初始生产效率 K、学习率 p 的共同影响呈递减的上升状态。由此可见，创新主体知识创新收益受到学习能力以及努力水平的共同影响。假设：

(1) 创新主体的学习效率为 α，由于知识积累一般呈递减的上升趋势，因此我们假定 $\alpha < 1$。

(2) 创新主体对知识创新付出的努力水平为 I，$1 < I < \infty$。I 接

99

近 1，表示所需付出的努力程度低；I 接近 ∞，表示所需付出的努力程度高。创新主体对知识创新所付出的努力水平可通过其行为进行观测，如积极主动参与知识共享、积极主动承担创新任务，则可认为主体的努力程度 I 相对较高。

对于知识创新付出而言，决定知识创新付出的，除了其付出的努力水平之外，还包括其创新效率。在同样的努力水平下，如果创新效率高，则知识创新付出降低。因此假设：

（3）创新主体的知识创新效率为 λ，$0 < \lambda < 1$。当 λ 接近 0 时，则创新主体的知识创新效率较低；当 λ 接近 1 时，则创新主体的知识创新效率较高。

由此对模型进行构建：

1. 创新主体的损失厌恶系数

由于创新主体的损失厌恶是相比付出与收获的主观感受，因此可以将创新主体的损失厌恶系数刻画为

$$w = \frac{v_2}{v_1} \tag{5.1}$$

其中，w 是创新主体的损失厌恶系数；v_1 是创新主体对知识创新收益的主观感受；v_2 是创新主体对知识创新付出的主观感受。由于主体一般夸大对付出的主观感受，因此 $w > 1$。

2. 知识创新收益

在学习曲线的基础上，学者 Subbhajyoti 指出所获得的知识积累随着付出增长而递减上升，并且上升趋势受到学习能力的制约。基于此，我们考虑创新主体对知识创新收益的主观感受，将知识创新收益刻画为

$$U = v_1 I^\alpha \tag{5.2}$$

其中，U 为考虑创新主体主观感受后的知识创新收益；v_1 为创新主体对知识创新收益的主观感受；I 为创新主体的努力程度；α 为创新主体的学习能力。

3. 知识创新成本

考虑创新主体对知识创新付出的主观感受，以及对知识创新的付出和知识创新效率，将知识创新成本刻画为

$$C = v_2 \frac{I}{\lambda} \qquad\qquad (5.3)$$

其中，C 为考虑主体对知识创新付出的主观感受后的成本；v_2 为主体对知识创新付出的主观感受；I 为创新主体的努力程度；λ 为知识创新效率。

由此，在损失厌恶的影响下，创新主体的收益为

$$\pi = v_1 \cdot I^{\alpha} - v_2 \frac{I}{\lambda} \qquad\qquad (5.4)$$

5.1.4　模型演算

1. 知识创新单方完成

当协同知识创新未发生时，知识创新由单方完成。此时

$$\pi = v_1 \cdot I^{\alpha} - v_2 \frac{I}{\lambda}$$

$$\frac{\partial \pi}{\partial I} = v_1 \cdot \alpha \cdot I^{\alpha-1} - \frac{v_2}{\lambda} \qquad\qquad (5.5)$$

令式(5.5)等于 0，可得

$$I^{*} = \left(\frac{v_2}{\lambda \cdot v_1 \cdot \alpha} \right)^{\frac{1}{\alpha-1}} = \left(\frac{w}{\lambda \cdot \alpha} \right)^{\frac{1}{\alpha-1}} \qquad\qquad (5.6)$$

由式(5.6)可知

$\dfrac{\partial I^{*}}{\partial w} = \dfrac{1}{\alpha-1} w^{\frac{2-\alpha}{\alpha-1}} \left(\dfrac{1}{\lambda \cdot \alpha} \right)^{\frac{1}{\alpha-1}} < 0$，即随着创新主体损失厌恶提高，其付出的努力程度将降低。

$\dfrac{\partial I^{*}}{\partial v_1} = \dfrac{1}{1-\alpha} v_1^{\frac{2-\alpha}{\alpha-1}} \left(\dfrac{v_2}{\lambda \cdot \alpha} \right)^{\frac{1}{\alpha-1}} > 0$，即随着创新主体对知识创新收益的主观感受提高，其为知识创新付出的努力程度将提高。

$\dfrac{\partial I^{*}}{\partial v_2} = \dfrac{1}{\alpha-1} v_2^{\frac{2-\alpha}{\alpha-1}} \left(\dfrac{1}{\lambda \cdot v_1 \cdot \alpha} \right)^{\frac{1}{\alpha-1}} < 0$，即随着创新主体对知识创新付出的主观感受扩大，其付出的努力程度将降低。

$\dfrac{\partial I^{*}}{\partial \lambda} = \dfrac{1}{1-\alpha} \lambda^{\frac{2-\alpha}{\alpha-1}} \left(\dfrac{w}{\alpha} \right)^{\frac{1}{\alpha-1}} > 0$，即随着创新主体知识创新效率提

101

高，其为知识创新付出的努力程度将提高。

$$\frac{\partial I^*}{\partial \alpha} = \left(\frac{w}{\lambda}\right)^{\frac{1}{\alpha-1}} \left\{\alpha^{\frac{1}{1-\alpha}}\left[\frac{\ln\alpha}{(1-\alpha)^2} + \frac{1}{\alpha(1-\alpha)}\right]\right\}, \quad 由于 \ln\alpha < 0,$$

所以当 $\alpha\ln\alpha - \alpha + 1 > 0$ 时，$\dfrac{\partial I^*}{\partial \alpha} > 0$，当 $\alpha\ln\alpha - \alpha + 1 < 0$ 时，即

$\dfrac{\partial I^*}{\partial \alpha} < 0$。

将 I^* 值代入式(5.4)得到

$$\pi = v_1\left(\frac{v_2}{v_1 \cdot \lambda \cdot \alpha}\right)^{\frac{\alpha}{\alpha-1}} - v_2\left(\frac{v_2}{v_1 \cdot \lambda \cdot \alpha}\right)^{\frac{1}{\alpha-1}} \cdot \frac{1}{\lambda} \tag{5.7}$$

由于从知识积累的角度来看创新主体实施知识创新期望获得收益 $\pi \geq 0$，由此

$$\pi = v_1\left(\frac{v_2}{v_1 \cdot \lambda \cdot \alpha}\right)^{\frac{\alpha}{\alpha-1}} - v_2\left(\frac{v_2}{v_1 \cdot \lambda \cdot \alpha}\right)^{\frac{1}{\alpha-1}} \cdot \frac{1}{\lambda} \geq 0 \tag{5.8}$$

对式(5.8)求解得到

$$\frac{v_2}{v_1} \leq \lambda \cdot \alpha^{\frac{\alpha}{1-\alpha}} \tag{5.9}$$

即 $w^* \leq \lambda \cdot \alpha^{\frac{\alpha}{1-\alpha}}$。

只有当创新主体损失厌恶系数小于等于 $\lambda \cdot \alpha^{\frac{\alpha}{1-\alpha}}$ 时，创新主体才能感受到知识创新的收益；并且，$\dfrac{\partial w^*}{\partial \lambda} > 0$，即随着创新主体自身的知识创新效率提升，其损失厌恶程度将增加。

$$\frac{\partial w^*}{\partial \alpha} = \lambda \cdot \alpha^{\frac{\alpha}{1-\alpha}} \cdot \frac{(\ln\alpha + 1)(1-\alpha) + \alpha\ln\alpha}{(1-\alpha)^2}$$

当 $\alpha > e^{\alpha-1}$ 时，$\dfrac{\partial w^*}{\partial \alpha} > 0$；当 $0 < \alpha < e^{\alpha-1}$ 时，$\dfrac{\partial w^*}{\partial \alpha} < 0$。也就是说，当学习能力大于 $e^{\alpha-1}$ 时，随着创新主体学习能力提升，其损失厌恶程度将增加；当学习能力小于 $e^{\alpha-1}$ 时，随着创新主体学习能力提升，其损失厌恶程度将降低。

由此可以看到，当协同知识创新未发生，知识创新由单方独立

完成时，创新主体的努力程度将受到损失厌恶系数的影响，随着损失厌恶程度提高，其知识创新的努力程度将降低；并且，创新的损失厌恶系数存在阈值，当损失厌恶系数大于阈值时，尽管创新主体客观上可能获得知识创新收益，当受到主观损失厌恶程度的影响，创新主体可能认为不能获得知识创新收益。损失厌恶理论认为主体的财富积累影响损失厌恶程度，即富人相对穷人的损失厌恶程度更高。与这一理论相似，在知识创新活动中，当创新主体的知识创新效率相对较高时，其损失厌恶程度也相对较高，更不愿意付出。

2. 协同知识创新发生

当协同知识创新发生时，协同主体共享知识创新收益，同时共同分担知识创新资源投入。为简化问题，我们先假定协同主体为两家，即创新主体 i 和创新 j。假设创新主体 j 以比例 k 承担创新资源投入（$0 < k < 1$），创新主体 i 承担 $1 - k$ 比例的创新资源投入。对于创新主体 i 而言，其收益转化为

$$\pi = v_1 \cdot I^\alpha - \frac{(1 - k) \cdot v_2 \cdot I}{\lambda} \tag{5.10}$$

$$\frac{\partial \pi}{\partial I} = v_1 \cdot \alpha \cdot I^{\alpha-1} - \frac{1 - k}{\lambda} v_2 \tag{5.11}$$

$$I^{**} = \left[\frac{v_2(1 - k)}{v_1 \cdot \lambda \cdot \alpha} \right]^{\frac{1}{\alpha-1}} \tag{5.12}$$

由于 $\alpha < 1$，$\dfrac{v_2(1 - k)}{v_1 \cdot \lambda \cdot \alpha} < \dfrac{v_1}{v_1 \cdot \lambda \cdot \alpha}$，因此 $I^{**} > I^*$，即当协同创新发生时，因协同方共同承担知识创新成本投入，创新主体的努力程度将提升。

将 I^{**} 值代入式（5.10）中，得到

$$\pi = v_1 \cdot \left[\frac{v_2(1 - k)}{v_1 \cdot \lambda \cdot \alpha} \right]^{\frac{\alpha}{\alpha-1}} - \left[\frac{v_2(1 - k)}{v_1 \cdot \lambda \cdot \alpha} \right]^{\frac{1}{\alpha-1}} \cdot \frac{(1 - k)}{\lambda} \tag{5.13}$$

同样的，协同知识创新发生时，创新主体仍需要知识创新收益大于 0，因此有

$$\boldsymbol{\pi} = v_1 \cdot \left[\frac{v_2(1-k)}{v_1 \cdot \lambda \cdot \alpha}\right]^{\frac{\alpha}{\alpha-1}} - \left[\frac{v_2(1-k)}{v_1 \cdot \lambda \cdot \alpha}\right]^{\frac{1}{\alpha-1}} \cdot \frac{v_2(1-k)}{\lambda} \geqslant 0$$

$$(5.14)$$

对式(5.14)求解，得

$$w^{**} \leqslant (1-k)^{-1} \cdot \lambda \cdot \alpha^{\frac{\alpha}{1-\alpha}} = (1-k)^{-1} \cdot w^* \qquad (5.15)$$

由于 $k < 1$，$(1-k)^{-1} > 1$，因此 $w^{**} > w^*$，即当协同知识创新发生、知识创新成本投入得以共同分担时，创新主体的损失厌恶程度提升；并且，由于 $\dfrac{\partial w^{**}}{\partial k} > 0$，随着协同创新主体 j 对知识创新成本投入分摊的比例提升，其损失厌恶程度提高。

此时，协同创新主体 j 以比例 k 分摊知识创新成本，获得知识创新收益。其收益与付出同样会受到其主观的损失厌恶程度的影响，其知识创新收益为

$$\boldsymbol{\pi}_e = v_{e1} \cdot I^\alpha - \frac{k \cdot v_{e2} \cdot I}{\lambda} \qquad (5.16)$$

其中，π_e 为创新主体 j 的知识创新收益；v_{e1} 为创新主体 j 对创新收益的主观感受；v_{e2} 为创新主体 j 对知识创新成本投入的主观感受。同样的，创新主体 j 的损失厌恶系数为 $w_e = \dfrac{v_{e2}}{v_{e1}}$。

将 I^{**} 值代入式(5.16)，可得

$$\boldsymbol{\pi}_e = v_{e1} \cdot \left[\frac{v_2(1-k)}{v_1 \cdot \lambda \cdot \alpha}\right]^{\frac{\alpha_e}{\alpha-1}} - k \cdot v_{e2} \left[\frac{v_2(1-k)}{v_1 \cdot \lambda \cdot \alpha}\right]^{\frac{1}{\alpha-1}} \cdot \frac{1}{\lambda}$$

$$(5.17)$$

此时，创新主体 j 仍需要知识创新收益 $\pi_e > 0$，将约束束紧，可得

$$\boldsymbol{\pi}_e = v_{e1} \cdot \left[\frac{v_2(1-k)}{v_1 \cdot \lambda \cdot \alpha}\right]^{\frac{\alpha_e}{\alpha-1}} - k \cdot v_{e2} \left[\frac{v_2(1-k)}{v_1 \cdot \lambda \cdot \alpha}\right]^{\frac{1}{\alpha-1}} \cdot \frac{1}{\lambda} \geqslant 0$$

$$w_e = w^{\alpha_e} \cdot (1-k)^{\alpha_e} \cdot \lambda^{1-\alpha_e} \cdot \alpha^{-\alpha_e} \qquad (5.18)$$

将式(5.18)予以变形，得到

$$k^* = 1 - w_e^{\frac{1}{\alpha_e}} \cdot w^{-1} \cdot \lambda^{\frac{\alpha_e-1}{\alpha_e}} \cdot \alpha \qquad (5.19)$$

可见，$\frac{\partial w_e}{\partial w} > 0$，即随着创新主体 i 损失厌恶程度增大，创新主体 j 的损失厌恶程度也会相应提高；$\frac{\partial w_e}{\partial k} < 0$，即随着创新主体 j 愿意承担的创新投入比例 k 增大，其损失厌恶程度相应降低。

由此可以得到，当协同知识创新发生时，创新主体之间的损失厌恶程度相互影响。由于协同创新主体 j 的加入，其共同分摊协同知识创新成本投入的行为将加剧创新主体 i 的损失厌恶程度，使创新主体 i 进一步夸大对付出的主观感受，并且随着创新主体 i 损失厌恶程度提高，创新主体 j 的损失厌恶程度也将相应提高。与此同时，随着创新主体 j 对创新成本分摊比例 k 的提高，能够降低其损失厌恶程度，但会提高创新主体 i 的损失厌恶程度，存在最优分摊比例值 k^* 为 $1 - w_e^{\frac{1}{\alpha_e}} \cdot w^{-1} \cdot \lambda^{\frac{\alpha_e-1}{\alpha_e}} \cdot \alpha$。

概括起来可见，协同知识创新并不像所期望的那样，创新主体间彼此协作，共同对知识创新进行人力、物力、财力以及时间资源投入，会降低彼此对创新投入的顾虑。相反地，我们看到，在损失厌恶情绪的影响下，由于创新主体强调对付出的主观感受，在协同环境下主体的损失厌恶程度相对独立环境下更高，不愿意协同主体的"搭便车"行为，并且彼此的损失厌恶相互影响，当观察到对方的损失厌恶程度提高时，自身的损失厌恶程度也将相应提高。只有当协同主体 j 对成本分摊的比例提高时，损失厌恶程度才可能降低，存在最优的分摊比例使双方的损失厌恶程度达到平衡状况。

5.1.5 算例

先考虑协同创新未发生，知识创新仅由创新主体独立完成的情形。假定损失厌恶系数在 10~0.1 之间发生变化(以 0.1 为变化单位)，学习能力在 0.01~0.99 之间发生变化(以 0.01 为变化单位)，知识创新效率在 0.01~0.99 发生变化(以 0.01 为变化单位)，分析这些因素变化对创新主体努力程度的影响。当损失厌恶程度发生变化时，我们取学习能力中间值，即学习能力 $\alpha = 0.5$，取知识创新效率值也为中间值，即知识创新效率 $\lambda = 0.5$；当学习能力发生变化时，考虑到一般而言 $w > 1$，我们取损失厌恶程度 $w = 2$，知识创新效率 $\lambda = 0.5$；当知识创新效率发生变化时，取损失厌恶程度 $w = 2$，学习能力 $\alpha = 0.5$。

（1）损失厌恶程度变化对努力程度的影响，见表 5.1。

表 5.1　　　　　损失厌恶系数变化对努力程度的影响

损失厌恶	努力程度	损失厌恶	努力程度	损失厌恶	努力程度	损失厌恶	努力程度
0.1	6.25	1.9	0.017313	3.7	0.004565	5.5	0.002066
0.2	1.5625	2	0.015625	3.8	0.004328	5.6	0.001993
0.3	0.694444	2.1	0.014172	3.9	0.004109	5.7	0.001924
0.4	0.390625	2.2	0.012913	4	0.003906	5.8	0.001858
0.5	0.25	2.3	0.011815	4.1	0.003718	5.9	0.001795
0.6	0.173611	2.4	0.010851	4.2	0.003543	6	0.001736
0.7	0.127551	2.5	0.01	4.3	0.00338	6.1	0.00168
0.8	0.097656	2.6	0.009246	4.4	0.003228	6.2	0.001626
0.9	0.07716	2.7	0.008573	4.5	0.003086	6.3	0.001575
1	0.0625	2.8	0.007972	4.6	0.002954	6.4	0.001526
1.1	0.051653	2.9	0.007432	4.7	0.002829	6.5	0.001479
1.2	0.043403	3	0.006944	4.8	0.002713	6.6	0.001435
1.3	0.036982	3.1	0.006504	4.9	0.002603	6.7	0.001392
1.4	0.031888	3.2	0.006104	5	0.0025	6.8	0.001352
1.5	0.027778	3.3	0.005739	5.1	0.002403	6.9	0.001313
1.6	0.024414	3.4	0.005407	5.2	0.002311	7	0.001276
1.7	0.021626	3.5	0.005102	5.3	0.002225	7.1	0.00124
1.8	0.01929	3.6	0.004823	5.4	0.002143	7.2	0.001206

续表

损失厌恶	努力程度	损失厌恶	努力程度	损失厌恶	努力程度	损失厌恶	努力程度
7.3	0.001173	8	0.000977	8.7	0.000826	9.4	0.000707
7.4	0.001141	8.1	0.000953	8.8	0.000807	9.5	0.000693
7.5	0.001111	8.2	0.00093	8.9	0.000789	9.6	0.000678
7.6	0.001082	8.3	0.000907	9	0.000772	9.7	0.000664
7.7	0.001054	8.4	0.000886	9.1	0.000755	9.8	0.000651
7.8	0.001027	8.5	0.000865	9.2	0.000738	9.9	0.000638
7.9	0.001001	8.6	0.000845	9.3	0.000723	10	0.000625

其变化趋势如图 5.4 所示。

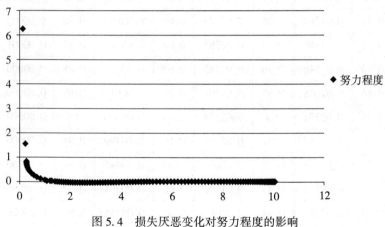

图 5.4 损失厌恶变化对努力程度的影响

从算例可见，随着创新主体损失厌恶系数提高，其努力程度将降低。

（2）学习能力发生变化对努力程度的影响，见表 5.2。

表 5.2 学习能力变化对努力程度的影响

学习能力	努力程度	学习能力	努力程度	学习能力	努力程度	学习能力	努力程度
0.01	0.00235	0.26	0.02488	0.51	0.01495	0.76	0.00099
0.02	0.00449	0.27	0.02491	0.52	0.01426	0.77	0.00077
0.03	0.00645	0.28	0.02489	0.53	0.01356	0.78	0.00059
0.04	0.00825	0.29	0.02482	0.54	0.01287	0.79	0.00044
0.05	0.00993	0.3	0.02471	0.55	0.01217	0.8	0.00032
0.06	0.01147	0.31	0.02456	0.56	0.01147	0.81	0.00022
0.07	0.01291	0.32	0.02437	0.57	0.01077	0.82	0.00015
0.08	0.01423	0.33	0.02414	0.58	0.01008	0.83	0.00010
0.09	0.01546	0.34	0.02387	0.59	0.00939	0.84	0.00006
0.1	0.01659	0.35	0.02357	0.6	0.00871	0.85	0.00003
0.11	0.01764	0.36	0.02323	0.61	0.00805	0.86	0.00002
0.12	0.01860	0.37	0.02285	0.62	0.00740	0.87	0.00001
0.13	0.01948	0.38	0.02245	0.63	0.00677	0.88	0.00000
0.14	0.02028	0.39	0.02201	0.64	0.00615	0.89	0.00000
0.15	0.02101	0.4	0.02154	0.65	0.00556	0.9	0.00000
0.16	0.02167	0.41	0.02105	0.66	0.00499	0.91	0.00000
0.17	0.02226	0.42	0.02053	0.67	0.00445	0.92	0.00000
0.18	0.02278	0.43	0.01999	0.68	0.00394	0.93	0.00000
0.19	0.02324	0.44	0.01942	0.69	0.00345	0.94	0.00000
0.2	0.02364	0.45	0.01883	0.7	0.00300	0.95	0.00000
0.21	0.02399	0.46	0.01822	0.71	0.00258	0.96	0.00000
0.22	0.02427	0.47	0.01759	0.72	0.00219	0.97	0.00000
0.23	0.02450	0.48	0.01695	0.73	0.00184	0.98	0.00000
0.24	0.02468	0.49	0.01629	0.74	0.00152	0.99	0.00000
0.25	0.02480	0.5	0.01563	0.75	0.00124		

其变化趋势如图 5.5 所示。

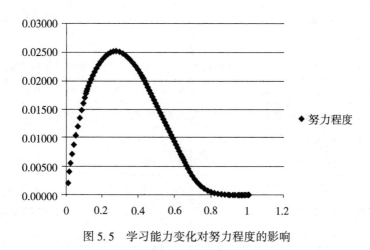

图 5.5 学习能力变化对努力程度的影响

从算例可见，学习能力存在极值，在极值之前，随着学习能力提升，创新主体努力程度提升；在极值之后，随着学习能力提升，创新主体努力程度降低。

(3)知识创新效率对努力程度的影响，见表 5.3。

表 5.3　知识创新效率变化对努力程度的影响

知识创新效率	努力程度	知识创新效率	努力程度	知识创新效率	努力程度	知识创新效率	努力程度
0.01	0.00000625	0.08	0.0004	0.15	0.00140625	0.22	0.003025
0.02	0.000025	0.09	0.00050625	0.16	0.0016	0.23	0.00330625
0.03	0.00005625	0.1	0.000625	0.17	0.00180625	0.24	0.0036
0.04	0.0001	0.11	0.00075625	0.18	0.002025	0.25	0.00390625
0.05	0.00015625	0.12	0.0009	0.19	0.00225625	0.26	0.004225
0.06	0.000225	0.13	0.00105625	0.2	0.0025	0.27	0.00455625
0.07	0.00030625	0.14	0.001225	0.21	0.00275625	0.28	0.0049

续表

知识创新效率	努力程度	知识创新效率	努力程度	知识创新效率	努力程度	知识创新效率	努力程度
0.29	0.00525625	0.47	0.01380625	0.65	0.02640625	0.83	0.04305625
0.3	0.005625	0.48	0.0144	0.66	0.027225	0.84	0.0441
0.31	0.00600625	0.49	0.01500625	0.67	0.02805625	0.85	0.04515625
0.32	0.0064	0.5	0.015625	0.68	0.0289	0.86	0.046225
0.33	0.00680625	0.51	0.01625625	0.69	0.02975625	0.87	0.04730625
0.34	0.007225	0.52	0.0169	0.7	0.030625	0.88	0.0484
0.35	0.00765625	0.53	0.01755625	0.71	0.03150625	0.89	0.04950625
0.36	0.0081	0.54	0.018225	0.72	0.0324	0.9	0.050625
0.37	0.00855625	0.55	0.01890625	0.73	0.03330625	0.91	0.05175625
0.38	0.009025	0.56	0.0196	0.74	0.034225	0.92	0.0529
0.39	0.00950625	0.57	0.02030625	0.75	0.03515625	0.93	0.05405625
0.4	0.01	0.58	0.021025	0.76	0.0361	0.94	0.055225
0.41	0.01050625	0.59	0.02175625	0.77	0.03705625	0.95	0.05640625
0.42	0.011025	0.6	0.0225	0.78	0.038025	0.96	0.0576
0.43	0.01155625	0.61	0.02325625	0.79	0.03900625	0.97	0.05880625
0.44	0.0121	0.62	0.024025	0.8	0.04	0.98	0.060025
0.45	0.01265625	0.63	0.02480625	0.81	0.04100625	0.99	0.06125625
0.46	0.013225	0.64	0.0256	0.82	0.042025	1	0.0625

其变化趋势如图 5.6 所示。

从算例可见，随着创新主体的知识创新效率提升，其努力程度相应提升。

再考虑协同创新发生的情形，假定创新主体 j 与创新主体 i 相互知识共享、知识扩散，基于创新任务实现新知识创建与应用，并且共同分担知识创新成本投入。进一步分析创新主体 j 的损失厌恶

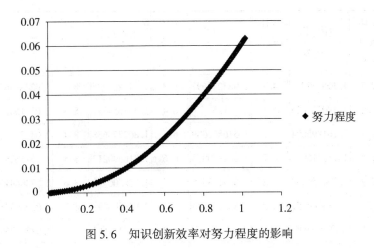

图 5.6 知识创新效率对努力程度的影响

系数变化情况。当分析创新主体 j 的损失厌恶 w_e 受创新主体 i 的损失厌恶 w 变化影响时，取 k 为中间值，即 $k = 0.5$，α_e 为中间值，即 $\alpha_e = 0.5$。当分析创新主体 j 的损失厌恶 w_e 受分摊比例 k 变化影响时，取 k 变化范围为 $0.01 \sim 0.99$（以 0.01 为单位变化幅度），取 $w = 2$，$\alpha_e = 0.5$。可以得到下述变化趋势。

（4）随着 w 的变化，w_e 的变化趋势，见表 5.4。

表 5.4　创新主体 i 损失厌恶变化对创新主体 j 损失厌恶的影响

主体 i 损失厌恶	主体 j 损失厌恶	主体 i 损失厌恶	主体 j 损失厌恶	主体 i 损失厌恶	主体 j 损失厌恶	主体 i 损失厌恶	主体 j 损失厌恶
0.1	0.223606798	0.7	0.591607978	1.3	0.806225775	1.9	0.974679434
0.2	0.316227766	0.8	0.632455532	1.4	0.836660027	2	1
0.3	0.387298335	0.9	0.670820393	1.5	0.866025404	2.1	1.024695077
0.4	0.447213595	1	0.707106781	1.6	0.894427191	2.2	1.048808848
0.5	0.5	1.1	0.741619849	1.7	0.921954446	2.3	1.072380529
0.6	0.547722558	1.2	0.774596669	1.8	0.948683298	2.4	1.095445115

续表

主体 i 损失厌恶	主体 j 损失厌恶	主体 i 损失厌恶	主体 j 损失厌恶	主体 i 损失厌恶	主体 j 损失厌恶	主体 i 损失厌恶	主体 j 损失厌恶
2.5	1.118033989	4.4	1.483239697	6.3	1.774823935	8.2	2.024845673
2.6	1.140175425	4.5	1.5	6.4	1.788854382	8.3	2.037154879
2.7	1.161895004	4.6	1.516575089	6.5	1.802775638	8.4	2.049390153
2.8	1.183215957	4.7	1.532970972	6.6	1.816590212	8.5	2.061552813
2.9	1.204159458	4.8	1.549193338	6.7	1.830300522	8.6	2.073644135
3	1.224744871	4.9	1.565247584	6.8	1.843908891	8.7	2.085665361
3.1	1.24498996	5	1.58113883	6.9	1.857417562	8.8	2.097617696
3.2	1.264911064	5.1	1.596871942	7	1.870828693	8.9	2.109502311
3.3	1.284523258	5.2	1.61245155	7.1	1.884144368	9	2.121320344
3.4	1.303840481	5.3	1.62788206	7.2	1.897366596	9.1	2.133072901
3.5	1.322875656	5.4	1.643167673	7.3	1.910497317	9.2	2.144761059
3.6	1.341640786	5.5	1.658312395	7.4	1.923538406	9.3	2.156385865
3.7	1.360147051	5.6	1.673320053	7.5	1.936491673	9.4	2.167948339
3.8	1.378404875	5.7	1.688194302	7.6	1.949358869	9.5	2.179449472
3.9	1.396424004	5.8	1.702938637	7.7	1.962141687	9.6	2.19089023
4	1.414213562	5.9	1.717556404	7.8	1.974841766	9.7	2.202271555
4.1	1.431782106	6	1.732050808	7.9	1.987460691	9.8	2.213594362
4.2	1.449137675	6.1	1.74642492	8	2	9.9	2.224859546
4.3	1.46628783	6.2	1.760681686	8.1	2.01246118	10	2.236067977

其变化趋势如图 5.7 所示。

可见，随着创新主体 i 损失厌恶系数提高，创新主体 j 的损失厌恶系数也将相应提高。

（5）k 值变化时，创新主体 j 的损失厌恶变化见表 5.5。

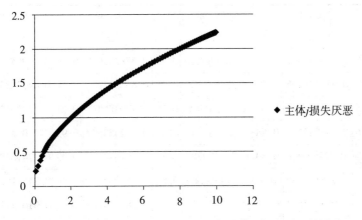

图 5.7 创新主体 *i* 损失厌恶变化对创新主体 *j* 损失厌恶的影响

表 5.5 **k 值变化对创新主体 j 损失厌恶的影响**

k	主体 *j* 损失厌恶	*k*	主体 *j* 损失厌恶	*k*	主体 *j* 损失厌恶	*k*	主体 *j* 损失厌恶
0.01	1.407124728	0.14	1.311487705	0.27	1.208304597	0.4	1.095445115
0.02	1.4	0.15	1.303840481	0.28	1.2	0.41	1.086278049
0.03	1.392838828	0.16	1.29614814	0.29	1.191637529	0.42	1.077032961
0.04	1.385640646	0.17	1.288409873	0.3	1.183215957	0.43	1.067707825
0.05	1.378404875	0.18	1.280624847	0.31	1.174734012	0.44	1.058300524
0.06	1.37113092	0.19	1.272792206	0.32	1.166190379	0.45	1.048808848
0.07	1.36381817	0.20	1.264911064	0.33	1.15758369	0.46	1.039230485
0.08	1.356465997	0.21	1.256980509	0.34	1.148912529	0.47	1.029563014
0.09	1.349073756	0.22	1.2489996	0.35	1.140175425	0.48	1.019803903
0.10	1.341640786	0.23	1.240967365	0.36	1.13137085	0.49	1.009950494
0.11	1.334166406	0.24	1.232882801	0.37	1.122497216	0.5	1
0.12	1.326649916	0.25	1.224744871	0.38	1.113552873	0.51	0.989949494
0.13	1.319090596	0.26	1.216552506	0.39	1.104536102	0.52	0.979795897

续表

k	主体 j 损失厌恶	k	主体 j 损失厌恶	k	主体 j 损失厌恶	k	主体 j 损失厌恶
0.53	0.969535971	0.65	0.836660027	0.77	0.678232998	0.89	0.469041576
0.54	0.959166305	0.66	0.824621125	0.78	0.663324958	0.9	0.447213595
0.55	0.948683298	0.67	0.81240384	0.79	0.64807407	0.91	0.424264069
0.56	0.938083152	0.68	0.8	0.8	0.632455532	0.92	0.4
0.57	0.92736185	0.69	0.787400787	0.81	0.6164414	0.93	0.374165739
0.58	0.916515139	0.7	0.774596669	0.82	0.6	0.94	0.346410162
0.59	0.905538514	0.71	0.761577311	0.83	0.583095189	0.95	0.316227766
0.6	0.894427191	0.72	0.748331477	0.84	0.565685425	0.96	0.282842712
0.61	0.883176087	0.73	0.734846923	0.85	0.547722558	0.97	0.244948974
0.62	0.871779789	0.74	0.721110255	0.86	0.529150262	0.98	0.2
0.63	0.860232527	0.75	0.707106781	0.87	0.509901951	0.99	0.141421356
0.64	0.848528137	0.76	0.692820323	0.88	0.489897949		

其变化趋势如图 5.8 所示。

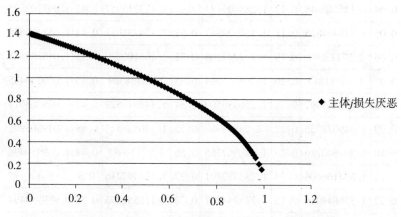

图 5.8　创新成本分摊比例 k 变化对创新主体 j 损失厌恶的影响

可见，随着创新成本分摊比例 k 值提高，创新主体 j 的损失厌恶程度将降低。

5.1.6　案例

以镇江区域医疗协同平台建设为例，从现场调研中我们了解到，尽管镇江市卫生局和用友医疗股份有限公司共同出资建立用友镇江智慧健康研究院，以此推动镇江区域医疗协同平台建设。但在用友镇江智慧健康研究院成立之初，平台建设推动并没有想象中那么顺利。国内区域医疗协同平台建设尚无完全成熟的经验可循，镇江市卫生局对于如何建设区域医疗协同平台没有成型的规划，其选择与用友医疗股份有限公司合作，是因为镇江市医院信息系统主要由用友医疗股份有限公司提供。在双方合作协议签署、用友镇江智慧健康研究院建立后，镇江市卫生局即将平台规划与建设的主要责任转移给用友医疗股份有限公司，更希望用友医疗股份有限公司投入人力、物力、财力以及时间资源来完成平台规划并推动平台实施，自身的主要精力仍在原有行政管理业务中，较少投入资源进行数据规划、业务流程规划等围绕平台建设进行的知识创新过程中。用友镇江智慧健康研究院成立，用友医疗股份有限公司正式成为合作伙伴，没有出现想象中双方共同努力、共同协作实施知识创新的"火热"场景。

与此同时，用友医疗股份有限公司也是刚刚从过去的医院信息系统建设转向区域级的医疗信息系统整合工作，希望借助镇江项目探寻平台建设经验。在双方合作成立用友镇江智慧健康研究所之后，用友医疗股份有限公司前期从社区医院信息化入手，帮助社区医院管理信息系统，而这一进程也进展缓慢。到 2010 年末，镇江市卫生局与用友医疗股份有限公司重新建立 2011 年建设计划，用友医疗股份有限公司派出了近 50 人的开发团队驻守镇江，其中包括需求分析人员、开发人员以及实施人员。他们积极调研镇江市医院及社区诊所的信息化建设基础，构建以电子健康档案实施为核心的平台建设一期方案，重点实施以社区诊所信息化建设，从而建立区域医疗协同平台终端。在用友医疗股份有限公司的推动下，镇江市卫生局信息中心成立，专门负责平台建设的方案讨论、信息沟通等事宜，镇江市卫生局与用友医疗股份有限公司的协同知识创新才逐渐得以顺利推进。

在调研中，笔者对镇江市卫生局、用友医疗股份有限公司，以及用友医疗股份有限公司镇江项目相关人员进行了走访调研及问卷调查。在了解到平台建设前期出现"协作消退"后，笔者力图分析出现这一现象的原因，并探究2011年扭转这一现象的驱动因素。首先，我们请平台合作双方回忆在2010年用友镇江智慧健康研究所创立之初，双方对知识创新收益与成本付出的预期。归纳受访者的描述可以看到，镇江市卫生局对知识创新成本的预期均高于对知识创新收益的获取预期，呈现出"损失厌恶"的特征（使用"很多"、"较多"、"一般"、"较少"、"很小"几个评价词对预期进行衡量）。见表5.6。

表5.6　　　镇江市卫生局对知识创新收益与成本的预期

	预期获得知识创新收益	预期付出知识创新成本
指导督促下级医疗机构实施信息化	较少	较多
讨论平台数据集成方案	一般	很多
讨论平台业务流程	一般	很多
调整医疗管理流程	一般	很多
制定促进社区医疗机构发展政策措施	一般	很多

而分析用友医疗股份有限公司的预期判断可见，其对知识创新收益的预期明显高于对知识创新成本的预期，"损失厌恶"情绪相对镇江市区域医疗协同平台较弱。见表5.7。

表5.7　　用友医疗股份有限公司对知识创新收益与成本的预期

	预期获得知识创新收益	预期付出知识创新成本
协助医疗机构实施信息化	一般	较少
讨论平台数据集成方案	很多	一般
讨论平台业务流程	很多	较多
协助调整医疗管理流程	一般	一般
协助制定促进社区医疗机构发展政策措施	一般	较少

　　这表明，尽管用友镇江智慧健康研究所创立时明确了镇江市卫生局和用友医疗股份有限公司的资金投入，平台主体在协作过程中会将"投入"的范畴从狭义的资金扩大到广义的人力、时间等领域。并且，协同平台主体对于知识创新收益与知识创新成本划分了不同的心理账户，从而形成了对收益和成本的不同心理预期，其相对价值比较即体现为"损失厌恶"。出现这一现象的原因可能是双方在合作之初受到自身专业背景知识以及对区域医疗协同平台建设本身缺乏足够的经验所致。

　　在此基础上，笔者进一步请访谈对象回忆在用友镇江智慧健康研究所建立并运行到2010年下半年时，对合作方知识创新付出的预期。可以看到，镇江市卫生局认为其医疗改革走在全国前列，用友医疗股份有限公司拥有这一合作机会将在很大程度上提升其医疗平台建设经验；用友医疗股份有限公司则认为镇江市卫生局也将较大地提升其医疗信息化水平，而双方都认为对方并没有为平台建设知识创新投入较多资源。这就意味着，双方都认为对方在合作中对知识创新成本付出较少，存在"搭便车"行为，双方更希望通过"搭便车"获得较多的知识创新收益。见表5.8。

表5.8　　对合作方知识创新收益与成本付出的评价

	合作方获得的知识创新收益	合作方付出的知识创新成本
镇江市卫生局	很多	一般
用友医疗股份有限公司	较多	很少

　　为了进一步了解这一评价对损失厌恶的影响，我们请平台主体双方回忆，在平台建设推进至 2010 年末，双方 2011 年建设计划重新制定前，各自对预期的获得知识创新收益以及预期付出的知识创新成本进行评价。可以看到，镇江市卫生局由于对平台建设进程以及对用友医疗股份有限公司在平台建设中的评价不满意，又进一步将"讨论平台数据集成方案"、"讨论平台业务流程"的知识创新收益预期进一步降低；用友医疗股份有限公司也由于认为镇江市卫生局在前期合作中的付出较少，将"协作医疗机构实施信息化"、"讨论平台数据集成方案"、"讨论平台业务流程"的知识创新成本预期进一步提高。见表 5.9、表 5.10。

表 5.9　　　镇江市卫生局对知识创新收益与成本的预期

	预期获得知识创新收益	预期付出知识创新成本
指导督促下级医疗机构实施信息化	较少	较多
讨论平台数据集成方案	较少	很多
讨论平台业务流程	较少	很多
调整医疗管理流程	一般	很多
制定促进社区医疗机构发展政策措施	一般	很多

表 5.10　　用友医疗股份有限公司对知识创新收益与成本的预期

	预期获得知识创新收益	预期付出知识创新成本
协助医疗机构实施信息化	一般	较多
讨论平台数据集成方案	很多	很多
讨论平台业务流程	很多	很多
协助调整医疗管理流程	一般	较多
协助制定促进社区医疗机构发展政策措施	一般	一般

　　由此可见，由于合作中对方的投入能够被观察和感知，对方低投入加重了平台主体自身损失厌恶情绪。这与模型推导的结果相一致。也就是说，在损失厌恶情绪下，合作主体不愿意对方发生"搭便车"行为，并且感知到对方"搭便车"行为将进一步加重自身的损失厌恶情绪。

　　最后，我们请双方人员评价 2011 年调研当前对知识创新收益与成本的预期，可以看到，在 2010 年底，双方重新制订平台建设计划，2011 年镇江市卫生局专门成立信息中心负责平台建设、用友医疗股份有限公司派驻逾 50 人的开发团队蹲守镇江完成集成平台研发需求实现与测试之后，随着对方对知识创新成本分摊比例增大，自身的损失厌恶情绪得以降低。镇江市卫生局专业人员的加入使得其对知识创新付出成本预期降低，用友医疗股份有限公司则提高了对知识创新收益预期。见表 5.11、表 5.12。

表 5.11　　镇江市卫生局对知识创新收益与成本的预期

	预期获得知识创新收益	预期付出知识创新成本
指导督促下级医疗机构实施信息化	较少	一般
讨论平台数据集成方案	一般	一般
讨论平台业务流程	较多	一般
调整医疗管理流程	一般	很多
制定促进社区医疗机构发展政策措施	一般	较多

表 5.12　用友医疗股份有限公司对知识创新收益与成本的预期

	预期获得知识创新收益	预期付出知识创新成本
协助医疗机构实施信息化	较多	较少
讨论平台数据集成方案	很多	一般

	预期获得知识 创新收益	预期付出知识 创新成本
讨论平台业务流程	很多	较多
协助调整医疗管理流程	一般	一般
协助制定促进社区医疗机构 发展政策措施	较多	较少

这一变化也与模型推导结论相一致，当观察到对方知识创新成本分摊比例提高时，自身的损失厌恶情绪才得以降低。

因此，通过案例可以看到，协同环境下，主体的损失厌恶情绪不仅仅针对金钱，而且对于知识创新收益与资源投入，主体的损失厌恶情绪客观存在，并且协作中所观察和感知的对方的知识创新投入将对自身损失厌恶情绪产生影响。协同主体对合作方"搭便车"行为的感知将扩大自身的损失厌恶情绪，并挫伤协作积极性。当感知对方的知识创新成本投入分摊比例提高时，损失厌恶能够得以降低。

5.2　创新主体时间延误偏好

由于协同创新的预期收益为"未来收益"，而创新主体参与创新的努力水平、为创新进行资源投入意愿等决策为"即期决策"，因此，在协同创新较长的时间周期范围内，运用时间贴现将"未来收益"转化为"即期收益"成为创新主体行为决策的隐含前提。以时间贴现为前提，探究创新主体时间偏好如何作用于创新努力水平决策与创新资源投入分摊意愿行为决策，则成为激励创新主体积极参与协同创新、合理分摊创新资源投入，并最终顺利推进协同创新的关键。

学者对时间偏好的研究起始于心理学领域，认为时间是物的存在方式，也是人的存在方式，既是心理过程、心理状态的存在方式，也是心理特征的存在方式[85]。时间贴现是一种心理时间，它是指个人对事件的价值量估计随着时间流逝而下降的心理现象[86]。在经济学中，学者也早就注意到跨时行为不可避免地要涉及人们对将来的耐心程度，即贴现因子的影响。1937 年，古典经济学者萨缪尔森(Paul Samuelson)指出，决策者具有不同时间段上成本收益权衡的跨期选择，并提出贴现效用模型(the discounted utility model，简称 DU 模型)[84]。虽然这一模型有较大的局限性，但它成为跨时选择的理论基础，也是对人们实际行为的较好描述。贴现效用模型将人们在不同时期获得的效用用贴现因子来区分，也用以表示人们对未来的耐心程度。而后，众多学者对贴现因子进行改进，如 Uzawa (1968)[87] 提出了内生贴现因子模型，Laibson (2001)[88] 给出了双曲贴现因子模型，Takashi Kamihigashi (2002)[89] 给出了非线性贴现因子模型。这些研究较好地刻画了时间偏好，为时间偏好应用于主体跨期决策研究奠定了坚实基础，如陈彦斌(2005)[90] 使用风险规避系数、跨期替代弹性和主观贴现因子 3 个投资者主观偏好参数的波动来描述投资者情绪波动，并分析情绪波动对股票价格的影响；袁宁(2012)[91] 将异质性时间偏好纳入 Lucas 纯交换经济框架，构建连续时间、存在异质性时间偏好投资者的动态资产定价模型。这些研究为剖析行为主体的时间偏好，并为基于主体时间偏好分析跨期行为决策奠定了坚实基础，但将时间偏好引入协同创新、基于协同创新的时间周期性分析其对创新行为决策的影响研究还尚缺乏。

　　基于此，我们将行为经济学时间贴现引入协同创新研究，以 DU 模型为基础，将创新努力水平与创新资源投入分摊意愿作为创新行为决策，从知识积累的视角构建时间偏好影响下的知识创新收益与投入模型，通过模型演算分析创新主体时间偏好对协同创新行为决策的影响机理，并通过算例和案例验证对模型结论进行验证。

5. 2. 1　模型建立

　　DU 模型认为，决策者具有正的时间偏好和递减的边际效用，跨期决策时，决策者会将新的备选计划和现有的计划结合起来考虑，各期效用与消费独立，贴现函数独立于消费形式之外，是决策者的时间偏好体现，而非消费偏好体现。这一模型较好地揭示了时间偏好对决策的影响，表明决策者主观上在面对具有时间周期的决策时，会将自身的时间偏好作用于预期收益，即时决策是时间偏好作用下的收益比较与收益衡量。

通常而言，协同创新是主体间在一段时间的协作、沟通与知识创新的过程，具有一定的时间周期。协同创新主体对于其创新努力程度和创新资源投入分摊意愿的决策也非即时决策，这一决策也将受到时间偏好作用下的预期收益的影响。由此我们提出假设：

（1）协同创新主体的时间贴现为 ρ，$\rho > 0$，ρ 值越大，表明协同创新主体的时间偏好值越大，即相同的预期收益在时间偏好影响下折现值越低。

（2）协同创新经历的时间周期为 t，$t > 0$，是从协同创新组织诞生直至协同创新组织消亡的全过程。在阶段性任务环境下，t 值可以缩减为阶段性任务的项目时间周期。

（3）协同创新主体在时间周期 t 内参与创新的努力程度为 I，$0 < I < 1$，I 趋近于 1，表明协同创新主体参与创新的努力程度较高；I 趋近于 0，表明协同创新主体参与创新的努力程度较低。努力程度 I 可观测，并可在协同过程中被协作伙伴感知。当观察到合作伙伴积极参与讨论、沟通，积极承担创新任务时，则可认为对方的努力程度较高。

（4）协同创新主体的学习能力为 α，$0 < \alpha < 1$，α 趋近于 1，表明创新主体的学习能力较强；α 趋近于 0，表明创新主体的学习能力较弱。创新主体的学习能力 α 可观测，当其知识吸收、扩散的能力较强时，知识文档化的能力较强时，则可认为该主体的学习能力 α 值较高。

（5）协同创新主体的创新资源投入效率为 λ，$0 < \lambda < 1$，λ 趋近于 1，表明主体的创新资源投入效率高，即在相同的时间周期范围内，完成同样程度的创新所需投入的资本、劳动力等资源较低；反之，λ 趋近于 0，表明主体的创新资源投入效率低。主体的创新资源投入效率 λ 可观测，当创新主体完成既定的创新任务所付出

的资本、劳动力资源相对其他创新主体较低时，则可认为该创新主体的创新资源投入效率较高。

（6）协同创新主体对创新资源投入分摊的意愿为 k，$0 < k < 1$，k 趋近于 1，表明主体对创新资源投入进行分摊的意愿越高。这一分摊意愿可以从创新主体对创新资源投入分摊的比例进行观察，所分摊的比例越高，表明其对创新资源投入进行分摊的意愿也就越高。

由此，构建模型如下：

1. 创新收益模型

由于协同创新的核心是知识创新，我们从传统的学习曲线（$Y_x = Kx^{-b}$，其中 Y_x 为生产第 x 台产品的直接人工工时；x 为生产台数；K 为生产第一台产品的直接人工工时；b 为幂指数，$b = -\dfrac{\lg p}{\lg 2}$；$p$ 为学习率）可以看到，工作效率在主体学习率的影响下得以提升，学习率所带来的产出效率提升即是以效率改善为体现的创新成果。由此我们可以认为，学习能力 α 对创新收益产生影响。

更进一步地，学者 Subbhajyoti 指出所获得的知识积累随着付出增长而递减上升，并且上升趋势受到学习能力的制约。由此我们得到，创新主体的知识创新收益 U 可以刻画为

$$U = I^{\alpha} \tag{5.20}$$

由式（5.20）可知，$\dfrac{\partial U}{\partial I} > 0$，且 $\dfrac{\partial^2 U}{\partial I^2} < 0$，即随着创新主体的努力程度 I 提高，预期知识创新收益将递减地提高；$\dfrac{\partial U}{\partial \alpha} > 0$，且 $\dfrac{\partial^2 U}{\partial \alpha^2} > 0$，即随着创新主体的学习能力 α 提高，预期知识创新收益将递增地提高。

2. 时间偏好影响下的创新收益模型

由于知识创新收益 U 是主体的"预期"收益而非"即时"收益，协同创新的时间周期 t 又客观存在，因此我们不可忽略创新主体时间偏好对收益的影响。引入 DU 函数对知识创新进行时间贴现，得到时间偏好影响下的知识创新收益为

$$U = \frac{1}{(1+\rho)^t} I^\alpha \qquad (5.21)$$

由式(5.21)可得，$\dfrac{\partial U}{\partial \rho} < 0$，即随着创新主体时间贴现值增大，知识创新贴现收益将降低，这就意味着，主体的时间偏好值越大，其对时间延迟越敏感，预期创新收益即期贴现值也就越低；$\dfrac{\partial U}{\partial t} < 0$，即在时间贴现值、努力程度等保持不变的前提下，随着创新时间周期的延迟，创新主体的时间贴现收益将降低。

3. 创新投入模型

协同创新需要主体付出一定程度的努力水平 I，该努力水平的资源耗费受到其资源投入效率 λ 的影响。由此我们将创新投入刻画为

$$C = \frac{I}{\lambda} \qquad (5.22)$$

可以看到，$\dfrac{\partial C}{\partial I} > 0$，$\dfrac{\partial C}{\partial \lambda} < 0$，即随着创新主体的努力程度 I 提高，创新投入将提高；随着创新资源投入效率 I 提高，创新成本将降低。

由此，在考虑创新主体时间偏好对创新收益的影响下，协同创新过程的创新收益 π 可以体现为

$$\pi = U - C = \frac{1}{(1+\rho)^t} I^\alpha - \frac{I}{\lambda} \qquad (5.23)$$

5.2.2　模型演算

1. 创新主体 i 独立承担创新资源投入

在协同创新环境中，协同主体 j 可能存在"搭便车"行为，即形式上作为协同主体参与协同创新，但实际上并不投入人力、物力等资源在协同创新组织中进行知识共享与扩散，不对协同创新联盟组织进行实质的资源投入。此时，创新主体 i 独立完成创新任务，也独立承担创新资源投入，其收益体现为

$$\pi = \frac{1}{(1+\rho)^t} \cdot I^\alpha - \frac{I}{\lambda}$$

$$\frac{\partial \pi}{\partial I} = \frac{1}{(1+\rho)^t}\alpha \cdot I^{\alpha-1} - \frac{1}{\lambda} \tag{5.24}$$

令式(5.24)等于0，可得

$$I^* = \left[\frac{(1+\rho)^t}{\lambda \cdot \alpha}\right]^{\frac{1}{\alpha-1}} = (1+\rho)^{\frac{t}{\alpha-1}} \cdot (\lambda \cdot \alpha)^{\frac{1}{1-\alpha}} \tag{5.25}$$

由式(5.25)可知

$$\frac{\partial I^*}{\partial \rho} = \frac{t}{\alpha-1}(1+\rho)^{\frac{t}{\alpha-1}-1} \cdot (\lambda \cdot \alpha)^{\frac{1}{1-\alpha}} < 0$$

即随着创新主体 i 时间偏好增强，对时间拖延敏感程度的增强，其对协同创新付出的努力程度将降低。

$$\frac{\partial I^*}{\partial t} = (1+\rho)^{\frac{t}{\alpha-1}} \cdot \ln(1+\rho)^{\frac{1}{\alpha-1}} \cdot (\lambda \cdot \alpha)^{\frac{1}{1-\alpha}}$$

由于 $0 < (1+\rho)^{\frac{1}{\alpha-1}} < 1$，$\ln(1+\rho)^{\frac{1}{\alpha-1}} < 0$，因此 $\frac{\partial I^*}{\partial t} < 0$，即随着时间周期延长，创新主体 i 付出的努力程度将降低。这就意味着，在主体 i 时间偏好影响下，随着创新时间周期拖延，其所愿意付出的努力程度将降低。

$$\frac{\partial I^*}{\partial \lambda} = (1+\rho)^{\frac{t}{\alpha-1}} \cdot \alpha^{\frac{t}{1-\alpha}} \cdot \frac{1}{1-\alpha}\lambda^{\frac{1}{1-\alpha}-1} > 0$$

即随着创新主体 i 创新资源投入效率提升，委托方付出的努力程度将提升。

将 I^* 值代入式(5.23)得到

$$\pi = \frac{1}{(1+\rho)^t}\left[\frac{(1+\rho)^t}{\lambda \cdot \alpha}\right]^{\frac{\alpha}{\alpha-1}} - \left[\frac{(1+\rho)^t}{\lambda \cdot \alpha}\right]^{\frac{1}{\alpha-1}} \cdot \frac{1}{\lambda} \tag{5.26}$$

在创新主体 i 独立完成创新任务的情形下，其仍希望知识创新收益 $\pi \geq 0$，由此将约束束紧，得到

$$\pi = \frac{1}{(1+\rho)^t}\left[\frac{(1+\rho)^t}{\lambda \cdot \alpha}\right]^{\frac{\alpha}{\alpha-1}} - \left[\frac{(1+\rho)^t}{\lambda \cdot \alpha}\right]^{\frac{1}{\alpha-1}} \cdot \frac{1}{\lambda} \geq 0$$

$$\tag{5.27}$$

对式(5.27)求解，得到

$$\rho^{*} \leqslant \lambda^{\frac{1}{t}} \cdot \alpha^{\frac{\alpha}{t(\alpha-1)}} - 1 \qquad (5.28)$$

$$t^{*} \leqslant \log_{(1+\rho)}(\lambda \cdot \alpha^{\frac{\alpha}{\alpha-1}}) \qquad (5.29)$$

即在确定创新时间周期前提下，只有创新主体 i 对创新收益的时间贴现值小于等于 $\lambda^{\frac{1}{t}} \cdot \alpha^{\frac{\alpha}{t(\alpha-1)}} - 1$ 时，才会获得创新收益；而当创新时间周期不明确而主体 i 的时间偏好明确时，只有当创新时间周期小于 $\log_{(1+\rho)}(\lambda \cdot \alpha^{\frac{\alpha}{\alpha-1}})$ 时，才能获得创新收益。

根据式(5.28)可以看到，$\dfrac{\partial \rho^{*}}{\partial \lambda} > 0$，即随着主体 i 创新资源投入效率 λ 提高，主体的时间偏好值 ρ 提高，表明主体 i 认为自身具有较高的资源投入效率时，对时间的敏感程度越强，越不愿意接受时间延迟。

由此可见，当协同创新主体出现"搭便车"行为而由主体 i 独立完成创新任务时，其愿意付出的努力程度将受到其时间偏好以及创新时间周期的影响。主体 i 的时间偏好值越高，对时间延迟越敏感，其愿意付出的努力程度将降低；创新时间周期越长，其愿意付出的努力程度也将越低。在主体 i 独立完成创新任务的情形下，如果创新时间周期确定，只有主体 i 的时间贴现值小于阈值 $\lambda^{\frac{1}{t}} \cdot \alpha^{\frac{\alpha}{t(\alpha-1)}} - 1$，其才可能获得创新收益；如果创新主体 i 的时间贴现值确定，则只有创新时间周期小于阈值 $\log_{(1+\rho)}(\lambda \cdot \alpha^{\frac{\alpha}{\alpha-1}})$，其才可能获得创新收益。

2. 协同主体 i 和 j 共同分摊创新资源投入

当协同主体没有发生"搭便车"行为，创新联盟范围内主体共同投入资本、劳动力等资源完成创新任务，此时，为简化问题，我们假定协同创新主体为 2 家，协作方 j 愿意分摊的创新资源投入比例为 k，委托方 i 分摊的创新资源投入比例为 $1 - k$。创新资源分摊比例也就代表了创新主体的资源投入分摊意愿。由此，主体 i 的创新收益为

$$\pi = \frac{1}{(1 + \rho)^{t}} I^{\alpha} - \frac{(1 - k)I}{\lambda} \qquad (5.30)$$

$$\frac{\partial \pi}{\partial I} = \frac{1}{(1+\rho)^t} \alpha \cdot I^{\alpha-1} - \frac{1-k}{\lambda} \qquad (5.31)$$

$$I^{**} = \left[\frac{(1-k)(1+\rho)^t}{\lambda \cdot \alpha} \right]^{\frac{1}{\alpha-1}} = (1-k)^{\frac{1}{\alpha-1}} \cdot I^* \qquad (5.32)$$

由于 $\alpha < 1$，$k < 1$，因此 $I^{**} > I^*$，即当协同主体共同分摊创新资源投入时，在其他因素不变前提下，主体的努力程度将提高。

并且，因 $\alpha < 1$，$\frac{\partial I^{**}}{\partial k} > 0$，即随着协同主体愿意分摊的创新资源投入比例提高，主体 i 参与创新的努力程度将提高。

将 I^{**} 值代入式(5.30)中，得到

$$\pi = \frac{1}{(1+\rho)^t} \left[\frac{(1-k)(1+\rho)^t}{\lambda \alpha} \right]^{\frac{\alpha}{\alpha-1}} - \frac{1-k}{\lambda} \left[\frac{(1-k)(1+\rho)^t}{\lambda \alpha} \right]^{\frac{1}{\alpha-1}} \qquad (5.33)$$

在协同主体 j 愿意以比例 k 共同分摊创新资源投入的情形下，主体 i 参与协同创新的收益仍需大于0。因此得到

$$\pi = \frac{1}{(1+\rho)^t} \left[\frac{(1-k)(1+\rho)^t}{\lambda \alpha} \right]^{\frac{\alpha}{\alpha-1}} - \frac{1-k}{\lambda} \left[\frac{(1-k)(1+\rho)^t}{\lambda \alpha} \right]^{\frac{1}{\alpha-1}} \geqslant 0 \qquad (5.34)$$

对式(5.34)求解，得

$$\rho^{**} \leqslant \left(\frac{\lambda}{1-k} \right)^{\frac{1}{t}} \cdot \alpha^{\frac{\alpha}{t(\alpha-1)}} - 1 \qquad (5.35)$$

$$t^{**} \leqslant \log_{(1+\rho)} \left(\frac{\lambda}{1-k} \cdot \alpha^{\frac{\alpha}{\alpha-1}} \right) \qquad (5.36)$$

由于 $k < 1$，$\frac{1}{1-k} > 1$，因此 $\rho^{**} > \rho^*$，$t^{**} < t^*$，即如果假定协同创新时间周期一定，则当协同创新主体 i 和 j 共同分摊创新资源投入时，主体 i 的时间偏好值将进一步提升，其对时间的敏感性进一步增强，对时间拖延行为更加不能接受。如果假定创新主体 i 的时间偏好值一定，则当主体共同分摊创新资源投入时，协同创新的时间能够得以节约。这就意味着，当有新主体加入时，创新主体

会假定对方的积极努力能够为创新绩效带来改善，因此，对时间延迟的敏感程度将会进一步提高，而事实上，协同创新中新主体的加入，并不一定带来时间节约。协同创新可能比独立完成创新任务所需的时间周期更长。

与此同时，$\dfrac{\partial \rho^{**}}{\partial k} > 0$，即随着协同主体 j 对创新资源投入分摊比例提高，主体 i 的时间偏好值 ρ 将提高，其对时间延迟的敏感性将提升。

再对协作方（主体 j）的收益进行分析，假定协同创新双方的努力程度相同，双方均付出同等的努力水平，但创新收益受到不同的时间偏好、不同的学习能力以及不同的创新资源使用效率的影响。此时，协作方 j 在以比例 k 分摊创新资源投入的前提下，其收益为

$$\pi_e = \frac{1}{(1+\rho_e)^t} I^{\alpha_e} - \frac{kI}{\lambda_e} \tag{5.37}$$

其中，ρ_e 为协同创新主体 j 的时间偏好；α_e 为其学习能力；λ_e 为其创新资源使用效率。

将 I^{**} 值代入式(5.37)，可得

$$\pi_e = \frac{1}{(1+\rho_e)^t}\left[\frac{(1-k)(1+\rho)^t}{\lambda\alpha}\right]^{\frac{\alpha_e}{\alpha-1}} - \frac{k}{\lambda_e}\left[\frac{(1-k)(1+\rho)^t}{\lambda\alpha}\right]^{\frac{1}{\alpha-1}} \tag{5.38}$$

同样可知 $\pi_e \geq 0$，将约束束紧，可得

$$k^* = (1+\rho_e)^{-t} \cdot (1+\rho)^{t\alpha_e} \cdot \lambda^{-\alpha_e} \cdot \alpha^{-\alpha_e} \cdot \lambda_e \tag{5.39}$$

从式(5.39)可以看到，$\dfrac{\partial k^*}{\partial \lambda_e} > 0$，$\dfrac{\partial k^*}{\partial \lambda} < 0$，即创新主体 j 愿意分摊的创新投入比例受到自身创新资源使用效率以及主体 i 创新资源使用效率的影响，随着自身创新资源使用效率提升，其愿意分摊的创新资源投入比例提升，随着主体 i 创新资源使用效率提升，其愿意分摊的创新资源投入比例降低。同时，当 $\dfrac{\partial k^*}{\partial \rho_e} < 0$ 时，即当创新主体 j 的时间偏好值 ρ_e 值提高时，其对时间拖延的敏感性提高，更不愿意接受协同创新的形式，其愿意分摊的创新资源投入比例 k

可能降低，当 $\dfrac{\partial k^*}{\partial \rho} > 0$ 时，即当创新主体 i 的时间偏好值 ρ 值提高时，主体 j 愿意分摊的创新资源投入比例 k 提高。

$$\frac{\partial k^*}{\partial t} = \left[\frac{(1+\rho)^{\alpha_e}}{1+\rho_e}\right]^t \lambda^{-\alpha_e} \alpha^{-\alpha_e} \lambda_e \cdot \ln \frac{(1+\rho)^{\alpha_e}}{1+\rho_e}$$

由于 $0 < \alpha_e < 1$，$0 < \rho < 1$，$0 < \rho_e < 1$，因此一般有 $\dfrac{(1+\rho)^{\alpha_e}}{1+\rho_e} < 1$，$\dfrac{\partial k^*}{\partial t} < 0$，即随着创新时间周期 t 延长，其愿意分摊的创新资源投入比例 k 将降低。

通过对模型演算可见，在创新主体时间偏好客观存在的前提下，考虑创新主体时间偏好对协同创新行为决策的影响，可以体现为：

（1）创新主体的时间偏好客观上对其参与协同创新的努力程度造成影响，并且随着时间偏好提高，"未来收益"将以较大的贴现系数折现为"即期收益"，从而降低即期收益，最终降低其参与创新的努力程度。这一模型推演结论与协同创新实践相一致，可以用来解释，为何对时间延误敏感程度高的创新主体，在协同创新过程中可能呈现较低的努力水平。

（2）协同创新时间周期客观上对创新主体的努力程度造成影响，并且随着协同创新时间周期延长，主体参与创新的努力水平可能降低。这一模型推演结论与协同创新实践相一致，可以用来解释，为何协同创新需要划分阶段性的里程碑节点，通过里程碑节点这样的时间周期划分，使主体将较长的协同创新时间周期缩短为较短的时间周期，以提升创新主体的努力水平。

（3）创新主体的时间偏好值受到其自身创新资源使用效率的影响，当自身创新资源使用效率较高时，其时间偏好值可能提升，对时间拖延敏感性进一步增强，更加不希望出现时间拖延。这一模型推演结论与协同创新实践相一致。当创新的资源使用效率较高时，其对完成创新任务的时效性也越重视，会更加希望创新任务能够在较短的时间周期内完成。

（4）当新的创新主体加入并对创新资源投入按一定比例进行分

摊时，主体的努力程度会因新主体的加入而提升，其时间偏好也会因新主体的加入而提升，并且随着新主体创新资源分摊比例提高，创新主体时间偏好提高。这一模型推演结论与协同创新实践相一致。当观察到合作方共同对创新资源投入进行分摊时，创新主体会更加希望创新任务尽快完成，从而体现出更强的时间拖延厌恶。

（5）新的创新主体加入并不能一定带来协同效率提升，创新时间周期并非得到节约，反而因新主体加入而延迟。也就是说，协同创新造成了时间资源的更多要求。这一模型推演结论与通常认为的协同一定能带来时间节约、提升创新效率的结论不一致。协同的驱动力可能仅仅只是知识背景的差异和互补，由于新主体加入，管理协调复杂性增强，协同创新所需的时间资源可能比独立创新所需的时间资源更多，从而造成协同环境下创新时间周期相对独立情形下更长。可见，由于协同环境可能带来时间资源的牺牲，而时间的延迟又可能强化主体的时间偏好，协同创新组织需要积极关注时间这一资源。

（6）创新主体的创新资源投入分摊意愿受到自身创新资源使用效率、合作方创新资源使用效率、自身时间偏好以及合作方时间偏好的影响。当自身创新资源使用效率提高时，其愿意分摊的创新资源投入比例提高；当合作方创新资源使用效率提高时，其愿意分摊的创新资源投入比例降低；当自身时间偏好值提高时，其愿意分摊的创新资源投入比例降低；当合作方时间偏好值提高时，其愿意分摊的创新资源投入比例也提高。这一模型推演结论与协同创新实践相一致。创新主体对创新资源投入的分摊比例受到对自身及合作方的判断的影响，如果认为自己的资源使用效率较高，则愿意承担较大的创新资源投入比例分摊；而如果观察到合作方的资源使用效率较高，则可能出现"搭便车"行为，降低自身对创新资源投入的分摊比例。当自身时间偏好值较高时，"即期收益"将以较高的贴现值进行折现，从而呈现出低的"即期收益"，因此其愿意分摊的创新资源投入比例降低；而当观察到合作方有较高的时间偏好时，会认为合作方强调创新时间效益，并且会认为合作方将为提升创新时间效率而付出较高的努力水平，因此其愿意分摊的创新资源投入比例可能提高。

(7)创新主体的创新资源投入分摊意愿受到合作时间周期的影响。合作时间延迟，将降低创新主体愿意分摊的资源投入比例。这一模型推演结论与协同创新实践相一致。项目时间延迟，将使创新主体更加不愿意对创新资源投入比例进行分摊。

5.2.3 算例

先考虑创新任务由主体 i 独立完成、创新资源投入也由主体 i 独立承担的情形。假定主体 i 的时间偏好 ρ 在 0.01~0.99 之间发生变化，以 0.01 为一个变化单位；时间周期 t 在 0.1~9.9 时间发生变化，以 0.1 为一个变化单位；主体 i 的创新资源使用效率 λ 在 0.01~0.99 时间发生变化，以 0.01 为一个变化单位。同时，假定主体 i 的学习能力 $\alpha = 0.5$。

1. 时间偏好 ρ 对努力程度 I 的影响

当仅有时间偏好 ρ 变化，而其他因素不变时(取 t 值为 2，取 λ 为中间值 0.5)，仅保留努力程度大于 0 的值，则可以看到时间偏好变化下努力程度的变化如表 5.13 和图 5.9 所示。

表 5.13　　　　**时间偏好变化对努力程度的影响**

时间偏好	努力程度	时间偏好	努力程度	时间偏好	努力程度	时间偏好	努力程度
0.01	0.0601	0.09	0.0443	0.17	0.0334	0.25	0.0601
0.02	0.0577	0.1	0.0427	0.18	0.0322	0.26	0.0256
0.03	0.0555	0.11	0.0412	0.19	0.0312	0.27	0.0248
0.04	0.0534	0.12	0.0397	0.2	0.0301	0.28	0.0240
0.05	0.0514	0.13	0.0383	0.21	0.0292	0.29	0.0233
0.06	0.0495	0.14	0.0370	0.22	0.0282	0.3	0.0226
0.07	0.0477	0.15	0.0357	0.23	0.0273	0.31	0.0219
0.08	0.0459	0.16	0.0345	0.24	0.0264	0.32	0.0212

时间偏好	努力程度	时间偏好	努力程度	时间偏好	努力程度	时间偏好	努力程度
0.33	0.0206	0.5	0.0127	0.67	0.0082	0.84	0.0056
0.34	0.0200	0.51	0.0123	0.68	0.0080	0.85	0.0055
0.35	0.0194	0.52	0.0120	0.69	0.0078	0.86	0.0053
0.36	0.0188	0.53	0.0117	0.7	0.0077	0.87	0.0052
0.37	0.0183	0.54	0.0114	0.71	0.0075	0.88	0.0051
0.38	0.0177	0.55	0.0111	0.72	0.0073	0.89	0.0050
0.39	0.0172	0.56	0.0108	0.73	0.0071	0.9	0.0049
0.4	0.0167	0.57	0.0106	0.74	0.0070	0.91	0.0048
0.41	0.0163	0.58	0.0103	0.75	0.0068	0.92	0.0047
0.42	0.0158	0.59	0.0100	0.76	0.0067	0.93	0.0046
0.43	0.0154	0.6	0.0098	0.77	0.0065	0.94	0.0045
0.44	0.0149	0.61	0.0095	0.78	0.0064	0.95	0.0044
0.45	0.0145	0.62	0.0093	0.79	0.0062	0.96	0.0043
0.46	0.0141	0.63	0.0091	0.8	0.0061	0.97	0.0042
0.47	0.0138	0.64	0.0089	0.81	0.0060	0.98	0.0041
0.48	0.0134	0.65	0.0086	0.82	0.0058	0.99	0.0040
0.49	0.0130	0.66	0.0084	0.83	0.0057		

2. 时间周期 t 对努力程度 I 的影响

当仅有时间周期 t 变化，而其他因素不变时（取 ρ 为中间值 0.5，取 λ 为中间值 0.5），可以看到时间周期变化下努力程度的变化如表 5.14 和图 5.10 所示。

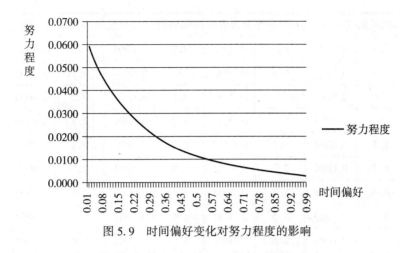

图 5.9　时间偏好变化对努力程度的影响

表 5.14　　　　时间周期变化对努力程度的影响

时间周期	努力程度	时间周期	努力程度	时间周期	努力程度	时间周期	努力程度
0.1	0.0576	1.5	0.0185	2.9	0.0060	4.3	0.0019
0.2	0.0531	1.6	0.0171	3	0.0055	4.4	0.0018
0.3	0.0490	1.7	0.0157	3.1	0.0051	4.5	0.0016
0.4	0.0452	1.8	0.0145	3.2	0.0047	4.6	0.0015
0.5	0.0417	1.9	0.0134	3.3	0.0043	4.7	0.0014
0.6	0.0384	2	0.0123	3.4	0.0040	4.8	0.0013
0.7	0.0354	2.1	0.0114	3.5	0.0037	4.9	0.0012
0.8	0.0327	2.2	0.0105	3.6	0.0034	5	0.0011
0.9	0.0301	2.3	0.0097	3.7	0.0031	5.1	0.0010
1	0.0278	2.4	0.0089	3.8	0.0029	5.2	0.0009
1.1	0.0256	2.5	0.0082	3.9	0.0026	5.3	0.0008
1.2	0.0236	2.6	0.0076	4	0.0024	5.4	0.0008
1.3	0.0218	2.7	0.0070	4.1	0.0022	5.5	0.0007
1.4	0.0201	2.8	0.0065	4.2	0.0021	5.6	0.0007

续表

时间周期	努力程度	时间周期	努力程度	时间周期	努力程度	时间周期	努力程度
5.7	0.0006	6.8	0.0003	7.9	0.0001	9	0.0000
5.8	0.0006	6.9	0.0002	8	0.0001	9.1	0.0000
5.9	0.0005	7	0.0002	8.1	0.0001	9.2	0.0000
6	0.0005	7.1	0.0002	8.2	0.0001	9.3	0.0000
6.1	0.0004	7.2	0.0002	8.3	0.0001	9.4	0.0000
6.2	0.0004	7.3	0.0002	8.4	0.0001	9.5	0.0000
6.3	0.0004	7.4	0.0002	8.5	0.0001	9.6	0.0000
6.4	0.0003	7.5	0.0001	8.6	0.0001	9.7	0.0000
6.5	0.0003	7.6	0.0001	8.7	0.0001	9.8	0.0000
6.6	0.0003	7.7	0.0001	8.8	0.0000	9.9	0.0000
6.7	0.0003	7.8	0.0001	8.9	0.0000		

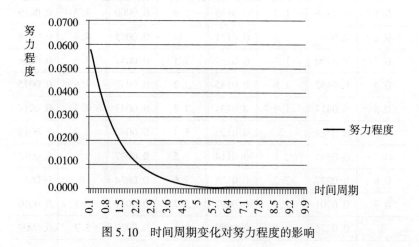

图 5.10 时间周期变化对努力程度的影响

3. 创新资源使用效率对努力程度的影响

当仅有创新资源使用效率 λ 变化，而其他因素不变时(取 ρ 为中间值 0.5，取 t 值为 2)，可以看到创新资源使用效率变化下努力程度的变化如表 5.15 和图 5.11 所示。

表5.15　　　　资源使用效率变化对努力程度的影响

资源使用效率	努力程度	资源使用效率	努力程度	资源使用效率	努力程度	资源使用效率	努力程度
0.01	0.0000	0.26	0.0033	0.51	0.0128	0.76	0.0285
0.02	0.0000	0.27	0.0036	0.52	0.0134	0.77	0.0293
0.03	0.0000	0.28	0.0039	0.53	0.0139	0.78	0.0300
0.04	0.0001	0.29	0.0042	0.54	0.0144	0.79	0.0308
0.05	0.0001	0.3	0.0044	0.55	0.0149	0.8	0.0316
0.06	0.0002	0.31	0.0047	0.56	0.0155	0.81	0.0324
0.07	0.0002	0.32	0.0051	0.57	0.0160	0.82	0.0332
0.08	0.0003	0.33	0.0054	0.58	0.0166	0.83	0.0340
0.09	0.0004	0.34	0.0057	0.59	0.0172	0.84	0.0348
0.1	0.0005	0.35	0.0060	0.6	0.0178	0.85	0.0357
0.11	0.0006	0.36	0.0064	0.61	0.0184	0.86	0.0365
0.12	0.0007	0.37	0.0068	0.62	0.0190	0.87	0.0374
0.13	0.0008	0.38	0.0071	0.63	0.0196	0.88	0.0382
0.14	0.0010	0.39	0.0075	0.64	0.0202	0.89	0.0391
0.15	0.0011	0.4	0.0079	0.65	0.0209	0.9	0.0400
0.16	0.0013	0.41	0.0083	0.66	0.0215	0.91	0.0409
0.17	0.0014	0.42	0.0087	0.67	0.0222	0.92	0.0418
0.18	0.0016	0.43	0.0091	0.68	0.0228	0.93	0.0427
0.19	0.0018	0.44	0.0096	0.69	0.0235	0.94	0.0436
0.2	0.0020	0.45	0.0100	0.7	0.0242	0.95	0.0446
0.21	0.0022	0.46	0.0104	0.71	0.0249	0.96	0.0455
0.22	0.0024	0.47	0.0109	0.72	0.0256	0.97	0.0465
0.23	0.0026	0.48	0.0114	0.73	0.0263	0.98	0.0474
0.24	0.0028	0.49	0.0119	0.74	0.0270	0.99	0.0484
0.25	0.0031	0.5	0.0123	0.75	0.0278		

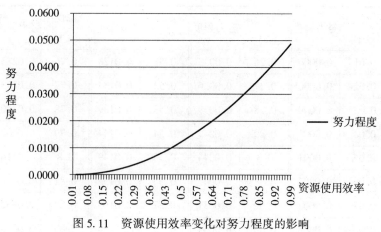

图 5.11　资源使用效率变化对努力程度的影响

4. 创新资源投入分摊比例变化对主体时间偏好的影响

当创新主体 j 以比例 k 分摊创新资源投入时(k 在 0.01 ~ 0.99 范围内变动，以 0.01 为一个变化单位)，假定其他因素不变时(取 λ 为中间值 0.5，取 t 值为 2)，可以看到分摊比例变化下主体 i 的时间偏好变化如表 5.16 和图 5.12 所示(时间偏好 ρ 值大于 1 的舍弃)。

表 5.16　**主体分摊 j 比例变化对主体 i 时间偏好的影响**

分摊比例	时间偏好	分摊比例	时间偏好	分摊比例	时间偏好	分摊比例	时间偏好
0.01	0.005038	0.08	0.042572	0.15	0.084652	0.22	0.132277
0.02	0.010153	0.09	0.048285	0.16	0.091089	0.23	0.139606
0.03	0.015346	0.1	0.054093	0.17	0.097643	0.24	0.147079
0.04	0.020621	0.11	0.059998	0.18	0.104315	0.25	0.005038
0.05	0.025978	0.12	0.066004	0.19	0.111111	0.26	0.154701
0.06	0.031421	0.13	0.072113	0.2	0.118034	0.27	0.162476
0.07	0.036952	0.14	0.078328	0.21	0.125088	0.28	0.170411

分摊比例	时间偏好	分摊比例	时间偏好	分摊比例	时间偏好	分摊比例	时间偏好
0.29	0.178511	0.47	0.360828	0.65	0.666667	0.83	1.357023
0.3	0.186782	0.48	0.373606	0.66	0.690309	0.84	1.425356
0.31	0.195229	0.49	0.38675	0.67	0.714986	0.85	1.5
0.32	0.203859	0.5	0.40028	0.68	0.740777	0.86	1.581989
0.33	0.212678	0.51	0.414214	0.69	0.767767	0.87	1.672612
0.34	0.221694	0.52	0.428571	0.7	0.796053	0.88	1.773501
0.35	0.230915	0.53	0.443376	0.71	0.825742	0.89	1.886751
0.36	0.240347	0.54	0.45865	0.72	0.856953	0.9	2.015113
0.37	0.25	0.55	0.47442	0.73	0.889822	0.91	2.162278
0.38	0.259882	0.56	0.490712	0.74	0.924501	0.92	2.333333
0.39	0.270001	0.57	0.507557	0.75	0.961161	0.93	2.535534
0.4	0.280369	0.58	0.524986	0.76	1	0.94	2.779645
0.41	0.290994	0.59	0.543033	0.77	1.041241	0.95	3.082483
0.42	0.301889	0.6	0.561738	0.78	1.085144	0.96	3.472136
0.43	0.313064	0.61	0.581139	0.79	1.132007	0.97	4
0.44	0.324532	0.62	0.601282	0.8	1.182179	0.98	4.773503
0.45	0.336306	0.63	0.622214	0.81	1.236068	0.99	6.071068
0.46	0.3484	0.64	0.64399	0.82	1.294157		

5. 合作时间对创新资源投入分摊比例的影响

当合作时间周期发生变动时(t 在 0.1~9.9 范围内变动,以 0.1 为一个变化单位),假定其他因素不变时(取 λ 值 0.5, λ_e 值 0.5, ρ 值为 0.5, ρ_e 值为 0.5, α 值 0.5, α_e 值为 0.5),可以看到合作时间周期变化下创新资源投入分摊比例的变化如表 5.17 和图 5.13 所示。

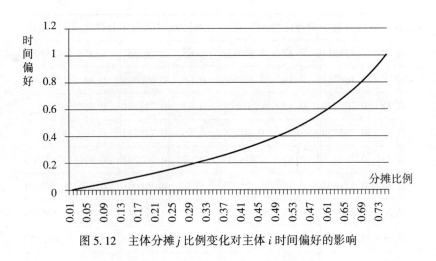

图 5.12　主体分摊 j 比例变化对主体 i 时间偏好的影响

表 5.17　合作时间周期对创新资源投入分摊比例的影响

时间周期	分摊比例	时间周期	分摊比例	时间周期	分摊比例	时间周期	分摊比例
0.1	0.979931	1.5	0.737788	2.9	0.555479	4.3	0.418219
0.2	0.960265	1.6	0.722981	3	0.544331	4.4	0.409826
0.3	0.940993	1.7	0.708472	3.1	0.533407	4.5	0.401601
0.4	0.922108	1.8	0.694253	3.2	0.522702	4.6	0.393541
0.5	0.903602	1.9	0.68032	3.3	0.512212	4.7	0.385643
0.6	0.885467	2	0.666667	3.4	0.501932	4.8	0.377904
0.7	0.867697	2.1	0.653287	3.5	0.491859	4.9	0.370319
0.8	0.850283	2.2	0.640176	3.6	0.481987	5	0.362887
0.9	0.833219	2.3	0.627329	3.7	0.472314	5.1	0.355605
1	0.816497	2.4	0.614739	3.8	0.462835	5.2	0.348468
1.1	0.80011	2.5	0.602401	3.9	0.453547	5.3	0.341474
1.2	0.784053	2.6	0.590312	4	0.444444	5.4	0.334621
1.3	0.768317	2.7	0.578465	4.1	0.435525	5.5	0.327906
1.4	0.752898	2.8	0.566855	4.2	0.426784	5.6	0.321325

续表

时间周期	分摊比例	时间周期	分摊比例	时间周期	分摊比例	时间周期	分摊比例
5.7	0.314876	6.8	0.251936	7.9	0.201576	9	0.161283
5.8	0.308557	6.9	0.24688	8	0.197531	9.1	0.158046
5.9	0.302364	7	0.241925	8.1	0.193567	9.2	0.154875
6	0.296296	7.1	0.23707	8.2	0.189682	9.3	0.151766
6.1	0.29035	7.2	0.232312	8.3	0.185875	9.4	0.148721
6.2	0.284523	7.3	0.22765	8.4	0.182145	9.5	0.145736
6.3	0.278813	7.4	0.223081	8.5	0.178489	9.6	0.142811
6.4	0.273217	7.5	0.218604	8.6	0.174907	9.7	0.139945
6.5	0.267734	7.6	0.214217	8.7	0.171397	9.8	0.137136
6.6	0.262361	7.7	0.209918	8.8	0.167957	9.9	0.134384
6.7	0.257095	7.8	0.205705	8.9	0.164586	7.6	0.214217

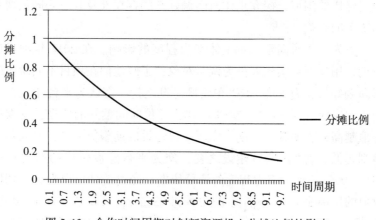

图 5.13 合作时间周期对创新资源投入分摊比例的影响

　　算例验算结果与模型推演结果相一致，即创新主体的努力程度将随时间偏好值提高而降低，随时间周期延长而降低，随资源使用效率提升而提升。当创新主体 j 对创新资源投入进行分摊时，随着创新时间周期延长，主体 j 对创新资源投入的分摊比例将降低。

5.2.4 案例

在对大连区域医疗协同平台建设情况的调研中了解到，该地区区域医疗协同平台建设进程并不算令人满意。2007年4月，用友医疗与301医院、大连市卫生局等合作建设"十一五"国家科技支撑计划、现代服务业共性技术支撑体系与应用示范工程项目；同年9月，用友医疗与301医院、大连市卫生局、大连市卫生信息中心四方签署"军民共建区域协同医疗服务示范工程"任务书，明确了用友医疗在此次示范工程中承担的全部区域卫生信息平台开发及实施任务。经过5年来的建设，大连完成40余万份居民健康档案电子化的管理，仅占到全部居民人口的7%。对比厦门的区域医疗协同平台建设，同期厦门的居民健康档案约占全部居民的45%。从调研中了解到，大连区域医疗协同平台建设从2007年到2011年进展不尽如人意，2011年后又重新梳理平台建设规划，重新选择系统集成商开展平台建设。下面我们来分析大连区域医疗协同平台建设所经历的困境，探究主体时间偏好性的存在性及其对协同创新行为决策的影响。

首先分析时间延迟对主体努力程度的影响。在2011年项目低谷期以用友医疗实施人员为调研对象，了解他们在项目不同阶段的时间偏好与努力程度。将"在项目建设之初，您认为平台建设会在一年内完成的概率(1%~99%)"作为评价时间偏好的依据，反馈概率值越高，表明其对短期内完成平台建设的期望值越高，时间贴现值则越低。将"在项目建设之初，您为平台建设付出的努力程度(1%~99%)"作为努力程度的评价依据。经过统计可以看到，调研对象的反馈平均值分别为87.2%和93.5%，可认为在项目初期，主体j时间偏好值ρ_{e1}为0.128，努力程度I_1为0.935。再将"当前您认为平台建设会在一年内完成的概率(1%~99%)"作为评价时间偏好的依据；将"当前您认为您为平台建设付出的努力程度(1%~99%)"作为评价努力程度的依据。反馈平均值分别为27.6%和64.2%，因此主体j的时间偏好值ρ_{e2}为0.724，努力程度I_2为0.642。可以看到，调研的结果与模型推演结果相一致，主体时间偏好提高，其努力程度反而下降。由此可以看到，由于主体客观上具有时间偏好，时间延迟提高主体对预期收益的不确定性，从而提高时间折现估计，降低其参与协同创新的努力程度。这就表明，协同创新项目应避免陷入"延期"困境，在考虑主体时间偏好的前提下，时间延迟会挫伤主体参与协同创新的努力程度，最终可能陷入"延期——努力程度降低——再延期"的怪圈。

再分析时间延迟对主体的创新资源投入比例分摊意愿的影响。在 2007 年项目建立之初，用友医疗成立大连区域医疗协同平台建设项目组，派驻约 20 人的实施队伍进驻大连，投入了较多人力等资源参与创新。但到 2011 年，用友医疗大连项目现场实施人员不到 10 人，人力资源投入大幅减少。针对大连区域医疗协同平台建设的时间延迟现象，我们邀请大连市卫生局、信息化方向的学者专家，共同对用友医疗在 2007 年和 2011 年所分摊的创新资源投入比例进行估计，得到 2007 年用友医疗创新资源投入的分摊比例约为 36.89%，2011 年该比例下降为 19.37%。由此可见，与模型推演结果相一致，项目时间延迟对主体创新资源投入分摊意愿造成负面影响，随着项目时间延迟，主体对创新资源投入分摊意愿也呈下降的趋势。

概括起来，从大连区域医疗协同平台实施案例可见，在主体时间偏好影响下，协同创新时间延迟对主体的努力程度以及创新资源投入分摊意愿都将呈现负面影响。

5.3 创新主体偏好反转

心理学以及行为经济学家研究指出，人们对风险决策可能产生偏好反转[81]，即选择安全博弈却给风险博弈定高价。在"行为人"假设的前提下，协同创新主体的风险决策是否同样受到偏好反转的影响、偏好反转如何影响创新主体的风险决策、如何利用偏好反转引导创新主体做出有利于协同稳定性的决策，成为实施协同知识创新的首要前提。

5.3.1　模型建立

偏好反转(preference reversal，PR)最早由心理学家 Lichtenstein 和 Slovic 在考察概率和回报对风险决策任务影响的研究中发现。这一理论研究指出，在期望值大体相等的一对博弈中，人们往往会选择概率高而损益值小的博弈(即安全博弈 H)，却对概率低而损益值大的博弈(即风险博弈 S)定高价[92]。随后，众多学者通过实验证明了偏好反转在风险决策中的客观存在性[93-94]。偏好反转中一种方式衡量的偏好与另一种方式衡量的偏好相矛盾，这一有趣的现象吸引较多学者进一步探究其产生的原因。其中，后悔理论(regret theory)认为后视判断(hindsight)会影响人们的选择，所谓"吃一堑，长一智"，每一选择给人带来的效用，不仅取决于所选择的方案带来的后果，还取决于放弃该方案所带来的后果。当他所放弃的选择导致更佳的后果时，他会感到后悔，并降低他的选择所带来的愉悦感；相反，如果他放弃的方案导致更差的后果，他将感到庆幸[81]。

基于学者对偏好反转的描述与解释，我们可以看到，决策本身不仅包含"选择"决策，而且包含"放弃"决策，并且面临放弃决策时，决策者的偏好相对选择决策发生反转。

分析协同知识创新决策过程，知识创新收益更多地体现为新知识创建与应用，尽管缺乏直接货币衡量，创新主体仍会将新知识赋予一定的"效用"，这一效用即是知识创新收益。与此同时，创新主体在创新需求不确定、创新成果不确定性以及创新组织形式不确定性的共同影响下，同样面临着是否参与协同知识创新这一"选择"决策以及是否退出协同知识创新这一"放弃"决策的问题。在偏好反转影响下，创新主体在实施"放弃"决策时，相对"选择"决策赋予知识创新收益的定价更高。

由此，我们提出如下假设：

(1)创新主体对协同知识创新获得预期收益的估计为 v，$0<v<1$。当 $v\to1$ 时，创新主体认为预期获得收益的可能性较高；当 $v\to0$ 时，创新主体认为预期获得收益的可能性较低。

(2)创新主体参与知识创新的努力程度为 I，$0<I<\infty$，当 $I\to\infty$

时，创新主体参与协同知识创新的努力程度较高；当 $I \rightarrow 0$ 时，创新主体参与协同知识创新的努力程度较低。

（3）创新主体学习能力为 α，$0<\alpha<1$，当 $\alpha \rightarrow 1$ 时，创新主体学习能力相对较高；当 $\alpha \rightarrow 0$ 时，创新主体学习能力相对较低。创新主体学习能力的高低受自身知识显性化能力、知识扩散能力等因素影响，与是否参与协同创新无关。

（4）创新主体创新效率为 γ，$0<\gamma<1$，当 $\gamma \rightarrow 1$ 时，创新主体知识创新效率相对较高；当 $\gamma \rightarrow 0$ 时，创新主体知识创新效率相对较低。知识创新效率受到任务难度、协同稳定性等因素影响，当任务难度相对简单时，创新效率 γ 可能以较高的形态呈现，当协作方积极实施知识共享共同推进知识创新进程时，创新主体的创新效率 γ 相对较高。

（5）创新主体对创新收益的退出定价为 P，$P>0$，当面临"放弃"决策时，创新主体对创新收益的定价较高，P 值相对较高；反之，P 值相对较低。由于偏好反转的客观存在性，一般认为 $P>1$。

由此，构建模型为：

首先刻画知识创新收益。传统的学习曲线为 $Y_x = Kx^{-b}$，其中，Y_x 为生产第 x 台产品的直接人工工时；x 为生产台数；K 为生产第一台产品的直接人工工时；b 为幂指数，$b=-\lg p/\lg 2$；p 为学习率。在学习曲线所反映的生产时间成本随产量上升而下降的过程中，知识积累得以形成，并且知识积累受到初始生产效率 K、学习率 p 的共同影响呈递减的上升状态。在学习曲线的基础上，用知识积累刻画知识创新收益，则有

$$U=K+I^{\alpha} \tag{5.40}$$

其中，U 为创新主体的知识创新收益；K 为创新主体的初始知识积累；I 为创新主体的努力程度；α 为创新主体的学习效率。

进一步考虑能否获得知识创新收益的不确定性，将知识创新收益调整为

$$U=K+v \cdot I^{\alpha} \tag{5.41}$$

其中，初始知识积累 K 不受不确定性的影响，在主观努力下获取的知识创新收益受到不确定性预期 v 的影响。

与此同时，获得知识创新收益需要主体付出一定的努力程度，并且低的知识创新效率需要更高的努力程度付出，高的知识创新效率可能降低对努力程度的需求。刻画对知识创新的付出，得到

$$C = \frac{I}{\gamma} \qquad (5.42)$$

由此得到，创新主体在面对是否参与协同知识创新的"选择"决策时，其预期的知识创新收益为

$$\pi = K + v \cdot I^{\alpha} - \frac{I}{\gamma} \qquad (5.43)$$

创新主体在面对是否退出协同知识创新的"放弃"决策时，其预期的知识创新收益将受到定价 P 值的影响，此时预期收益调整为

$$\varepsilon = K + P \cdot v \cdot I^{\alpha} - \frac{I}{\gamma} \qquad (5.44)$$

5.3.2 模型演算

1. 创新主体考虑"选择"决策

为简化问题，我们首先假定协同创新主体仅有主体 i 和主体 j 两家。在协同组织创建之前，主体 i 将考虑协同知识创新收益可能面临的不确定性，做出是否参与协同知识创新的"选择"决策。此时，主体 i 预期协同知识创新收益为

$$\pi = K + v \cdot I^{\alpha} - \frac{I}{\gamma} \qquad (5.45)$$

$$\frac{\delta \pi}{\delta I} = v \cdot \alpha \cdot I^{\alpha-1} - \frac{1}{\gamma}$$

令 $\dfrac{\partial \pi}{\partial I} = 0$，可得

$$I^* = (\gamma^{-1} \cdot v^{-2} \cdot \alpha^{-1})^{\frac{1}{\alpha-1}} \qquad (5.46)$$

可见，当主体 i 考虑是否参与协同知识创新而实施"选择"决策时，其参与协同知识创新的最优努力程度受到创新效率、创新收益预期以及学习能力的共同影响。并且，$\dfrac{\partial I^*}{\partial \gamma} > 0$，随着主体知识创新

效率提升, 其参与协同知识创新的最优努力水平将提升; $\dfrac{\partial I^*}{\partial v} > 0$, 随着主体对创新收益预期提升, 其参与协同知识创新的最优努力水平将提升。

将 I^* 值代入式(5.45), 可得

$$\pi = K + \gamma^{\frac{\alpha}{1-\alpha}} \cdot v^{\frac{1}{1-\alpha}} \cdot \alpha^{\frac{\alpha}{1-\alpha}} - \gamma^{\frac{\alpha}{1-\alpha}} \cdot v^{\frac{1}{1-\alpha}} \cdot \alpha^{\frac{1}{1-\alpha}} \tag{5.47}$$

只有当 $\pi > 0$ 时, 主体 i 实施"选择"决策的结果才会是参与协同知识创新。将约束束紧, 可得

$$v^{\frac{1}{1-\alpha}} \cdot \gamma^{\frac{\alpha}{1-\alpha}} \cdot \alpha^{\frac{1}{1-\alpha}} \cdot (1 - \alpha^{\alpha}) = K \tag{5.48}$$

$$v^* = K^{1-\alpha} \cdot \gamma^{-\alpha} \cdot \alpha^{-\alpha} \cdot (1 - \alpha^{\alpha})^{\alpha - 1} \tag{5.49}$$

即, 主体 i 实施"选择"决策时对获得知识创新收益的预期受到其初始知识积累、知识创新效率以及学习能力的影响, 并且 $\dfrac{\delta v}{\delta K} > 0$, 随着初始知识积累提高, 其对获得知识创新收益的预期提升。只有当主体 i 对获得知识创新收益的预期大于 $K^{1-\alpha} \cdot \gamma^{-\alpha} \cdot \alpha^{-1} \cdot (1 - \alpha^{\alpha})^{\alpha - 2}$ 时, 主体 i 实施"选择"决策的结果才会是参与协同知识创新。

再考虑创新主体 j 积极参与协同知识创新过程中的情形, 此时主体 j 以比例 δ 分摊知识创新资源投入, 主体 i 对知识创新的资源投入分摊比例为 $1 - \delta$。此时, 创新主体 i 的收益为

$$\pi = K + v \cdot I^{\alpha} - \frac{(1 - \delta)I}{\gamma} \tag{5.50}$$

令 $\dfrac{\partial \pi}{\partial I} = 0$, 可得

$$I^* = \left[(1 - \delta) \gamma^{-1} \cdot v^{-1} \cdot \alpha^{-1} \right]^{\frac{1}{\alpha - 1}} \tag{5.51}$$

可见, 此时最优努力程度受到主体 j 对资源投入分摊比例的影响, 并且有 $\dfrac{\partial I^*}{\partial \delta} > 0$, 随着主体 j 对资源投入分摊比例提高, 主体 i 对协同知识创新付出的努力程度将提高。将 I^* 值代入式(5.50)中, 可得

$$\varepsilon = K + v \cdot \left[\gamma \cdot v \cdot \alpha \cdot (1 - \delta)^{-1} \right]^{\frac{\alpha}{1-\alpha}} - \left[\gamma \cdot v \cdot \alpha \cdot (1 - \delta)^{-1} \right]^{\frac{1}{1-\alpha}} \cdot \gamma^{-1} \tag{5.52}$$

只有满足 $\varepsilon>0$，主体 i 的"选择"决策结果才会是"参与协同知识创新"。将约束束紧，得到

$$v^{*\prime}=K^{1-\alpha}\cdot\gamma^{-\alpha}\cdot\alpha^{-\alpha}\cdot(1-\delta)\cdot(1-\alpha^{\alpha})^{\alpha-1} \tag{5.53}$$

由于 $0<\delta<1$，因此有 $v^{*\prime}<v^{*}$，即当主体 j 愿意对资源投入分摊比例提升，主体 i 对知识创新收益的预期反而降低。

2. 创新主体考虑"放弃"决策

对于是否参与协同知识创新的风险决策，不仅可能是"选择"决策，而且同样可能是"放弃"决策，即主体 i 考虑的不是"是否参与协同知识创新"，而是"是否放弃协同知识创新"。在偏好反转的影响下，主体 i 的放弃决策不再仅仅以选择决策的不确定性预期为基础，而是以放弃决策对收益的估价为基础。因此，主体 i 收益为

$$\varepsilon=K+P\cdot v\cdot I^{\alpha}-\frac{I}{\gamma}$$

$$\frac{\partial\varepsilon}{\partial I}=P\cdot v\cdot\alpha\cdot I^{\alpha-1}-\frac{1}{\gamma}$$

令 $\dfrac{\partial\varepsilon}{\partial I}=0$，可得

$$I^{*\prime}=(\gamma\cdot P\cdot v\cdot\alpha)^{\frac{1}{\alpha-1}} \tag{5.54}$$

由于偏好反转现象客观存在，一般有 $P>1$，因此 $I^{*\prime}>I^{*}$，即当主体 i 的决策由"选择决策"转变为"放弃决策"时，在偏好反转的影响下，主体 i 的最优努力程度可能相对实施选择决策时的努力程度更高，这就表明偏好反转对于激发协同知识创新努力水平有积极作用。此时，最优努力程度 I^* 受到知识创新效率 γ、偏好反转定价 P、收益预期 v 以及学习能力 α 的共同影响。并且 $\dfrac{\partial I^{*\prime}}{\partial\gamma}>0$，随着主体 i 知识创新效率提升，其参与知识创新的努力程度将提升；$\dfrac{\partial I^{*\prime}}{\partial P}>0$，随着主体 i 对收益估价的提升，其参与知识创新的努力程度将提升；$\dfrac{\partial I^{*\prime}}{\partial v}>0$，随着主体 i 对创新收益预期提升，其参与知识创新的努力程度将提升。这与通常所观察到的协同知识创新实践相

一致。

将 $I^{*}{}'$ 值代入 ε 值中，可得

$$\varepsilon = K + P \cdot v \cdot (\gamma \cdot P \cdot v \cdot \alpha)^{\frac{\alpha}{1-\alpha}} - (\gamma \cdot P \cdot v \cdot \alpha)^{\frac{1}{1-\alpha}} \cdot \gamma^{-1}$$

$$(5.55)$$

面临放弃决策，仍需 $\varepsilon \geq 0$，当 $\varepsilon < 0$，主体 i 将放弃参与协同创新。将约束束紧，得到

$$K + P^{\frac{1}{1-\alpha}} \cdot v^{\frac{1}{1-\alpha}} \cdot \gamma^{\frac{\alpha}{1-\alpha}} \cdot \alpha^{\frac{\alpha}{1-\alpha}} - \gamma^{\frac{\alpha}{1-\alpha}} \cdot P^{\frac{1}{1-\alpha}} \cdot v^{\frac{1}{1-\alpha}} \cdot \alpha^{\frac{1}{1-\alpha}} = 0$$

$$P^{\frac{1}{1-\alpha}} \cdot v^{\frac{1}{1-\alpha}} \cdot \gamma^{\frac{\alpha}{1-\alpha}} \cdot \alpha^{\frac{1}{1-\alpha}} \cdot (1 - \alpha^{\alpha}) = K \qquad (5.56)$$

$$P = \left(\frac{K}{1-\alpha^{\alpha}} \right)^{1-\alpha} \cdot v^{-1} \cdot \gamma^{-\alpha} \cdot \alpha^{-2} \qquad (5.57)$$

由此可见，$\frac{\partial P}{\partial v} < 0$，创新主体 i 对预期收益的退出定价随着收益预期增大而降低，这与偏好反转理论以及实验结果相一致。创新主体 i 在面临是否参与协同知识创新的选择策略时，其对未来获得知识创新收益的预期 v 可能较低，但面临放弃决策时，其对预期知识创新收益的定价可能较高。同时，$\frac{\partial P}{\partial \gamma} < 0$，创新主体 i 对预期收益的退出定价随着知识创新效率提升而降低，这与通常所观察到的协同知识创新实践相一致。当创新主体 i 认为自身的知识创新效率较低时，就会认为获得同样的收益将需要更大的资源代价，因此，对于已经预期知识创新收益可能赋予更高的退出定价。$\frac{\partial P}{\partial K} > 0$，创新主体 i 对预期收益的退出定价随着初始知识积累提升而提升。这与通常所观察到的协同知识创新实践相一致。当创新主体 i 认为自身初始知识积累水平较高时，面对放弃决策，其对预期知识创新收益的定价将随之提高。当创新主体 i 对预期知识创新收益的定价小于 $\left(\frac{K}{1-\alpha^{\alpha}} \right)^{1-\alpha} \cdot v^{-1} \cdot \gamma^{-\alpha} \cdot \alpha^{-1}$ 时，其"放弃"决策的结果将是退出协同知识创新。

另外可以得到

$$v^{*\prime} = \left(\frac{K}{1-\alpha^{\alpha}}\right)^{1-\alpha} \cdot P^{-1} \cdot \gamma^{-\alpha} \cdot \alpha^{-1} = P^{-1} \cdot v^{*} \qquad (5.58)$$

由于一般有 $P>1$，因此有 $v^{*\prime}<v^{*}$，即当主体实施"放弃"决策时，其对预期收益的估计将相比实施"选择"决策时降低。

再考虑创新主体 j 积极参与协同知识创新过程中的情形。此时，主体 j 以比例 δ 分摊知识创新资源投入，主体 i 对知识创新的资源投入分摊比例为 $1-\delta$。此时，创新主体 i 的收益为

$$\varepsilon = K + P \cdot v \cdot I^{\alpha} - (1-\delta)\frac{I}{\gamma} \qquad (5.59)$$

同样的，令 $\dfrac{\partial \varepsilon}{\partial I} = 0$ 可得

$$I^{*\prime\prime} = \left(\frac{1-\delta}{\gamma \cdot P \cdot v \cdot \alpha}\right)^{\frac{1}{\alpha-1}} \qquad (5.60)$$

由于 $\dfrac{\partial I^{*\prime\prime}}{\partial \delta}>0$，因此，随着主体 j 愿意分摊的协同创新资源投入比例增大，主体 i 愿意付出的努力水平将提升。

将 $I^{*\prime\prime}$ 值代入式 (5-59) 中 ε 值，可得

$$\varepsilon = K + P \cdot v \cdot \left[\gamma \cdot P \cdot v \cdot \alpha \cdot (1-\delta)^{-1}\right]^{\frac{\alpha}{1-\alpha}}$$
$$- \left[\gamma \cdot P \cdot v \cdot \alpha \cdot (1-\delta)^{-1}\right]^{\frac{1}{1-\alpha}} \cdot \gamma^{-1} \qquad (5.61)$$

面临退出决策，仍需 $\varepsilon \geqslant 0$，将约束束紧，得到

$$K + P^{\frac{1}{1-\alpha}} \cdot v^{\frac{1}{1-\alpha}} \cdot \gamma^{\frac{\alpha}{1-\alpha}} \cdot \alpha^{\frac{\alpha}{1-\alpha}} \cdot (1-\delta)^{\frac{\alpha}{\alpha-1}} - \gamma^{\frac{\alpha}{1-\alpha}} \cdot$$
$$P^{\frac{1}{1-\alpha}} \cdot v^{\frac{1}{1-\alpha}} \cdot \alpha^{\frac{1}{1-\alpha}} \cdot (1-\delta)^{\frac{1}{\alpha-1}} = 0$$

$$P^{\frac{1}{1-\alpha}} \cdot v^{\frac{1}{1-\alpha}} \cdot \gamma^{\frac{\alpha}{1-\alpha}} \cdot \alpha^{\frac{1}{1-\alpha}} \cdot (1-\delta)^{\frac{1}{\alpha-1}} \cdot \left\{1 - \left[\alpha(1-\delta)\right]^{\alpha}\right\} = K$$
$$\qquad (5.62)$$

$$P = \left[\frac{K}{1-\alpha^{\alpha}(1-\delta)^{\alpha}}\right]^{1-\alpha} \cdot v^{-1} \cdot \gamma^{-\alpha} \cdot \alpha^{-1} \cdot (1-\delta) \qquad (5.63)$$

显然有 $\dfrac{\partial P}{\partial v}<0$，即尽管主体对获得知识创新收益的预期较低，但面临"放弃"决策可能发生偏好反转，主体对放弃知识创新收益的退出定价可能较高。因此，观察到主体对获得知识创新收益的预

期较低时，需要促进主体决策从"选择"决策向"放弃"决策转移，通过引导主体多考虑放弃参与协同知识创新的后果，借助后视效益提升主体对放弃知识创新的退出定价。

$$v^{*}{''}=\left(\frac{K}{1-\alpha^{\alpha}(1-\delta)^{\alpha}}\right)^{1-\alpha} \cdot P^{-1} \cdot \gamma^{-\alpha} \cdot \alpha^{-1} \cdot (1-\delta) \quad (5.64)$$

由于 $P>1$，因此一般有 $v^{*}{''}<v^{*}{'}$。

从模型验算结论可以看到：

(1)创新主体对于协同知识创新的风险决策既有"选择"决策，也可能有"放弃"决策，当"放弃"决策发生时，偏好反转客观存在。当主体实施"放弃"决策时，相对于实施"选择"决策而言，其为知识创新付出的努力水平更高。在偏好反转影响下，主体实施"放弃"决策时，相对于实施"选择"决策，其对获得知识创新收益的预期将降低。

(2)协同主体提高分摊创新资源投入比例，将对于主体的"放弃"决策能够发挥积极作用。分摊比例提高能够促进主体降低对知识创新预期收益的定价水平，从而促进主体背离"放弃"决策。相对应的，提高分摊比例使主体对知识创新收益预期降低，这一举措对于主体的"选择"决策并不能发挥积极作用。因此，鼓励协同主体提高资源投入分摊比例的同时，应该引导主体实施"放弃"决策而非"选择"决策，从而促进主体降低对知识创新收益的退出定价。

(3)当主体对于协同知识创新的风险决策从"放弃"，即"是否退出协同知识创新"的角度考虑时，其最优努力程度受到知识创新效率、偏好反转定价、收益预期以及学习能力的共同影响。随着知识创新效率提升，其参与知识创新的努力程度将提升；随着对收益定价的提升，其参与知识创新的努力程度将提升；随着对创新收益预期提升，其参与知识创新的努力程度将提升。

(4)当主体实施"放弃"决策时，创新主体对预期收益的退出定价受到收益预期、知识创新效率、初始知识积累水平的共同影响，随着收益预期增大而降低，随着知识创新效率提升而降低，随着初始知识积累提升而提升。当主体对预期知识创新收益的定价小于

$\left(\dfrac{K}{1-\alpha^{\alpha}}\right)^{1-\alpha} \cdot v^{-1} \cdot \gamma^{-\alpha} \cdot \alpha^{-1}$ 时，其"放弃"决策的结果将是"退出协同知识创新"。

（5）当主体对于协同知识创新的风险决策从"选择"，即"是否参与协同知识创新"的角度考虑时，其最优努力程度受到创新效率、创新收益预期以及学习能力的共同影响。随着主体知识创新效率提升，其参与协同知识创新的最优努力水平将提升；随着主体对创新收益预期提升，其参与协同知识创新的最优努力水平将提升。

（6）当主体实施"选择"决策时，其获得知识创新收益的预期受到其初始知识积累、知识创新效率以及学习能力的影响。只有当主体对获得知识创新收益的预期大于 $K^{1-\alpha} \cdot \gamma^{-\alpha} \cdot \alpha^{-1} \cdot (1-\alpha^{\alpha})^{\alpha-1}$ 时，主体 i 实施"选择"决策的结果才会是"参与协同知识创新"。

5.3.3　算例

对比创新主体实施"选择"决策与"放弃"决策。分别观察最优努力水平随知识创新效率、知识创新收益预期以及学习能力变化的情况，以及知识创新收益预期随初始知识积累水平、知识创新效率以及学习能力的变化情况。假定知识创新效率 γ 在 $0.01\sim1.00$ 范围内变化，知识创新收益预期 v 在 $0.01\sim1.00$ 范围内变化，学习能力 α 在 $0.01\sim1.00$ 范围内变化，初始知识积累 K 在 $0.01\sim1.00$ 范围内变化，主体 j 对资源投入的分摊比例在 $0.01\sim1.00$ 范围内变化。假定退出定价 P 值为 2，同时并且假定其中一个因素变化时，其他因素不变，取其平均值 0.5。

用 Excel 进行模拟可得：

（1）创新效率 γ 变化对最优努力水平 I^{*} 的影响，如图 5.14 所示。

可以看到，创新效率对最优努力水平产生正影响。比较放弃决策与选择决策，在同样的知识创新效率变化影响下，放弃决策的最优努力水平将高于选择决策的最优努力水平。

（2）创新预期收益 v 变化对最优努力水平 I^{*} 的影响，如图 5.15 所示。

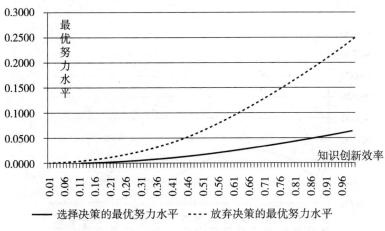

图 5.14 最优努力水平随知识创新效率变化的变动趋势

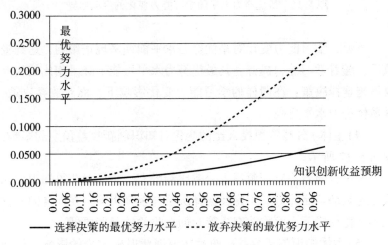

图 5.15 最优努力水平随知识创新收益预期变化的变动趋势

可以看到, 知识创新收益预期对最优努力水平产生正影响。比较放弃决策与选择决策, 在同样的知识创新收益预期变化影响下, 放弃决策的最优努力水平将高于选择决策的最优努力水平。

(3) 学习能力 α 变化对最优努力水平 I^* 的影响, 如图 5.16

所示。

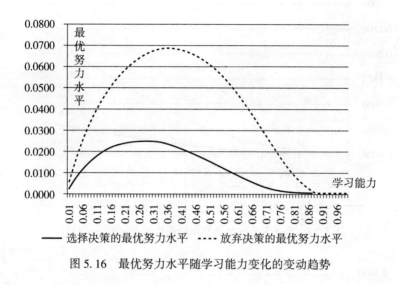

图 5.16　最优努力水平随学习能力变化的变动趋势

可见，学习能力变化对最优努力水平前期呈现正影响，达到极值后，随着学习能力提升，其最优努力水平可能下降。相比较放弃决策与选择决策，在同样的学习能力变化影响下，面对放弃决策，其最优努力水平更高。

（4）主体 j 分摊资源投入比例变化对知识创新收益预期的影响，如图 5.17 所示。

可见，随着创新资源投入分摊比例增大，主体对获得知识创新收益的预期反而降低。相比较选择决策与放弃决策，在同样的分摊比例变化前提下，面临放弃决策对创新收益的预期更低。

（5）主体知识创新收益预期对知识创新退出定价的影响，如图 5.18 所示。

可见，随着知识创新收益预期值提高，主体 i 面临放弃决策时对创新收益的退出定价呈下降趋势，偏好反转影响显著。

5.3.4　案例

如 5.2.4 节所述，大连区域医疗协同平台建设进程并不令人满

152

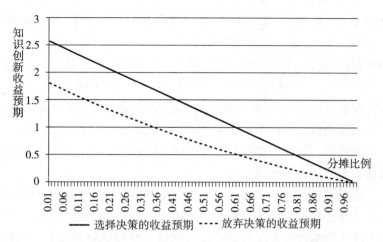

图 5.17　知识创新收益预期随分摊比例变化的变动趋势

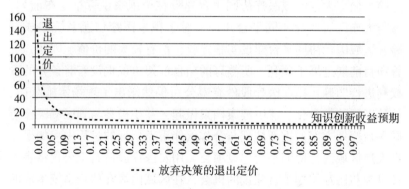

图 5.18　退出定价随知识创新收益预期变化的变动趋势

意。对于项目前期进展的不顺利情况,用友医疗股份有限公司为何没有停止对该项目的人力资源、时间资源等投入,没有退出协同平台建设,这一问题引起我们的研究兴趣。

　　针对这一问题,我们请用友医疗股份有限公司现场实施人员对自身知识创新效率、学习能力、初始知识积累水平以及对参与区域医疗协同平台建设、获得知识创新收益的预期以及核心成员对知识创新资源投入的分摊比例进行评价(各要素评价值范围均在 0.01~

1. 0),再将调研的全部 29 位人员的评价值进行平均,得到其知识创新效率 $\gamma = 0.290$,学习能力 $\alpha = 0.265$,初始知识积累水平 $K = 0.133$,核心成员对知识创新资源投入的分摊比例 $\delta = 0.375$,获得知识创新收益的预期 $v = 0.482$。利用所构建的模型,我们可以得到

$$v^* = K^{1-\alpha} \cdot \gamma^{-\alpha} \cdot \alpha^{-\alpha} \cdot (1-\alpha^\alpha)^{\alpha-1} = 0.684$$

即要保证其做出参与协同知识创新的选择决策,其对获得知识创新收益的预期值必须高于 0. 684。而其实际预期值 0. 482 低于最低预期值的要求,此时,理论上用友医疗股份有限公司应该退出大连区域医疗协同平台的建设过程。

通过访谈,我们了解到,对于用友医疗股份有限公司而言,他们认为在前期部分中小型医院以及社区诊所的信息化建设中,与大连卫生主管单位以及部分医疗机构保持了良好的合作关系。同时,由于全国范围内区域医疗协同平台建设尚处于起步阶段,尚无先进经验可循,大连区域医疗协同平台建设在全国来说算是走在前列,参与大连区域医疗协同平台建设,对于积累医疗信息系统集成经验、区域医疗协同平台建设实施经验,都有较大的价值。因此,尽管项目前期进展不顺利,所签订的项目框架协议也没有对各方的责权利进行明确,用友医疗股份有限公司仍然派出了现场实施队伍,从社区医院信息化、居民健康档案做起,并积极参与到区域医疗协同平台规划方案的重新梳理与合作伙伴重新招标的过程中。如果退出大连区域医疗协同平台建设项目,用友医疗股份有限公司将丧失较早参与医疗协同平台建设的机会,在区域内医疗信息系统集成的数据集成、业务流程集成以及健康档案梳理等方面,将处于落后地位。行业内,厦门已经开展了区域医疗协同平台建设的尝试,厦门市卫生局与厦门智业软件股份有限公司已经开展了较好的合作。用友医疗股份有限公司退出大连区域医疗协同平台建设过程,将在行业内产生负面影响,并将影响后续医院信息系统集成项目,甚至医院信息系统管理项目。可见,用友医疗股份有限公司对于是否参与区域医疗协同平台建设、参与协同知识创新的决策,不仅仅只是对于"进入"的选择决策,更为重要的是针对"退出"的放弃决策。

在前面已经获取的评价数据的基础上,我们进一步请被调研的

29 位人员给出退出区域医疗协同平台建设的定价(定价范围在 1.0~10.0 之间,定价越高则越不愿退出区域医疗协同平台建设项目),对 29 个评价值进行平均,得到退出定价 $P = 5.389$。与此同时,我们根据所建立的模型,测算"放弃决策"中最低的创新收益退出定价为

$$P = \left[\frac{K}{1-\alpha^{\alpha}(1-\delta)^{\alpha}}\right]^{1-\alpha} \cdot v^{-1} \cdot \gamma^{-\alpha} \cdot \alpha^{-1} \cdot (1-\delta) = 3.1459 < 5.389$$

显然,实施人员的退出定价水平远高于理论退出定价最低值。尽管平台建设核心成员对知识创新资源投入分摊比例较低,创新主体对于预期获得知识创新收益的预期也较低,但当主体的"选择决策"转移为"放弃决策"时,在偏好反转的影响下,主体可能给予放弃策略更高的退出定价,从而背离放弃决策,继续参与到区域医疗协同平台建设中。

大连区域医疗协同平台的建设实践证明了偏好反转在协同知识创新中的客观存在性,也验证了当协作成员对于协同知识创新资源投入的分摊水平较低时,引导主体从"选择决策"转移为"放弃决策",将有助于提高主体对创新收益的退出定价,从而对协同创新稳定推进提供有力保障。

5.4 唤起理论与创新绩效

协同创新是多个组织在未来共同利益的驱动下,通过任务分解与合作,以知识共享与扩散为基础,有效地协同开发和利用各组织所拥有的资源而开展的创新活动。任务分解与合作是协同创新实施的重要载体,也是协同创新完成的重要途径。心理学家已经研究指出,任务难度对作业成绩产生重要影响[95]。因此,合理确定任务难度,科学进行任务分解与合作,是保障协同创新顺利推进的首要问题。

心理学研究认为,绩效与适度的唤起水平密切相关[96],人们需要通过努力,把唤起水平保持在理想水平。唤起理论由英国行为主义心理学家贝里尼提出。贝里尼在对人的感觉经验进行考察时发

现，人对新奇的刺激的感觉是随着刺激的重复出现和历时的长短而展开的，刺激重复得越多、时间越长，感知表象的新奇性就会逐渐降低。人在审美活动中获得的愉悦是由这样两种"唤起"引起的：一种是"渐进性"唤起，即审美情感的紧张度是随着感知和接受的过程而逐步增加的，最后到达度的临界点产生愉悦体验；另一种是"亢奋性"唤起，就是情感受到突发的冲击迅速上升到达顶点，然后在"唤起"下退时获得一种解除紧张的落差式愉悦感[97]。唤起的偏好水平是个体行为的决定因素，是影响作业成绩的"竞技状态"。唤起理论被较多地应用于考试、体育竞技等绩效研究中，将唤起水平应用于协同创新中，以衡量创新主体参与创新的状态还较少见。在"行为人"假设前提下，创新绩效会受到主体唤起水平这一"竞技状态"的影响，并且任务分解与合作是创新的重要载体，仅仅将需求、预期等心理动机作为影响绩效的直接因素将使心理动机成为"空中楼阁"，需要将任务难度作为唤起水平与创新绩效的桥梁，并通过合理的任务难度划分推动创新绩效提升。

基于此，我们引入心理学唤起理论，以唤起水平倒 U 形曲线以及在任务难度影响下倒 U 形曲线的偏移为基础，构建任务难度影响下的协同创新收益模型，通过模型演算得到基于唤起水平的协同创新任务难度划分策略，以推动协同创新绩效提升。

5.4.1 模型建立

心理学唤起理论认为，不同活动需要不同的适度唤起水平，人们需要通过努力，把唤起水平保持在理想水平[98]。一般而言，人在中等唤起水平状态下表现最好，唤起水平和行为效率的关系可以用一条倒 U 形曲线来描述[98]。在唤起水平很低时，人体还没有充分发动起来，无法进入最佳状态。随着唤起水平增加，能力发挥水平不断提高，曲线保持上升，直至曲线中部。然后，随着人变得过于情绪化，情绪失控，表现水平开始下降。并且，最佳唤起水平受到任务复杂度的影响，任务复杂程度不同，相应的最佳唤起水平也不同。对于比较简单的任务，最佳唤起水平相对较高；但对于比较复杂的任务，最佳唤起水平相对较低。这种关系被称为耶基斯-多德森定律(Yerkes-Dodson Law)[97]。如图 5.19 所示。

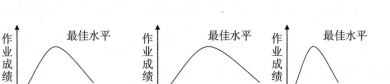

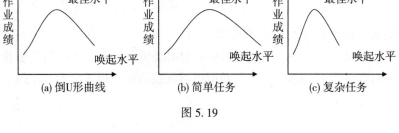

图 5.19

在"行为人"假定的基础上，可以看到未来共同收益、社会关系、自我成长等刺激因素将使创新主体呈现一定的唤起水平，在最优唤起水平的作用下将实现最优的作业成绩。与此同时，协同创新以任务分配、任务协作以及任务完成为主要途径实现新技术、新产品、新知识的诞生与应用，任务成为协同创新的主线，任务难易程度也将对最佳唤起水平产生影响。由此，我们提出如下假设：

(1)协同创新任务难易程度为 θ，$0<\theta<1$，当 $\theta \to 1$ 时，表示协同创新任务难度较大；当 $\theta \to 0$ 时表示协同创新任务难度较低。

(2)创新主体的唤起水平为 I，$I>0$，I 值越高，表示主体的唤起水平越高。

(3)主体的创新效率为 δ，$\delta>0$，δ 值越高，表示主体的创新效率较高，获得相同的创新收益需要的唤起水平越低。创新效率 δ 是任务难易程度 θ 的减函数，并且随着难易程度 θ 的提升，创新效率 δ 的下降速度可能提高。

(4)主体的创新作业成绩，即创新收益为 U，受到唤起水平、任务难易程度的影响。

由此，模型建立如下：

首先根据唤起理论考虑唤起水平、任务难易程度对创新收益的影响。由唤起理论倒 U 形曲线以及耶基斯-多德森定律，可以得到

$$U = -\left(I - \frac{1}{\theta}\right)^2 + b \qquad (5.65)$$

其中，I 为唤起水平；θ 为任务难易程度；b 为创新收益常数；$b >$ 0。创新收益 U 与唤起水平 I 呈唤起理论所定义的倒 U 形曲线关系，并且当任务难度 θ 值较高时，$\frac{1}{\theta}$ 值较低，最优唤起水平更接近原点，符合耶基斯-多德森定律。

与此同时，获得创新收益的同时需要资源投入，考虑到创新效率对资源投入的影响，定义获得创新收益的资源投入为 C，得到

$$C = \frac{I}{\delta} \tag{5.66}$$

又根据假设，创新效率 δ 是任务难易程度 θ 的减函数，并且下降速度随 θ 提升而加剧，因此，构建函数

$$\delta = \frac{a}{\theta} \tag{5.67}$$

其中，a 是创新效率常数，$a > 0$。$\frac{\mathrm{d}\delta}{\mathrm{d}\theta} < 0$，$\frac{\mathrm{d}^2\delta}{\mathrm{d}\theta^2} > 0$，创新效率 δ 随任务难易程度 θ 提升而递增地下降。

由此，在得到创新收益以及创新资源投入的基础上，定义创新净收益为 ε，则

$$\varepsilon = U - C = -\left(1 - \frac{1}{\theta}\right)^2 + b - \frac{1}{\delta} = -\left(I - \frac{1}{\theta}\right)^2 + b - aI\theta \tag{5.68}$$

5.4.2 模型演算

1. 创新任务独立完成

为简化问题，我们假定协同创新主体仅有两家，即主体 i 和主体 j。首先考虑主体 j 不对创新进行资源投入，创新任务仅由主体 i 独立完成的情形。此时，主体 i 的创新净收益 ε 为

$$\varepsilon = -\left(I - \frac{1}{\theta}\right)^2 + b - aI\theta$$

$$\frac{\partial \varepsilon}{\partial I} = -2\left(I - \frac{1}{\theta}\right) - a\theta \tag{5.69}$$

$$\frac{\partial^2 \varepsilon}{\partial I^2} = -2 < 0 \tag{5.70}$$

可见，创新净收益 ε 是凸函数，存在极值点 $\dfrac{\partial \varepsilon}{\partial I}=0$ 的点。因此，令 $\dfrac{\partial \varepsilon}{\partial I}=0$，可得

$$I^* = \frac{1}{\theta} - \frac{a\theta}{2} \qquad (5.71)$$

由于 $\dfrac{\partial I^*}{\partial \theta} = -\dfrac{1}{\theta^2} - \dfrac{a}{2} < 0$，因此最优唤起水平 I^* 是任务难易程度 θ 的减函数，当任务难度 θ 值较大、任务相对较难时，最优唤起水平可能较低，而当任务难度 θ 值较低、任务相对简单时，最优唤起水平可能较高。

将 I^* 代入 ε，可以得到

$$\varepsilon = b - a' + \frac{a^2\theta^2}{4} \qquad (5.72)$$

要保证主体 i 参与创新、完成创新任务，需 $\varepsilon > 0$，由此可得

$$\theta^* > \frac{2}{a}\sqrt{a-b} \qquad (5.73)$$

其中，$a-b>0$。由上式可知，在创新任务由主体 i 独立完成的情形下，主体 i 的创新收益随唤起水平变化呈倒 U 形曲线变化，并且最优唤起水平是任务难易程度的减函数，当任务难度大时，最优唤起水平低。要保证主体 i 独立完成创新任务，最低任务难度为 $\dfrac{2}{a}\sqrt{a-b}$，且 $a-b>0$。最低任务难度受到创新效率参数 a 和创新收益参数 b 的共同影响。这就意味着，与通常所认为的独立完成创新任务更适合分配相对简单的任务不一致，任务难度过低并不利于激发主体参与创新的唤起水平。如果创新任务没有在协同主体间进行分配，而是由其中某一个主体独立完成，此时太过简单的创新任务并不能激发主体的唤起水平；相反，给予创新主体一定难度、有一定挑战性的创新任务，则更加有利于激发主体的唤起水平，从而关注并积极完成创新任务。

2. 创新任务协同完成

学者将协同创新定义为多个组织在未来共同利益的驱动下的创

新活动，这一活动通过任务分解与合作开展，以知识共享与扩散为基础，有效地协同开发和利用各组织所拥有的资源。在本质上，创新任务需要由多个组织协同完成，创新资源投入需要由多个组织共同投入、共同开发和利用。因此，我们分析创新任务由主体 i 和主体 j 共同完成的情形，此时，创新资源投入也由主体 i 和主体 j 共同分摊。假定主体 j 以比例 k 分摊创新资源投入，此时，主体 i 的创新净收益 ε 为

$$\varepsilon = -\left(I - \frac{1}{\theta}\right)^2 + b - (1-k)\,aI\theta \qquad (5.74)$$

$$\frac{\partial \varepsilon}{\partial I} = -2\left(I - \frac{1}{\theta}\right) - (1-k)\,a\theta \qquad (5.75)$$

$$\frac{\partial^2 \varepsilon}{\partial I^2} = -2 < 0 \qquad (5.76)$$

同样，令 $\dfrac{\partial \varepsilon}{\partial I} = 0$，得到

$$I^{**} = \frac{1}{\theta} - \frac{a(2-k)\theta}{2} \qquad (5.77)$$

由于 $\dfrac{\partial I^{**}}{\partial k} > 0$，可见，随着主体 j 对创新资源投入分摊比例的提升，主体 i 的最优唤起水平将提高。这就意味着，当创新任务由主体 i 和主体 j 协作完成时，在创新任务难度不变的前提下，当主体 j 对创新资源投入分摊的比例较低时，主体 i 的最优唤起水平也较低，能够更加有"紧迫"感和"压力"感，从而将参与协同创新调整到最优唤起水平状态，推动创新任务完成。这与通常所认为的，创新任务由多方协作共同完成时，主体 j 对创新资源投入比例分摊越高，主体 i 越能调动自身积极性参与创新，是不一致的。

此时，主体 j 与创新主体 i 在共同完成创新任务的过程中共享创新收益，同时以比例 k 分摊创新资源投入，其创新净收益 ε_j 为

$$\varepsilon_j = -\left(I - \frac{1}{\theta}\right)^2 + b - kaI\theta \qquad (5.78)$$

$$\frac{\partial \varepsilon_j}{\partial I} = -2\left(I - \frac{1}{\theta}\right) - ka\theta \qquad (5.79)$$

令 $\dfrac{\partial \varepsilon_j}{\partial I} = 0$，得到

$$I^{**} = \frac{1}{\theta} - \frac{ak\theta}{2} \qquad\qquad (5.80)$$

可见，$\dfrac{\partial I^{**}}{\partial k} < 0$，即主体 j 的最优唤起水平随着其分摊的创新资源投入比例的增大而降低。也就是说，当主体 j 所分摊的创新资源投入比例增大时，其最优唤起水平可能更低。较大的资源投入分摊比例使得主体 j 更加有"紧迫"感和"压力"感，更加容易调整到最优唤起水平状态来完成创新任务。

因此，考虑创新资源投入分摊对最优唤起水平的影响，与通常所认为的提高创新资源投入分摊比例对激发各方最优唤起水平都有利所不一致的是，主体 j 提高创新资源投入分摊比例仅能激发自身的最优唤起水平，使自身的"紧迫"感和"压力"感增强，从而需要较低的最优唤起水平；对于主体 i 来说，此举并不能使其所需的最优唤起水平更低；相反地，主体 j 降低创新资源投入分摊比例，更能促使主体 i 提高"紧迫"感与"压力"感，从而降低最优唤起水平需要。

将 I^{**} 值代入 ε 表达式中，可以得到

$$\varepsilon = b - a(1-k) + \frac{(1-k)^2 a^2 \theta^2}{4} \qquad\qquad (5.81)$$

同样需要满足 $\varepsilon > 0$ 的条件，主体 i 才可能参与协同创新任务完成。将约束束紧，可以得到

$$\theta = \frac{2}{a(1-k)}\sqrt{a(1-k)-b} \qquad\qquad (5.82)$$

其中，$a(1-k)-b > 0$，即只有当满足创新难易程度 $\theta > \dfrac{2}{a(1-k)}$ $\sqrt{a(1-k)-b}$ 时，创新主体 i 才可能获得创新收益。此时，创新任务难度受到创新效率常数 a、创新收益常数 b 以及创新资源分摊比例 k 的共同影响。

从上述模型推演可以得到：

161

(1)主体创新收益受到唤起水平的影响,呈倒 U 形曲线状态,适度的唤起水平更加有利于主体获取创新收益,过低的唤起水平或者过高的唤起水平都将对创新收益造成损伤。创新收益不仅受到唤起水平的影响,还受到任务难易程度影响,最优唤起水平发生水平偏移。当创新任务难度大时,最优唤起水平向低的水平发生偏移;当创新任务难度低时,最优唤起水平向高的水平方向发生偏移。

(2)由于任务难易程度对最优唤起水平产生影响,太过简单的创新任务并不能激发主体的唤起水平。给予创新主体一定难度、有一定挑战性的创新任务,更加有利于激发主体的唤起水平,从而关注并积极完成创新任务。尤其是当创新任务由某一主体独立完成时,过于简单的创新任务会降低主体的"紧迫"感和"压力"感,从而以更高的最优唤起水平为代价获取创新收益。

(3)当创新任务由协同主体共同完成时,主体 j 提高创新资源投入分摊比例仅能激发自身的最优唤起水平,使自身的"紧迫"感和"压力"感增强,从而需要较低的最优唤起水平;对于主体 i 来说,主体 j 提高创新资源投入分摊比例,并不能使主体 i 所需的最优唤起水平更低;相反地,主体 j 降低创新资源投入分摊比例,更能促使主体 i 提高"紧迫"感与"压力"感,从而降低最优唤起水平需要。

(4)当创新任务由主体独立完成时,只有满足最低任务难度 $\frac{2}{a}\sqrt{a-b}$ 且 $a-b>0$ 的要求,创新主体才可能获得创新收益,此时创新任务难度受到创新效率常数 a 和创新收益常数 b 的共同影响。当创新任务由多主体协作完成时,只有满足最低任务难度 $\frac{2}{a(1-k)}\sqrt{a(1-k)-b}$ 且 $a(1-k)-b>0$ 的要求,创新主体才可能获得创新收益,此时,创新任务难度受到创新效率常数 a、创新收益常数 b 以及创新资源分摊比例 k 的共同影响。

5.4.3 算例

为验证模型,我们通过算例进一步对模型进行理解。假定 θ 在

0.01～0.99 范围内发生变化，以 0.01 为一个变化单位；k 在 0.01～0.99 范围内发生变化，以 0.01 为一个变化单位；为保证 $a-b>0$ 且 $a(1-k)-b>0$，定义 $b=1$，$a=101$。

（1）最优唤起水平随任务难易程度的变化，如图 5.20 所示。

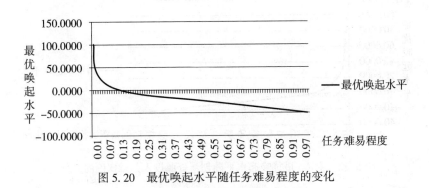

图 5.20　最优唤起水平随任务难易程度的变化

可以看到，最优唤起水平随任务难度提高而下降。在这个算例中，当任务难度超过 0.15 时，最优唤起水平甚至开始出现负值。

（2）主体 i 最优唤起水平随创新资源投入分摊比例的变化（取 θ 值固定不变，$\theta=0.5$），如图 5.21 所示。

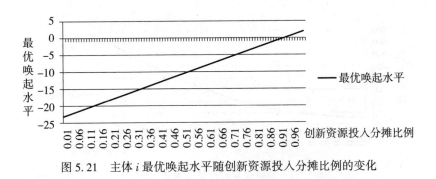

图 5.21　主体 i 最优唤起水平随创新资源投入分摊比例的变化

可见，最优唤起水平随创新资源投入分摊比例提高而提高，提高主体 j 创新资源投入分摊比例，主体 i 所需要的最优唤起水平更高。在这个算例中，当创新资源分摊比例超过 0.93 时，主体 i 的最优唤起水平才出现正值。

(3)主体 j 最优唤起水平随创新资源投入分摊比例的变化(取 θ 值固定不变,$\theta=0.5$),如图 5.22 所示。

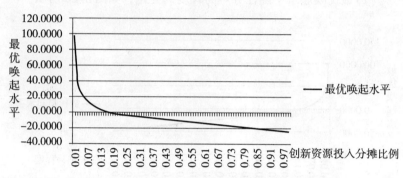

图 5.22 主体 j 最优唤起水平随创新资源投入分摊比例的变化

可见,主体 j 最优唤起水平随创新资源投入分摊比例提高而降低,提高主体 j 创新资源投入分摊比例,其最优唤起水平得以降低。

(4)创新收益随任务难易程度的变化(取分摊比例 $k=0.5$),如图 5.23 所示。

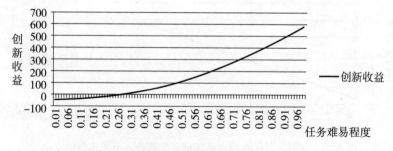

图 5.23 创新收益随任务难易程度的变化

可见,当任务难度提升时,创新收益也呈上升的趋势。并且本算例中只有当任务难易程度 $\theta \geqslant 0.28$ 时,创新收益 $\varepsilon > 0$。此时,根

据公式计算 $\theta = \dfrac{2}{a(1-k)}\sqrt{a(1-k)-b} = 0.2786$。

概括起来，通过算例可见，与模型推演结论相一致，增加创新任务难度，将有助于降低主体最优唤起水平；主体 j 提高对创新资源投入的分摊比例，能够降低其自身的最优唤起水平，但主体 i 的最优唤起水平却并不能得以降低，反而会随着主体 j 创新资源投入分摊比例提升而提高；创新收益会随着任务难度提高而提高，只有当任务难度大于 $\dfrac{2}{a(1-k)}\sqrt{a(1-k)-b}$ 时，主体 i 才可能获得创新收益。

5.4.4 案例

对厦门区域医疗协同平台调研时，在对厦门市卫生局信息中心相关人员的访谈中，我们了解到，平台建设初期，由于区域医疗协同平台建设在国内尚无成熟经验可循，国际上医疗管理体制与国内存在差异，厦门市卫生局对于如何构建区域医疗协同平台也没有完全成熟的想法。此时，厦门医院信息系统的主要提供商——厦门智业软件股份有限公司对于医院信息系统集成也缺乏实施经验，其前期完成的任务以医院信息系统建设为主，对于健康档案标准化、医院与社区诊所数据整合和业务衔接都没有完全成熟的概念。面对这种情况，作为平台核心成员的厦门市卫生局来说，如何明确平台建设的任务、如何在平台成员间合理分配平台建设任务、如何促进平台成员以最优状态参与平台建设，成为厦门市卫生局推动平台建设顺利进行的首要问题。

在 2003—2006 年，厦门市卫生局将平台建设的主要任务定位于区域卫生 OA 系统、卫生门户网站、区域医学情报数据库及检索、卫生行政管理决策支持系统及患者信息系统。在任务分配中，将厦门智业软件股份有限公司定位于软件服务提供商，要求其根据平台建设任务提供软件服务。OA 系统、门户网站、患者信息系统建设都是基于单个数据平台、单个开发平台的信息系统，厦门智业软件股份有限公司完成这些系统开发任务的难度相对较低。在实施的过程中，厦门智业软件股份有限公司也更多地扮演"技术提供者"的角色，根据厦门市卫生局提出的系统建设需求，完成数据定义与系统开发，从而完成系统建设任务。在几年的合作中，尽管厦门市卫生局和厦门智业软件股份有限公司保持了良好的合作关系，但厦门市卫生局评价厦门智业软件股份有限公司时，认为："软件公司就像裁缝，完全没有主动参与规划、主动提出平台建设想法的意识，只是根据我们提出的规划他们来建设完成。他们没有集成的意识，也没有全局的观念。"

在 2007 年居民健康档案建立之后，随着居民健康档案在厦门全市范围内统一，医院信息系统和社区诊所信息系统进行整合的需求逐步强烈，在标准化居民健康档案基础上进行医院与社区诊所双向转诊的需求也更加凸显。区域医疗协同平台建设从门户集成、健康档案标准化逐步走向跨平台数据集成与业务整合。此时，厦门市卫生局希望厦门智业软件股份有限公司能够从单一的"技术提供者"转变为"平台规划参与者"，能够更多地从区域内医疗卫生管理全局的角度参与到跨平台的业务流程规划、数据集成规划中，与厦门市卫生局一起成为平台规划参与者，以集成的思路更好地完成平台建设和实施。基于这一想法，厦门市卫生局也更多地将平台数据集成规划的任务分配给厦门智业软件股份有限公司。为了调动厦门智业软件股份有限公司参与平台规划的积极性，厦门市卫生局力图对厦门智业软件股份有限公司给予更多的经济补偿，提高对平台建设的资金投入预算。从 2007 年平台建设的实际效果来看，经济补偿所发挥的效果并不明显。厦门市卫生局提高了对厦门智业软件股份有限公司的经济补偿，自身对平台建设的人力投入、时间资源投入等都增加，而厦门智业软件股份有限公司仍习惯性地将自己定位于"系统开发者"的角色，习惯性地等待厦门市卫生局提出年度建设规划，提出年度建设需求，在此基础上完成系统开发。经济补偿并没有将厦门智业软件股份有限公司更多地推入"协同创新"的轨道。观察到这种情况，厦门市卫生局意识到提高经济补偿并不能带来预期效果，开始尝试转变方式。在制订来年平台建设规划时，厦门市卫生局主动邀请厦门智业软件股份有限公司共同参与讨论。在

签订平台建设合作协议时，也明确地将共同编制平台规划、共同商
讨数据集成方案和业务集成方案，以及提出基于集成思路的医疗卫
生管理建议，作为重要任务内容。这些平台建设任务相对之前的孤
立数据库建设、孤立系统开发难度更大。但从 2008—2011 年平台
建设效果来看，面对难度更大的平台建设任务，厦门智业软件股份
有限公司参与平台建设的积极性更高。在平台建设过程中，厦门智
业软件股份有限公司也积极地参与到数据集成方案、业务流程集成
方案的制定中来，与厦门市卫生局一起完善健康档案数据标准，并
积极探索云平台在区域医疗卫生管理中的应用。厦门市卫生局相关
人员对厦门智业软件股份有限公司的评价转变为："尽管他们对集
成平台规划的能力有限，但他们能够参与到一起讨论、一起制定计
划中来，相比之前建 OA 系统、门户系统时，这个状态好了太多
了……"

归纳起来，从厦门区域医疗协同平台建设的案例可见，协作方
分摊创新资源投入仅对降低自身的最优唤起水平能够发挥积极作
用，这一举措并不能使合作伙伴的最优唤起水平降低；并且，提高
任务难度对于降低最优唤起水平、激发主体参与创新的积极性能够
发挥积极作用。

5.5 自我意识与协同创新冲突

在联盟环境中，冲突客观存在，并由此导致联盟处于弱稳定状
态，缓解冲突推进合作是保证联盟稳定的必要前提。识别冲突根
源，并有针对性地采取相应措施以降低冲突，成为促进协同知识创
新的首要基础。

早期学者重点剖析冲突产生的根源，如 Hennart 从交易费用视
角识别冲突原因，Parkhe 从博弈视角，Das 和 Teng 从资源基础理
论视角探究冲突原因。这些研究着眼于合作伙伴间的利益冲突，将
冲突原因更多归于利益分配的不均衡。更进一步，学者以供应链、
产学研联盟为研究对象，通过优化联盟主体间利益分配格局以降低
冲突。例如，Hai Zhuge（2000）指出，冲突决策具有动态性、连续

167

性以及合作达成性，平衡利益分配是解决冲突的重要措施；蔡继荣（2005）认为，战略联盟冲突与专有核心资源的共享和溢出有关，尤其当合作变为不可置信承诺及市场价格波动时，联盟冲突加剧；Jonas Puck（2014）认为，任务冲突对团队绩效有重要影响，并且相对于决策任务而言，在利益驱动的创新活动中，冲突对绩效影响更甚。这些研究仍然将冲突局限于合作伙伴间，以利益分配优化为重要手段来缓解冲突，但由于协同知识创新成果以新的观点、新的方案、新的思路体现，在未形成产品之前缺乏价格分配支撑，因此，依靠利益分配优化解决协同知识创新冲突具有不适应性。可喜的是，已经有学者开始将信任等行为以及心理因素引入协同联盟冲突分析与冲突处理中。例如，宋华（2009）以供应链协作联盟为研究对象，强调权利因素对冲突形成和解决的影响，认为协调性权利和冲突有助于合作性冲突解决；单子丹（2009）认为，决策模式是处理合作成员间冲突的关键，强调组织与制度等软环境对冲突的影响，指出组织变更转换关系与制度关联有助于降低冲突；Greer（2011）强调团队权力对冲突产生的影响，认为权力协调是解决冲突、提升绩效的关键；闫俊周（2013）以分布式创新为研究对象，以冲突分析理论为基础，构建创新合作冲突模型，认为分布式创新各参与企业在选择合作策略时都以利益最大化为原则，其最大化利益的实现有赖于其他参与主体的合作和策略选择，利益分配和有效均衡是降低合作冲突的重要基础。这些研究为研究协同环境下的冲突拓宽了视角，更多地将信任、权力等行为与心理因素引入到协同环境中，还原协同的社会背景与行为背景，对冲突原因与解决措施的分析也更加贴近全貌。但这些研究仍将冲突局限在协作伙伴间，认为信任、权力协调等行为与心理因素在合作成员间存在差异，并由此导致冲突产生，这一视角忽略了创新主体自身的期望与实际差异，以及期望、实际与外部评价主体的差异，使对冲突产生根源的分析有所缺失。从还原到心理学本身来说，心理学自我理论认为，个人具有自我形象、形象自我和真实自我三种自我意识，这三种自我意识的不一致性可能产生意识冲突，并影响行为和绩效。这为分析协同环境下冲突产生的本源提供了坚实基础。

　　基于此，我们以心理学自我理论为基础，针对协同知识创新强调知识创新的特性，分析冲突产生的不同原因，并构建相应的冲突解决措施，以缓解协同知识创新冲突。

5.5.1　自我理论

1. 罗杰斯自我理论

　　自我理论是罗杰斯人格理论的重要内容。"自我"是指人对"我是个什么样的人"的知觉，这种知觉本身是不断变化的。"自我"是在对与"我"有关的认同经验中形成的，也是从"非我"的经验中分离出来的。根据罗杰斯的理论，人类许多行为的目的都是保持一个人的自我形象与其行动之间的一致性。自我形象是指一个人对本人体貌和人格的总体主观知觉。根据罗杰斯的理论，自我由三种成分组成，包括理想自我、自我形象和真实自我。理想自我是指希望自己成为什么样的人，自我形象是指认为自己是个什么样的人，真实自我是指实际是个什么样的人。如果自我的这三种成分不相匹配，就会成为与自我想象不相符的人。如图 5.24 所示。例如，如果你认为自己是一个和蔼可亲的人，却总是听到别人议论说你实际是一个粗暴无礼的人，你就可能产生焦虑。同样，假如你心里讨厌某人，但外表还要对他装出亲热的样子，就会有挫折感和某种防御行为。当自我形象与现实之间出现断裂之后，人的自我形象便可能越来越脱离现实，人也会变得越来越脆弱、不满、混乱，出现严重心理障碍。罗杰斯强调，为了最大限度地提高我们的潜力，我们应当尽可能诚实地接受现实中的自己。人的自我形象与理想自我相符程度较高，他们的情绪会更加稳定，更加自信；人的自我形象与理想自我相距较大，他们则缺乏安全感，感到压抑和忧郁，亦缺乏社交能力。

　　关于"自我"的描述，心理学中的人格理论则通过"大五人格理论"，从情绪稳定性、外倾性、开放性、宜人性和责任感五个方面进行衡量，借助 NEO-PI-R（大五人格问卷）进行评价测量，见表 5.18。

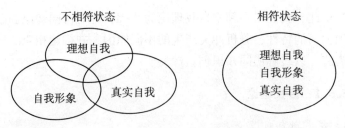

图 5.24　理想自我、自我形象、真实自我相符与不相符状态

表 5.18　　　　　　　　　　大五人格测量

高分者特征	特质量表	低分者特征
烦恼、紧张、情绪化、不安全、不准确、忧虑	情绪稳定性(N) 评鉴顺应与情绪稳定性，识别那些容易有心理烦恼、不现实的想法、过分的奢望式要求以及不良反应的个体	平静、放松、不情绪化、果敢、安全、自我陶醉
好社交、活跃、健谈、乐群、乐观、好玩乐、重感情	外倾性(E) 评鉴人际间互动的数量和强度、活动水平、刺激需求强度和快乐的容量	谨慎、冷静、无精打采、冷淡、厌于做事、退让、话少
好奇、兴趣广泛、有创造力、有创新性、富于想象、非传统的	开放性(O) 评鉴对经验本身的积极寻求和欣赏；喜欢接受并探索不熟悉的经验	习俗化、讲实际、兴趣少、无艺术性、非分析性
心肠好、脾气好、信任人、助人、宽宏大量、易轻信、直率	宜人性(A) 评鉴某人思想、感情和行为方面在同情至敌对这一连续体上的人际取向的性质	愤世嫉俗、粗鲁、多疑、不合作、报复心重、残忍、易怒、好操纵别人
有条理、可靠、勤奋、自律、准时、细心、整洁、有抱负、有毅力	责任感(C) 评鉴个体在目标取向行为上的组织性、持久性和动力性的程度，把可靠的、严谨的人与那些懒散的、邋遢的人作对照	无目标、不可靠、懒惰、粗心、松懈、不检点、意志弱、享乐

从情绪稳定性、外倾性、开放性、宜人性、责任感五个方面，个人能够形成理想自我、自我形象以及真实自我。例如，理想自我是情绪稳定、好社交、富于创造性、容易与人相处并且有责任感；自我形象是情绪稳定、冷静、兴趣少、脾气一般能与人相处，有责任感有条理；真实自我是情绪稳定、冷静退让、有一定创造力、脾气好、自律性强。理想自我、自我形象以及真实自我可能存在一定程度的符合性，同时也可能存在一定程度的差异。

2. 协同知识创新主体的自我意识

在"行为人"假设前提下，协同创新主体也具有"自我意识"，在与其他主体相互合作，共同完成知识共享、知识扩散、知识创新以及新知识应用的过程中，创新主体形成对自身的理想自我和自我形象判断，其他协同主体从外部视角形成对当前创新主体的真实自我评价。因此，基于自我理论，将协同知识创新主体的自我意识划分为理想自我、自我形象以及真实自我。

(1)理想自我指创新主体对自身形象的期望。例如，主体希望在技术方面成为技术领导者或技术跟随者，希望在创新方面创新领导者或创新模仿者，希望在社会责任承担方面成为担当者或者参与者，等等，这些即是理想自我的体现。理想自我强调预期与期望。

(2)自我形象指创新主体当前对自身形象的定位。例如，主体通过行业内竞争对手的比较，认为自身在技术方面是技术领导者或技术跟随者，在创新能力方面是创新领导者或创新模仿者，在社会责任承担方面是责任担当者或者责任参与者，在员工满意度方面是最优雇主或者不满意雇主，等等，这些当前自我定位即是自我形象。自我形象强调当前，同时也强调自我评价。

(3)真实自我指创新主体的外部形象定位。例如，通过对创新主体 A 的市场业绩表现、新产品研发速度、社会公益活动参与等，行业内竞争对手认为主体 A 在技术方面是技术领导者或者技术跟随者，在创新能力方面是创新领导者或者创新模仿者；行业外部社会公众认为主体 A 在社会责任承担方面是责任担当者或者责任参与者。这些来自行业以及社会公众的外部评价，即形成创新主体的真实自我。真实自我强调当前，同时强调外部评价。

171

更进一步地，借鉴"大五人格理论"对个人人格的五要素区分，我们针对协同知识创新过程，对创新主体的自我意识划分为五个维度，包括知识演化路径稳定性、知识共享扩散外倾性、知识创新开放性、知识创新关系协调性和知识创新行为规范性。

（1）知识演化路径稳定性：指协同知识创新主体在经营战略选择、技术路线选择、产品规划等方面的稳定性，并最终体现为知识演化路径的稳定性。由于外部市场变化、技术发展变化以及客户需求变化等环境动态变化性客观存在，创新主体为了更好地适应外部环境变化，也需要从战略选择、技术路线选择以及组织管理模式等方面进行动态调整，调整变化的过程需要市场分析、客户需求分析、技术特征分析等新领域知识进行支撑，获取与消化应用新知识使创新主体获得新知识积累，形成动态变化的知识演化路径。当创新主体的战略选择、技术路线选择以及产品规划、管理组织模式等相对稳定时，其知识演化路径也将相对稳定；反之，当创新主体的战略选择、技术路线选择、产品规划、管理组织模式等处于不断变化过程中时，其知识演化路径也将处于非稳定性的动态变化过程中。

（2）知识共享扩散外倾性：指协同知识创新主体在与其他创新主体进行知识共享、知识扩散活动等交互活动的主观强度。为了实现新知识创建，协同创新主体间需要就技术、业务流程、数据逻辑等知识进行共享，需要将自有知识进行编码化、文档化，根据知识属性选择恰当的知识扩散介质和方式，主动将自有知识传递给其他协同主体，同时也需要吸收其他协同主体共享扩散的知识，结合自有知识进行消化吸纳，为新知识创建奠定基础。为完成新知识创建任务，创新主体实施知识共享扩散可能有较高的主观意愿，呈现较高的知识共享扩散外倾性；同时，也可能因知识产权保护、不善沟通、不喜交流、知识显性化能力不足、知识吸收能力不足等原因使知识共享扩散的主观强度低[20]，使知识共享扩散外倾性低。

（3）知识创新开放性：指协同知识创新主体创建新知识、应用新知识的活跃强度。创新主体可能是富于想象力、有创新性和创造力的，在完成协同知识创新的任务中较好地发挥想象力与创造力，

172

不断推动新技术诞生、新管理模式诞生，使协同知识创新活动处于开放创新的强生命力环境中；相反地，创新主体也可能固执地延续既有思路，不愿意尝试新技术、新管理模式，使新知识创建效率较低，知识创新环境呈现低开放性。因此，当协同知识创新主体富于想象力、有创新性和创造力，推动新知识创建呈现较高效率时，可以认为该主体的知识创新开放性高；反之，当协同知识创新主体固守既有思路，不愿意吸纳和创建新知识，则认为该主体的知识创新开放性低。

(4)知识创新关系协调性：指协同知识创新主体在共同完成创新任务的过程中所形成的相互关系，这一关系可能是相互协助、相互帮扶甚至牺牲自我而利他的，也可能是彼此背离、彼此损伤甚至关系破裂终止协作的。在共同完成协同知识创新任务的过程中，主体间在共同利益、共同声誉、共同成长等因素的驱动下，彼此协调时间进度、协调人力资源投入、协调固定资产投入，在创新任务分配中主动承担更多的任务，在知识共享与扩散的过程中主动给予其他协同主体更多的主动知识输出，带动以致推动协同主体在知识获取、知识创新方面的成长，从而呈现相互协助、相互帮助甚至利他的知识创新协同关系，这样的协同关系则被视为知识创新关系协调性高。相反地，协同创新主体也可能采取"搭便车"行为，规避自身的资源投入而享受知识创新成果，甚至可能独享知识创新成果，呈现背离契约、损伤其他创新主体的行为。当创新主体能够与其他主体相处融洽，形成相互协助、相互帮助以致利他的友好关系时，可以认为其知识创新关系协调性高；反之，当创新主体不能与其他主体友好相处，背离创新联盟、损伤其他创新主体时，则认为其知识创新关系协调性弱。

(5)知识创新行为规范性：指协同创新主体在共同完成创新任务的过程中所体现出的条理性，包括创新目标确定、创新任务分解、知识共享组织落实、信息沟通组织落实、知识创新任务完成评价、知识创新成果应用等全部活动的条理性、规范性。协同知识创新不仅仅是新知识新观点的诞生过程，更为重要的是组织多个创新主体共同完成创新任务、共同创建新知识并应用新知识

173

的过程，这一过程需要以规范、条理的创新行为为指引。当知识创新主体对于创新行为呈现出较好的条理性时，可以认为该主体的知识创新行为规范性高；反之，当知识创新主体规则意识弱，不强调创新行为条理性、规范性，创新行为随意性大，布置的任务不落实，多按照自己想法开展创新活动时，则认为该主体的知识创新行为规范性低。

由此，我们构建协同知识创新"五维度自我意识"模型，如图5.25所示。

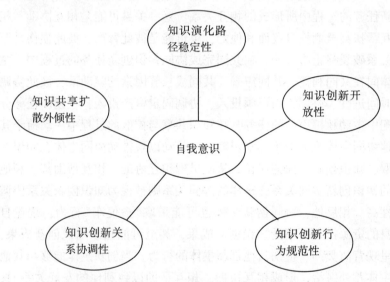

图 5.25　协同知识创新主体"五维度自我意识"模型

从知识演化路径稳定性、知识共享扩散外倾性、知识创新开放性、知识创新关系协调性以及知识创新行为规范性五个维度，协同知识创新主体形成五个维度的高低值评价，从而构建理想自我、自我形象以及真实自我。理想自我、自我形象以及真实自我三者之间可能一致，也可能不一致。当三种自我意识不完全一致时，协同知识创新主体产生负面消极情绪，从而影响参与协同知识创新积极性。

5.5.2 协同知识创新冲突分析

从自我意识角度，分析协同知识创新冲突产生的原因，将原因分为三类，即理想自我与自我形象冲突、自我形象与真实自我冲突以及理想自我与真实自我冲突。

1. 理想自我与自我形象冲突

在"五维度自我意识"模型的基础上，从知识演化路径稳定性、知识共享扩散外倾性、知识创新开放性、知识创新关系协调性以及知识创新行为规范性五个方面，协同知识创新主体会形成理想自我与自我形象，两者之间可能有一定程度的吻合，也可能有一定的差异。

例如，创新主体 A 的理想自我为：①具有稳定的知识演化路径，能够在特定技术领域成为引领者，并在此领域形成稳定的知识演化路径；②具有高的知识共享外倾性，具备较高的知识显性化水平、知识编码化水平以及知识传播水平，积极主动与其他协同创新主体开展知识共享与扩散；③具有高的知识创新开放性，有丰富的想象力和创造力，能够不断推进新知识的构建与应用；④具有高的知识创新关系协调性，在与其他创新主体相互协作的过程中形成良好的合作关系，能够帮助其他创新主体进步和成长，能够牺牲自己的利益；⑤具有高的知识创新行为规范性，规则意识强，有知识共享扩散的规范化流程，有新知识创建与应用的审批流程。由此，创新主体 A 的理想自我概括为稳定的知识演化路径、高知识外倾性、高知识创新开放性、高知识创新关系协调性、高知识创新行为规范性。

与此同时，通过一段时间的协同知识创新进程推进，创新主体 A 形成自我形象意识，包括：①稳定的知识演化路径，战略选择以及技术路径选择等相对稳定，相应的知识沉淀相对稳定；②知识共享外倾性一般，知识显性化、编码化能力一般，知识传播与吸收水平一般；③知识创新开放性一般，创新能力一般；④有高的知识创新关系协调性，与其他创新主体相处融洽，形成良好的互相协助、彼此帮扶的氛围；⑤知识创新行为规范性一般，知识共享扩散以及

175

创新应用的流程还需完善。由此，创新主体 A 的自我形象概括为稳定的知识演化路径、知识共享外倾性一般、知识创新开放性一般、高知识创新关系协调性、知识创新行为规范性一般。

可见，创新主体 A 的理想自我和自我形象，在知识演化路径、知识创新关系协调性方面一致，但在知识共享外倾性、知识创新开放性以及知识创新行为规范性三个方面并不一致。我们将理想自我与自我形象的不一致定义为"内源性协同知识创新冲突"，强调来自于创新主体内部的意识冲突，即是"理想与现实的内源性冲突"。这种冲突会挫伤创新主体的积极性，过高的理想自我与过低的自我形象冲突，将使创新主体强化自我否定，认为理想状态始终是遥不可及的状态，自身对协同知识创新的付出和努力并不能促使自己达到理想状态。负面的挫伤感将使创新主体弱化对协同知识创新的积极性投入。应对这种冲突，需要识别理想自我与自我形象的差距，找出理想自我和自我形象的不一致，针对这些不一致，一方面适当降低理想期望值，另一方面改善自我形象评价，促进理想自我和自我形象尽可能地缩小差距。

2. 自我形象与真实自我冲突

在经历一段时间周期的协同知识创新后，创新主体在形成自我形象的同时，其他协同创新主体也会通过彼此间的创新合作行为、创新绩效表现等形成来自外部的真实自我评价。

例如，创新主体 A 的自我形象如上文所述，体现为稳定的知识演化路径、知识共享外倾性一般、知识创新开放性一般、高知识创新关系协调性、知识创新行为规范性一般。

在共同完成协同创新任务的过程中，其他协作主体形成对创新主体 A 的真实评价，包括：①稳定的知识演化路径，创新主体 A 的战略选择、技术路线选择以及经营管理模式等相对稳定，其在协同知识创新过程中形成较为稳定的知识沉淀和知识演化路径；②知识共享外倾性较弱，知识显性化、编码化能力较弱，不注重知识显性化和编码化，使知识共享扩散较为困难；③知识创新开放性高，具有丰富的想象力和创造性，能够不断涌现新的观点和想法；④有较高的知识创新关系协调性，与其他创新主体间形成良好的合作关系，能够积极主动配合完成协同创新任务，能够在完成协同创新任务的过程中主动帮助其他主体；⑤知识创新行为规范性低，不注重知识共享、扩散以及知识创新的流程控制，规则意识较弱，新观点形成后未经审批即投入应用在知识创新过程中，缺乏审批控制流程。由此，其他创新主体认为主体 A 的真实自我为：稳定的知识演化路径、低知识共享外倾性、低知识创新开放性、高知识创新关系协调性、低知识创新行为规范性。

可见，创新主体 A 的自我形象和真实自我，在知识演化路径、知识创新关系协调性方面一致，但在知识共享外倾性、知识创新开放性以及知识创新行为规范性三个方面存在不一致性。我们将自我形象与真实自我的不一致定义为"外源性协同知识创新冲突"，强调创新主体间自我意识评价的不一致性，即"镜子内外冲突"。这种外源性协同知识创新冲突一方面会促进主体针对差距做出改善，另一方面可能会对创新主体间的关系协调性造成损伤。在了解来自外部的真实自我评价后，创新主体可能重新审视自我形象，对照自我形象与真实自我的差异，努力改善自我形象，使自我形象与真实自我的差距得以缩小。另外，真实自我评价可能挫伤创新主体的积极性，认为自身在协同知识创新中的努力与付出不能得到其他主体的认同和肯定，损伤与其他创新主体的友好协作关系。应对这种冲突，需要引导创新主体正确看待外源性协同知识创新冲突，将真实自我与自我形象的差距视为促进自身改善和提升的动力，同时，需要强化创新主体间的沟通与交流，使创新主体的行为、形象以及绩效得到充分的展示，避免真实自我和自我形象出现由于沟通不畅造成的误解。

3. 理想自我与真实自我冲突

从前面的分析可以看到，创新主体间在理想自我与真实自我之间仍可能存在差异。如前所述，创新主体 A 的理想自我体现为稳定的知识演化路径、知识共享外倾性一般、知识创新开放性一般、高知识创新关系协调性一般、知识创新行为规范性一般；而其真实自我体现为稳定的知识演化路径、低知识共享外倾性、低知识创新开放性、高知识创新关系协调性、低知识创新行为规范性。对比创

177

新主体 A 的理想自我和真实自我，可以看到，在稳定的知识演化路径、高知识创新关系协调性方面，其理想自我和真实自我相一致，但在知识共享外倾性、知识创新开放性以及知识创新行为规范性三个方面，其理想自我和真实自我不一致。我们将理想自我与真实自我之间的差异定义为"交叉协同知识创新差异"，强调理想状态与当前阶段外部评价的差异，即"理想与镜子冲突"，这种冲突可能挫伤创新主体的积极性。当理想自我与真实自我差距较大，创新主体会认为达到理想自我的状态遥不可及，而且从外部评价来看，前期对协同知识创新的付出和努力不能得到其他协同主体的认同，理想状态与外部评价之间的差距将加剧自身负面情绪。应对这种冲突，需要一方面调整理想自我预期目标，更加清醒地认识并接受自身当前的状态，另一方面需要强化创新主体间的沟通与交流，使协同知识创新的行为与绩效更加清楚地得到其他主体的了解，避免沟通交流障碍造成的评价误解。

将三种冲突类型与应对措施进行总结，可以得到表 5.19。

表 5.19 协同知识创新冲突类型与应对措施

冲突类型	冲突原因	冲突应对措施
内源性协同知识创新冲突（理想与现实冲突）	理想自我与自我形象冲突	①降低理想自我目标水平 ②针对差异改善自我形象
外源性协同知识创新冲突（镜子内外冲突）	自我形象与真实形象冲突	①针对差异改善自我形象 ②强化创新主体间沟通交流
交叉性协同知识创新冲突（理想与镜子冲突）	理想自我与真实形象冲突	①降低理想自我目标水平 ②强化创新主体间沟通交流 ③针对差异改善自我形象以促进真实形象评价提升

5.5.3 案例

镇江市卫生局和用友医疗软件股份有限公司共同出资，成立镇江智慧健康研究院，平台建设即是在研究院的领导下进行，由研究院与用友医疗软件股份有限公司、通信运营商、硬件服务商、医疗物流企业等主体签订合约，共同完成平台建设。在轰轰烈烈的项目启动仪式之后，项目推进并非理想中的一帆风顺。项目启动大约半年，平台建设即几乎进入冲突多发期，平台主体间矛盾凸显、冲突不断，甚至几乎导致建设工作陷入停滞。分析冲突产生的原因并解决冲突成为继续推进平台建设进程的当务之急。

面对冲突多发危机，镇江市卫生局在外部专家的帮助下开展冲突原因分析，并重点分析平台核心主体镇江市卫生局与用友医疗股份有限公司之间的冲突。

由于镇江智慧健康研究院由镇江市卫生局和用友医疗股份有限公司共同出资设立，而用友医疗股份有限公司又作为集成服务商与镇江智慧健康研究院签订合作协议，因此，用友医疗股份有限公司既是出资者又是服务提供者，在经济利益方面，用友医疗股份有限公司能够有较大的话语权。由此，专家认为，镇江市卫生局与用友医疗股份有限公司之间的协同创新冲突不会集中在经济利益方面，只能从"行为人"的角度，观察平台主体间的心理冲突。

通过对镇江市卫生局和用友医疗股份有限公司的项目核心成员进行访谈，专家认为，无论镇江市卫生局还是用友医疗股份有限公司，都在项目启动初期对平台建设成效和自身表现有一定预期，随着平台建设过程推进，"理想与现实"差距凸显，同时在协作过程中对于合作伙伴的评价也形成"镜子内外"，差距也跃然呈现，这些差距促使平台主体形成心理落差，并促使冲突涌现。以此为基础，为进一步细化差异，专家从知识管理的角度编制问卷，在访谈过程中请镇江市卫生局和用友医疗股份有限公司的项目核心人员对问卷中的问题进行选择，其中镇江市卫生局项目成员填写问卷16张，用友医疗股份有限公司项目成员填写问卷47张。问卷中涉及项目启动初期对自身定位的期望，即"理想自我"；涉及项目进展当前对自身的评价，即"自我形象"；还涉及对合作伙伴对方的评价，即"真实自我"。每个选项以1~5分值进行打分，分析结果分值高于4分的为"高"，低于2分的为"低"，2.01~3.99分值为"一般"。对问卷进行数据分析的结果见表5.20。

表 5.20　项目主体理想自我、自我形象以及真实自我对比

自我类型	五维	镇江市卫生局	用友医疗股份有限公司
理想自我	知识演化路径稳定性	高	高
	知识共享扩散外倾性	低	高
	知识创新开放性	低	高
	知识创新关系协调性	高	高
	知识创新行为规范性	高	高
自我形象	知识演化路径稳定性	高	高
	知识共享扩散外倾性	低	一般
	知识创新开放性	低	一般
	知识创新关系协调性	一般	高
	知识创新行为规范性	高	一般
真实自我	知识演化路径稳定性	高	高
	知识共享扩散外倾性	低	一般
	知识创新开放性	低	低
	知识创新关系协调性	一般	一般
	知识创新行为规范性	一般	低

　　从上表分析可见，平台建设主体的理想自我、自我形象以及真实自我之间存在差异，理想自我与自我形象之间的差异挫伤了主体积极性，强化了主体参与协同知识创新的挫折感，使项目主体自身的心理冲突加剧。镇江市卫生局项目成员曾提及："项目涉及的单位太多了，协调难度也太大了。本来说好每周一下午开例会，结果来的人，要么领导说还要开啥别的会，来不了，要么根本就不打招呼，不来人。结果好多事情也没法推动。多这么几次，我们也觉得领导根本不重视这个事情，也不想去推进了……"

　　用友医疗股份有限公司项目成员也曾抱怨："区域医疗协同平台这个事情，我们还是把它想得太简单了，前面也没有太多的经验

可以参照。有的医院已经有系统在用，要完全了解清楚系统数据逻辑，还是没那么简单的，更不要说还要理清楚后再做数据转换了……"

平台主体间在合作开展一段时期后形成的评价与其自身理想定位、现实定位之间的差距，加剧了冲突。

"本以为用友应该很有经验的，能够清楚了解我们要什么，平台应该建成什么样，结果他们好像啥都等我们来定，就去给社区诊所上系统，也不先做健康档案标准，这样搞下去，到时候数据还是集成不了……"

"好多事情应该由卫生局来做的，比如去协调医保办这些事情，哪里应该我们去做嘛?! 想法也变来变去的，今天想起干这个，明天想起干那个，我们怎么办嘛?! 还觉得我们进度慢了，也不找找自己的原因。"

从以上这些描述可见，项目成员并没有强调经济利益，经济利益并不是冲突产生的重要原因，合作中的行为冲突、理想定位与现实表现的冲突以及自我评价与外部评价的冲突，才是冲突产生的根本原因。主体自身理想自我、自我形象以及真实自我的不完全相符，成为协同知识创新冲突产生的重要原因。在分析冲突产生原因的基础上，镇江市卫生局、用友医疗股份有限公司以及外部专家共同商议冲突解决措施，该使项目改变当前的低估局面，尽快解决冲突，重新步入有序轨道。所制定的冲突解决措施包括：(1)重新明确项目沟通机制。在市分管领导的主持下，制定月例会、周例会制，明确例会参与人员，并以正式文件下发。(2)市卫生局和用友医疗股份有限公司共同明确平台建设方案和建设计划，各方在方案和计划约束范围内有序推进各项内容。方案和计划需经项目各方签字认可。(3)制定项目变更审批流程。需求和计划变更，必须经相关责任人审批方可执行。(4)阶段性成果需及时汇报和展现。各主体强化沟通，对于阶段性成果需及时予以确认和汇报，根据成效对相关人员进行表彰和奖励，以肯定项目成员的成绩。通过这些举措的颁布与执行，项目成员间的沟通得以加强，创新绩效也得以展现，项目主体的理想自我、自我形象以及真实自我的一致性得到提

181

升。用某位领导的话描述："现在这样才是应该有的局面。各司其职，该写方案的写方案，该调整政策的调整政策，该协调的去协调。项目现在哪些完成了，下一步要做什么，我也都清楚了……"

5.6　本章小结

从"行为人"视角来看待协同创新，主体的损失厌恶行为、时间拖延行为、偏好反转行为以及唤起水平都对创新绩效产生影响，自我意识的不相符导致冲突产生，正视这些行为的客观存在性，并针对这些行为差异制定相应策略激发创新主体的创新行为，能够有效促进创新协同稳定性提升。

第6章 心理因素对平台主体创新 行为的影响分析

通过对区域医疗协同平台稳定合作影响因素的实证分析，我们可以看到，关系契约对平台稳定合作构成显著影响，而合作成员对彼此帮扶的心理需求、对平台成功的心理预期等心理因素，对关系契约的构建将产生显著影响。对于区域医疗协同平台建设而言，需要平台主体分析原有医疗管理信息系统的数据逻辑与业务逻辑。并制定新的以信息集成为目标的数据交互策略和业务逻辑。从知识管理的视角来看，区域医疗协同平台的构建过程即是平台建设主体共同参与的知识创新过程，平台主体的知识创新行为决策将围绕着知识创新进行。因此，平台主体的履约行为即可体现为知识创新行为。

基于此，我们从平台成员心理因素入手，首先分析不确定性预期心理因素对平台主体履约行为的影响，然后针对不确定性预期，进一步分析在信任、利他以及满意度等心理因素影响下平台主体的创新行为。

6.1 不确定性预期对平台主体创新行为的影响

区域医疗协同平台本质上是医疗信息系统集成。集成平台运行不仅需要技术支撑，而且更为重要的是需要以集成化的思想对原有系统架构、数据逻辑以及业务逻辑进行分析、梳理，形成新的集成运行方案，并调整、应用。从知识管理的视角看，这就要求平台主体在知识共享的基础上实施知识创新。从项目投入的角度看，实现信息系统集成不仅需要技术投入，而且更需要围绕知识创新进行成本投入。

但知识创新成本投入并不一定得到平台建设主体的广泛支持。多方合作中，平台主体能否对医疗主管部门的信息化需求以及医疗单位的系统集成需求进行有效把握、能否共享其系统逻辑等核心知识具有不确定性，能否对多个服务商、多个业务部门进行有效组织也具有不确定性。受到不确定性预期的影响，平台主体对知识创新成本投入的疑虑增强，甚至放弃参与知识创新过程。如何针对不确定性预期的影响，在多个平台主体之间寻求合理的成本分担机制，成为鼓励平台主体参与知识创新、保证平台建设成功的首要保证。

由于区域医疗协同平台本质上是医疗信息系统集成，因此，我们首先分析信息系统集成方面的研究成果。针对信息系统集成，可以看到，目前研究较多地集中在集成价值以及集成技术领域，如Fons 结合并购的类型提出信息系统集成的四种类型[99]，Steven 等指出供应链管理中信息系统集成的重要意义[100]，Mateus 等则关注基于 Web Service 的信息系统集成技术[101]，宋庭新等研究基于语义 Web 服务的协同集成技术[102]，对于集成过程中的知识管理以及知识创新则较少关注。随着知识经济的兴起，知识创新成为国内外学者关注的焦点，探寻知识创新激励机制也成为学者研究的热点。David 等[103]研究专利保护策略的适用性，提出当模仿需要大量成本投入并且首发优势明显时，专利保护并非鼓励创新的最优模式；Kudyba 等[104]结合供应链利益分配机制提出了强化联盟内信息交互的知识创新激励措施；雷宏振等[105]提出了建立组织激励目标、顺畅信息交流机制、多通道互补的分配机制、创新诱导机制等知识创新的激励机制；马亚男[106]对大学企业联盟的合作创新进行研究，提出了基于产出分享的激励措施；吴冰等[107]结合供应链分析了互惠合作是协同创新的前提，提出了基于正强化和负强化的激励机制；Roberto 等[108]比较了企业独立承担创新投资与形成联盟共同降低创新成本两种策略，指出两种策略均对创新有益。这些研究忽略不确定性预期的影响，依托于有形产品这一创新成果的价格分配机制来构建激励机制，而异构信息系统集成知识创新成果体现为集成管理实践，缺乏有形成品的支撑，并且不确定性预期客观存在，因此，以价格分配为核心的创新激励机制难以直接适用。针对不确定性，Krishnan 等[109]研究了技术不确定性对新产品研发的影响；Stephen 等[110]提出将传统的项目风险管理转变为项目不确定性管理；方德英、寇纪淞等[111]提出了基于实物期权的 IT 项目开发风险的决策方法；朱启超等[112]针对复杂项目接口存在的风险，分析了项目界面风险的类型与特征，建立了风险动态评估与管理模型；Peter Schutz 等[113]研究了不确定性下供应链协调；李娟[114]等研究了不确定性需求对供应链博弈的影响。这些研究强调了不确定性的重要性，所提出的应对策略也较多地基于有形产品价格分配，研究成果难以直接应用于不确定性影响下的知识创新过程。

由于区域医疗协同平台呈现高度知识密集性，平台主体提供服务的过程即是知识积累的过程，因此，我们从知识积累的角度出发，构建不确定性预期影响下的知识创新模型与知识创新成本模型，探寻在不确定性预期影响下多主体间的知识创新的成本分摊机制，分析这一机制在区域医疗协同平台建设这种企业信息系统集成项目中的应用案例。

6.1.1　模型建立

Nonaka 等从知识创新的实体、过程、技术基础以及组织基础等角度对知识创新的概念进行刻画，指出知识创新是通过科学研究，获得新的基础科学和技术科学的过程，其目的是追求新发展、探索新学说、积累新知识，并应用到产品和服务中去，以促进企业获得成功，社会取得进步[115]。在系统集成的过程中，与集成管理实践相关的业务知识、原有信息系统数据逻辑与业务流程、数据平台等知识将得到交流、融合、沉淀，数据逻辑、业务逻辑在此基础上得到优化，并形成业务领域、信息系统领域以及项目管理领域等诸多领域的新知识，因此，系统集成的过程即是知识共享基础上的知识创新过程。我们将区域医疗协同平台建设这一信息系统集成中的知识创新定义为，在原有业务领域、信息系统领域以及项目管理领域等领域的基础上，通过知识共享与扩散，在规划集成方案、实施集成方案的过程中形成新知识的创新过程。

但由于技术风险、管理风险等不确定性客观存在，知识创新能否达到预期效果也存在不确定性。例如，平台投资方可能不能有效组织多个外部主体、多个内部部门协同工作，系统集成服务商可能不具备医疗信息化建设的实践经验，可能对区域医疗协同平台建设的需求缺乏本质性的了解，原系统服务商也可能存在核心知识泄露顾虑而不愿意知识共享，或者因为"从属服务商"角色定位而不愿调整系统逻辑。诸多的风险因素导致区域医疗协同平台建设项目成功具有不确定性。由此得到假设：区域医疗协同平台项目成功的预期为 v，不能成功的预期为 $1 - v$。由于平台建设的过程即是知识积累的过程，平台建设成功的预期可视为知识积累实现的预期，因此同样假设：知识积累成功实现的预期为 v，不能成功实现的预期为 $1 - v$。

同时假设，主体参与知识创新的努力程度和学习能力可观测。努力程度为 I（$1 < I < \infty$，I 接近 1 表示所需付出的努力程度低，I 接近 ∞ 表示所需付出的努力程度高[116]），可通过主体行为进行观测；学习能力为 α（由于知识积累一般呈递减的上升趋势，因此 $\alpha < 1$），可通过主体学习效果进行观测。

1. 知识创新模型

学者早期构建的学习曲线[117]为 $Y_x = Kx^{-b}$，其中 Y_x 为生产第 x 台产品的直接人工工时；x 为生产台数；K 为生产第一台产品的直接人工工时；b 为幂指数，$b = -\dfrac{\lg p}{\lg 2}$；$p$ 为学习率。在学习曲线所反映的生产时间成本随产量上升而下降的过程中，知识积累得以形成，并且知识积累受到初始生产效率 K、学习率 p 的共同影响呈递减的上升状态。由此可见，知识积累受到初始知识积累水平以及学习能力的共同影响。

知识积累的变化和应用即体现为知识创新。假设存在知识创新度 θ（$0 < \theta < 1$），该参数受到集成前的知识积累水平、集成后预期将达到的知识积累水平的共同影响，当预期知识积累水平高而现状较低时，知识创新度 θ 值越趋近于 1；反之，θ 数值越趋近于 0。与此同时，实现知识创新需要付出一定程度的努力，学者

Subbhajyoti 等[118]指出，所获得的知识积累随着付出增长而递减上升，并且上升趋势受到学习能力的制约。由此我们可以得到，在学习能力制约下，努力程度对知识创新的影响可表达为 I^{α}。于是，在区域医疗协同平台建设实践中预期将实现的知识创新 U 为

$$U = \theta \cdot I^{\alpha} \tag{6.1}$$

由式(6.1)可知，$\dfrac{\partial U}{\partial \theta} > 0$，即随着知识创新度 θ 值的提高，平台主体预期实现的知识创新绩效将提高；$\dfrac{\partial U}{\partial I} > 0$，且 $\dfrac{\partial^2 U}{\partial I^2} < 0$，表明随着平台主体的努力程度 I 提高，其预期实现的知识创新绩效将递减地提高；$\dfrac{\partial U}{\partial \alpha} > 0$，且 $\dfrac{\partial^2 U}{\partial \alpha^2} > 0$，即随着学习能力 α 提高，预期实现的知识创新将递增地提高。知识创新曲线的形状如图 6.1 所示。

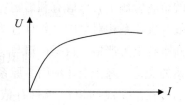

图 6.1　知识创新曲线

由于不确定性预期客观存在，受不确定性预期的影响，知识创新曲线转变为

$$U = v \cdot \theta \cdot I^{\alpha} \tag{6.2}$$

2. 知识创新成本

实现知识创新需要付出努力水平 I，所付出的努力中包含人力资源、时间资源等投入，从而形成知识创新成本。假设知识创新效率为 λ（$0 < \lambda < 1$），当实现同样程度创新需要资源投入低时，λ 接近于 1；当实现同样程度创新需要资源投入高时，λ 接近于 0。于是，知识创新成本为

$$C = \frac{I}{\lambda} \tag{6.3}$$

即随着付出水平的提高，成本增加；随着创新效率的提升，成本降低。

因此，在不确定性成功预期的影响下，从知识积累与创新的角度刻画系统集成过程获得的收益为

$$\pi = v \cdot \theta \cdot I^{\alpha} - \frac{I}{\lambda} \tag{6.4}$$

6.1.2　模型演算

1. 委托方独立参与知识创新

知识创新既包含知识创建，也包含新知识应用。在平台建设中，知识创新即是构建集成应用方案、调整原有信息系统数据逻辑与业务逻辑的过程，但这一过程不一定得到原系统服务商的支持。其原因体现为：相对于原系统服务商而言，一方面，调整软件底层逻辑的需求可能属个案，并不能改善行业需求，因此可能对未来的市场份额不会形成有利影响；另一方面，软件供应商企业内部一般开发体系相对集中，并且有严格的审批规范，尤其成熟软件供应商审批更为严格，数据逻辑与业务逻辑的调整有可能得不到开发体系的支持。基于上述原因，原系统服务商可能选择不参与知识创新的过程，完成知识创新只有依靠委托方和系统集成服务商自行进行。

因此，我们将平台投资方和集成服务商均作为委托方，首先考虑知识创新仅由其独立完成的情形。此时：

$$\pi = v \cdot \theta \cdot I^{\alpha} - \frac{I}{\lambda}$$

$$\frac{\partial \pi}{\partial I} = v \cdot \theta \cdot \alpha \cdot I^{\alpha-1} - \frac{1}{\lambda} \tag{6.5}$$

令式(6.5)等于0，可得

$$I^{*} = \left(\frac{1}{\lambda \cdot v \cdot \theta \cdot \alpha} \right)^{\frac{1}{\alpha-1}} = (\lambda \cdot v \cdot \theta \cdot \alpha)^{\frac{1}{1-\alpha}} \tag{6.6}$$

由式(6.6)可知，$\frac{\partial I^{*}}{\partial v} > 0$，即当委托方对系统集成成功的预期较高时，付出的努力程度将较高；$\frac{\partial I^{*}}{\partial \lambda} > 0$，即当委托方认为自身有较高的知识创新效率时，付出的努力程度将提高；$\frac{\partial I^{*}}{\partial \theta} > 0$，即

当委托方认为系统集成过程将实现较大的知识创新度时，付出的努力程度将提高。这就意味着，当委托方感到系统集成后预期达到的知识积累水平相对集成前能够有较大幅度增长时，付出努力的意愿将增强；$\frac{\partial I^*}{\partial \alpha} > 0$，即当委托方认为自身学习能力较强时，其愿意付出的努力程度较高。

将 I^* 值代入式(6.4)，得到

$$\pi = v \cdot \theta \cdot \left(\frac{1}{\lambda \cdot v \cdot \theta \cdot \alpha}\right)^{\frac{\alpha}{\alpha-1}} - \left(\frac{1}{\lambda \cdot v \cdot \theta \cdot \alpha}\right)^{\frac{1}{\alpha-1}} \cdot \frac{1}{\lambda} \quad (6.7)$$

由于从知识积累的角度来看，委托方参与系统集成期望获得收益 $\pi \geq 0$，由此

$$\pi = v \cdot \theta \cdot \left(\frac{1}{\lambda \cdot v \cdot \theta \cdot \alpha}\right)^{\frac{\alpha}{\alpha-1}} - \left(\frac{1}{\lambda \cdot v \cdot \theta \cdot \alpha}\right)^{\frac{1}{\alpha-1}} \cdot \frac{1}{\lambda} \geq 0$$

$$(6.8)$$

对式(6.8)求解，得到

$$v^* \geq \lambda^{-1} \cdot \theta^{-1} \cdot \alpha^{\frac{\alpha}{1-\alpha}}$$

即只有当委托方对系统集成成功的预期大于等于 $\lambda^{-1} \cdot \theta^{-1} \cdot \alpha^{\frac{\alpha}{1-\alpha}}$ 时，委托方参与系统集成才能获得知识积累收益；并且，$\frac{\partial v^*}{\partial \lambda} < 0$，即当委托方自身的知识创新效率较高时，对系统集成成功率阈值要求会变小；$\frac{\partial v^*}{\partial \theta} < 0$，即当委托方观察到系统集成可能要求的创新度较高时，其对于系统集成成功的预期可能受到高创新度的影响而降低。

$$\frac{\partial v^*}{\partial \alpha} = \lambda^{-1} \cdot \theta^{-1} \cdot \alpha^{\frac{\alpha}{1-\alpha}} \cdot \frac{\ln(\alpha) - \alpha + 1}{(1-\alpha)^2} \quad (6.9)$$

由于 $\alpha < 1$，$\ln\alpha < 0$，因此，当 α 较小接近 0 时，$\frac{\partial v^*}{\partial \alpha} < 0$，当学习能力 α 很小时，改善学习能力并不能提高委托方对集成成功的预期；当 α 较大接近 1 时，$\frac{\partial v^*}{\partial \alpha} > 0$，随着学习能力的提高，

委托方对系统集成成功的预期也将提高。由此可见，学习能力存在阈值，低于该阈值，学习能力改善对提高系统集成成功的心理预期影响较大，而当高于该阈值时，学习能力提高有助于增强委托方对系统集成成功的信心。

由此可见，当原系统服务商不参与系统集成的知识创新过程，委托方独立参与知识创新过程时，其付出的努力程度受到系统集成成功预期、知识创新效率、知识创新度以及学习能力的共同影响，并且几个因素均对努力程度产生正影响。与此同时，委托方对系统集成成功的预期受到知识创新效率、知识创新度以及学习能力的共同影响。当知识创新效率较高时，对系统集成成功率阈值要求降低；当知识创新度较高时，对系统集成成功的预期可能降低。学习能力存在阈值，当学习能力低于阈值时，改善学习能力对提高集成成功的心理预期影响小；当学习能力高于阈值时，改善学习能力有助于提高集成成功的心理预期。

2. 原系统服务商共同参与知识创新

利用"中间件"技术实现系统集成，最大限度地保留与利用现有数据，这可能成为未来一段时期信息化的发展趋势。参与集成平台建设对原系统进行调整可能获取更有价值的行业需求，这又将为潜在市场份额获取奠定基础，因此，原系统服务商也可能参与到知识创新的过程中，愿意与委托方共同努力，共同分担知识创新成本。假设原系统服务商分担成本的比例为 k，则在不确定性成功预期的影响下委托方收益为

$$\pi = v \cdot \theta \cdot I^{\alpha} - \frac{(1-k)I}{\lambda} \qquad (6.10)$$

$$\frac{\partial \pi}{\partial I} = v \cdot \theta \cdot \alpha \cdot I^{\alpha-1} - \frac{1-k}{\lambda} \qquad (6.11)$$

$$I^{**} = \left(\frac{1-k}{\lambda \cdot v \cdot \theta \cdot \alpha} \right)^{\frac{1}{\alpha-1}} \qquad (6.12)$$

其中，$\alpha < 1$，$\dfrac{1-k}{\lambda \cdot v \cdot \theta \cdot \alpha} < \dfrac{1}{\lambda \cdot v \cdot \theta \cdot \alpha}$，因此 $I^{**} > I^{*}$，即当原系统服务商共同参与知识创新并承诺对知识创新负担一定比例成本

时，委托方的努力程度将相对于独立知识创新时提高。

同样的，$\frac{\partial I^{**}}{\partial v} > 0$，即当委托方对系统集成成功的预期较高时，付出的努力程度将较高；$\frac{\partial I^{**}}{\partial \lambda} > 0$，即当委托方认为自身有较高的知识创新效率时，付出的努力程度将提高；$\frac{\partial I^{**}}{\partial \theta} > 0$，即当委托方认为系统集成过程实现较大的知识创新度时，付出的努力程度将提高。这就意味着，当委托方感到通过系统集成，预期达到的知识积累水平相对集成前能够有较大幅度增长时，付出努力的意愿将增强；$\frac{\partial I^{**}}{\partial \alpha} > 0$，即当委托方认为自身学习能力较强时，其愿意付出的努力程度较高。并且，因 $\alpha < 1$，$\frac{\partial I^{**}}{\partial k} > 0$，即当原系统服务商分担知识创新成本的比例提高时，委托方的努力程度随之增强。

将 I^{**} 值代入式(6.10)中，得到

$$\pi = v \cdot \theta \cdot \left(\frac{1-k}{\lambda \cdot v \cdot \theta \cdot \alpha}\right)^{\frac{\alpha}{\alpha-1}} - \left(\frac{1-k}{\lambda \cdot v \cdot \theta \cdot \alpha}\right)^{\frac{1}{\alpha-1}} \cdot \frac{1}{\lambda} \tag{6.13}$$

同样的，在原系统服务商共同参与知识创新并分担一定比例创新成本的情况下，委托方从知识积累的角度获取的收益仍应大于0，因此

$$\pi = v \cdot \theta \cdot \left(\frac{1-k}{\lambda \cdot v \cdot \theta \cdot \alpha}\right)^{\frac{\alpha}{\alpha-1}} - \left(\frac{1-k}{\lambda \cdot v \cdot \theta \cdot \alpha}\right)^{\frac{1}{\alpha-1}} \cdot \frac{1}{\lambda} \geq 0 \tag{6.14}$$

对式(6.14)求解，得

$$v^{**} \geq \lambda^{-1} \cdot \theta^{-1} \cdot \alpha^{\frac{\alpha}{1-\alpha}} \cdot (1-k)^{-\alpha} = \left(\frac{1}{1-k}\right)^{\alpha} \cdot v^* \tag{6.15}$$

其中，$k < 1$，$\frac{1}{1-k} > 1$，$\left(\frac{1}{1-k}\right)^{\alpha} > 1$，因此 $v^{**} > v^*$，即在原系统服务商共同参与知识创新，承诺分担比例 k 的知识创新成本时，

191

委托方对集成成功的预期将提高, 愿意参与系统集成的条件将扩大; 并且, $\frac{\partial v^{**}}{\partial k} > 0$, 随着原系统服务商分担比例提高, 委托方对集成成功的预期将提高。

此时, 原系统服务商负担比例 k 的同时也将获得知识创新收益, 由此构成的收益为

$$\pi_e = \theta \cdot I^{\alpha_e} - \frac{kI}{\lambda_e} \tag{6.16}$$

其中, α_e 为原系统服务商的学习能力; λ_e 为原系统服务商的知识创新效率。同样的, 当原系统服务商学习能力 α_e 增强, 其所能获得的知识积累收益越高, 当知识创新效率 λ_e 越高, 其所能获得的知识积累效益也越高。

将 I^{**} 值代入式(6.15)时, 可得

$$\pi_e = \theta \cdot \left(\frac{1-k}{\lambda \cdot v \cdot \theta \cdot \alpha}\right)^{\frac{\alpha_e}{\alpha-1}} - k\left(\frac{1}{\lambda \cdot v \cdot \theta \cdot \alpha}\right)^{\frac{1}{\alpha-1}} \cdot \frac{1}{\lambda_e}$$

$$\tag{6.17}$$

对 k 求微分, 并令其等于零, 可得

$$\theta \cdot \left(\frac{1}{\lambda v\theta\alpha}\right)^{\frac{\alpha_e}{\alpha-1}} \cdot \frac{\alpha_e}{1-\alpha} \cdot (1-k)^{\frac{\alpha_e}{\alpha-1}-1} - \left(\frac{1}{\lambda v\theta\alpha}\right)^{\frac{1}{\alpha-1}} \cdot \frac{1}{\lambda_e} = 0$$

$$\tag{6.18}$$

$$k^* = 1 - \left[\frac{1-\alpha}{\alpha_e} \cdot \lambda_e^{-1} \cdot \theta^{-1} \cdot (\lambda \cdot v \cdot \theta \cdot \alpha)^{\alpha_e}\right]^{\frac{\alpha-1}{\alpha_e-\alpha+1}}$$

$$\tag{6.19}$$

下面观察 k^* 可能受到的影响。

(1)不确定性 v 对 k^* 的影响。

$$\frac{\partial k^*}{\partial v} = -\left[\frac{1-\alpha}{\alpha_e}\lambda_e^{-1}\theta^{-1}(\lambda\theta\alpha)^{\alpha_e}\right]^{\frac{(\alpha-1)}{\alpha_e-\alpha+1}} \frac{\alpha_e(\alpha-1)}{\alpha_e-\alpha+1} \cdot \frac{1}{v^{\frac{\alpha_e(\alpha-1)}{\alpha_e-\alpha+1}}}$$

当 $\alpha_e - \alpha + 1 > 0$ 时, $\frac{\partial k^*}{\partial v} > 0$, 当 $\alpha_e - \alpha + 1 < 0$ 时, $\frac{\partial k^*}{\partial v} < 0$。

也就是说, 当原系统服务商学习能力远高于委托方学习能力时, 随

着集成成功预期提高，原系统服务商愿意分担的知识创新比例随之提高；当原系统服务商学习能力远小于委托方学习能力时，集成成功预期对原系统服务商愿意分担的知识创新比例影响较小。

（2）原系统服务商 λ_e 对 k^* 的影响。

$$\frac{\partial k^*}{\partial \lambda_e} = -\left[\frac{1-\alpha}{\alpha_e}\theta^{-1}(\lambda v \theta \alpha)^{\alpha_e}\right]^{\frac{\alpha-1}{\alpha_e-\alpha+1}}\frac{\alpha-1}{\alpha_e-\alpha+1}\cdot\lambda_e^{\frac{\alpha-1}{\alpha_e-\alpha+1}}$$

由于 $\alpha-1<0$，因此，当 $\alpha_e-\alpha+1>0$ 时，$\frac{\partial k^*}{\partial \lambda_e}<0$；当

$\alpha_e-\alpha+1<0$ 时，$\frac{\partial k^*}{\partial \lambda_e}>0$。

当原系统服务商学习能力远高于委托方学习能力时，随着原系统服务商知识创新效率的提高，其愿意分担的知识创新成本的比例降低；当原系统服务商学习能力远小于委托方学习能力时，随着原系统服务商知识创新效率的提高，其愿意分担的知识创新成本比例提高。由此可见，当原系统服务商观测到自身学习能力远高于委托方，并且，当自身知识创新效率较高时，其参与知识创新分担知识创新成本的意愿程度低，可能的原因是不愿意委托方"搭便车"而自身承担较多的创新成本；但当观测到自身学习能力远低于委托方时，随着自身知识创新效率的改善，愿意分担的知识创新成本提高。

由此可以得到，在区域医疗协同平台成功不确定性预期的影响下，当原系统服务商共同参与知识创新，愿意分担一定比例知识创新成本时，与委托方独立参与知识创新过程相比较，委托方愿意付出的努力水平将提高，并且因知识积累获得的收益将提高，而随着原系统服务商分担比例提高，委托方获得的收益随之递增。同时，原系统服务商愿意分担的知识创新成本比例也受到系统集成成功不确定性预期的影响。当自身学习能力远高于委托方学习能力时，随着集成成功预期提高，原系统服务商愿意分担的知识创新比例随之提高；当原系统服务商学习能力远小于委托方学习能力时，不确定性预期对原系统服务商愿意分担的知识创新成本比例影响较小。成本分担比例还受到自身知识创新效率的影响，当原系统服务商学习

能力远高于委托方学习能力时，随着原系统服务商知识创新效率的提高，其愿意分担的知识创新比例降低；当原系统服务商学习能力远小于委托方学习能力时，随着原系统服务商知识创新效率的提高，其愿意分担的知识创新成本比例随之提高。

6.1.3　模型应用

以厦门区域医疗协同平台建设为例，厦门区域医疗协同平台涉及多个医院，这些医院所使用的医院管理信息系统也不尽相同。我们分析其中的 3 个医院管理信息系统集成，3 个系统分别由服务商 A、服务商 B 以及服务商 C 提供。由于系统已独立运行较长时间，平台采用集成的方式实现 3 个系统的信息交互，从而最大限度利用现有信息系统。由于该项目涉及的软件供应商和系统应用主体以及人员相对一般信息系统项目更多，并且由于早期信息系统建设缺乏 IS/IT 规划以及数据规划，系统应用主体参与信息系统建设时，仅重视操作培训而忽视系统定义，原信息系统的系统架构、数据处理逻辑等核心知识均掌握在原系统服务商手中，因此，平台投资方、系统集成服务商希望原系统服务商能够共同参与到集成方案的制定中，共同了解熟悉原有信息系统的数据逻辑、业务逻辑，并对集成后的数据规划、业务流程规划献计献策，以在项目各方对于数据逻辑调整、业务流程调整达成共识，实现系统集成的预定目标。但同时也意识到行业内采用"中间件"技术实现系统集成的成功案例还较少，并且本次系统集成项目涉及的外部主体更多，涉及的内部业务部门也更多，项目组织管理具有相当大的风险，平台能否成功实现集成目标具有很大的不确定性。

与此同时，平台投资方意识到原系统服务商参与集成方案的讨论制定过程不仅有利于获得原信息系统相关知识，而且有利于提升系统集成质量，因此在与原系统服务商商谈过程中主动提出补偿策略，但在商谈过程也明显地感到，原系统服务商对系统集成能否成功持观望态度，他们认为参与系统集成具有相当大的风险。

为了评价各原系统服务商对集成成功的预期，并进一步基于其各自的预期，估计原系统服务商是否愿意在知识共享的基础上对知识创新进行投入，在外部专家以及平台建设核心成员的共同参与下，采用德菲尔法对包括投资方和系统集成商在内的委托方的学习能力与知识创新效率、3 家服务商各自的学习能力、知识创新效率进行评价（最终处理结果保留 2 位小数），并根据系统集成的初步目标、现有信息系统现状以及管理现状对系统集成的知识创新度进行评价。评价意见认为，系统集成的知识创新度相对较高，$\theta = 0.82$，需要付出的努力水平较高，$I = 0.85$；同时认为委托方的学习能力 $\alpha = 0.45$，$\lambda = 0.68$，3 家原系统服务商学习能力 $\alpha_A = 0.87$，$\alpha_B = 0.13$，$\alpha_C = 0.09$，3 家原系统服务商的知识创新效率 $\lambda_A = 0.48$、$\lambda_B = 0.11$、$\lambda_C = 0.08$。

由此可见，对于原系统服务商 A 而言，$\alpha_A >> \alpha$，随着对系统集成成功预期的提高，其愿意分担的知识创新成本比例也将提高，并且其知识创新效率相对较低，愿意借助委托方的相对较高的知识创新效率获得知识创新与知识积累；对于服务商 B、C 而言，$\alpha_B << \alpha$，$\alpha_C << \alpha$，并且其知识创新效率也远低于委托方，即便其对系统集成成功预期提高，也仍不愿意对集成创新过程中的知识创新进行投入和参与。这一基本测算与厦门市卫生局同 3 家原系统服务商的初步商谈结果相吻合，原系统服务商 A 对于共同参与系统集成方案构建、系统调整积极性较高，而原系统服务商 B、C 积极性较低。

在不考虑原系统服务商参与的前提下，委托方对集成成功的预期最低值为

$$v^* \geq \lambda^{-1} \cdot \theta^{-1} \cdot \alpha^{\frac{\alpha}{1-\alpha}} = 0.68^{-1} \cdot 0.82^{-1} \cdot 0.45^{\frac{0.45}{1-0.45}} = 0.93$$

由此可见，当不考虑原系统服务商参与时，委托方需要对系统集成成功持有较高的预期才能成功投入到知识创新的过程中。

当考虑原系统服务商参与时，假设 3 家原系统服务商均愿意参与知识创新过程，分担知识创新成本，委托方对集成成功预期将提高，假设提高到 0.96，则 3 家原系统服务商对于知识创新成本的分担比例分别为

$$k_{\mathrm{A}}^{*} = 1 - \left[\frac{1 - 0.45}{0.87} \cdot 0.48^{-1} \cdot 0.82^{-1} \cdot (0.68 \cdot 0.96 \cdot 0.82 \cdot 0.45)^{0.87} \right]^{\frac{0.45 - 1}{0.87 - 0.45 + 1}}$$
$$= 0.36$$

$$k_{\mathrm{B}}^{*} = 1 - \left[\frac{1 - 0.45}{0.13} \cdot 0.11^{-1} \cdot 0.82^{-1} \cdot (0.68 \cdot 0.96 \cdot 0.82 \cdot 0.45)^{0.13} \right]^{\frac{0.45 - 1}{0.13 - 0.45 + 1}}$$
$$= 0.95$$

$$k_{\mathrm{C}}^{*} = 1 - \left[\frac{1 - 0.45}{0.09} \cdot 0.08^{-1} \cdot 0.82^{-1} \cdot (0.68 \cdot 0.96 \cdot 0.82 \cdot 0.45)^{0.09} \right]^{\frac{0.45 - 1}{0.09 - 0.45 + 1}}$$
$$= 0.97$$

由此可见，要使原系统服务商 B、C 分别承担 95%、97% 的知识创新成本分担比例是不现实的，从而进一步印证了委托方与原系统服务商初步磋商的结果。

因此，委托方将专家对自身学习能力、知识创新效率、原系统服务商 A 的学习能力、知识创新效率告知服务商 A，坚定其参与知识创新的信心，并考虑其愿意接受的创新成本分担比例为 25%，成本差额部分对其予以经济补偿，而考虑到服务商 B、C 参与知识创新、调整系统数据结构与业务逻辑的不现实性，只要求其充分知识共享，将知识创新的职责，即规划集成方案、调整数据结构以及业务逻辑的责任更多地由系统集成商以及原系统服务商 A 承担，由此保证系统集成顺利推进。

6.2 信任心理因素对契约选择与履约行为的影响

伴随着对不确定性的研究，有关信任的研究也得到了学者的高度重视。Schurr[119]等研究指出，信任能够增强交易主体的成功预期；Ba[120]等研究指出信任迫切需要存在于诸如电子商务之类的高度不确定的环境中；Paul Ratnasingam[121]通过案例研究指出，信任对于企业间交易具有重要价值；Wener Bonte[122]通过实证研究指出，企业间信任对知识溢出有积极影响；Ellen Rusman[123]以虚拟团队为研究背景，指出信任对于团队的重要性。这些研究以实证和案例研究为重要手段，强调了信任对于多主体协作以及知识溢出的重要价值，但信任心理因素如何对平台成员的履约选择和履约行为造成影响，则尚待深入研究。

对区域医疗协同平台而言，系统集成需要建立在对原有业务系统逻辑和框架、原有管理流程进行重新梳理并且合理规划布局的基础上，需要区域医疗协同平台主体以较高的积极性共同参与到知识创新过程中，从知识创新的视角可以将平台建设的过程视为知识创新的典型过程。而平台主体参与知识创新的积极性，即是对履约选择和履约行为的体现。因此，我们从平台主体的知识创新视角，剖析信任这一心理因素对履约选择和履约行为的影响。

6.2.1　模型建立

为使问题简化，我们首先假定参与区域医疗协同平台建设的主体仅有 2 家，分别为平台实施成员主体 i 和平台实施成员主体 j，结论可以扩展至有多家主体参与的情形。

由于技术风险、管理风险等不确定性客观存在，知识创新能否达到预期效果存在不确定性。例如，平台主体可能不能有效组织多个外部主体、多个内部部门协同工作，可能不具备该项目发起企业所在行业的实践经验，可能对区域医疗协同平台建设这一系统集成的需求缺乏本质性的了解，平台主体也可能存在核心知识泄露顾虑而不愿意知识共享，或者因为"从属服务主体"角色定位而不愿调整系统逻辑。诸多的风险因素导致项目主体对区域医疗协同平台这一系统集成项目成功持有不确定性预期。由此得到假设：主体 i 和主体 j 对系统集成项目成功的预期分别为 v_i 和 v_j，$0 \leqslant v_i$，$v_j \leqslant 1$，v_i，$v_j \rightarrow 1$ 表示主体对区域医疗协同平台这一系统集成成功的预期较高；反之，则预期较低。由于平台建设的过程即是知识积累的过程，平台建设成功的预期可视为知识积累实现的预期，因此，同样假设：主体 i 和主体 j 对知识积累成功实现的预期分别为 v_i 和 v_j。

同时假设，主体参与知识创新的努力程度和学习能力可观测。努力程度为 I（$1 < I < \infty$，I 接近 1 表示所需付出的努力程度低；I 接近 ∞ 表示所需付出的努力程度高），可通过主体行为进行观测；学习能力为 α（由于知识积累一般呈递减的上升趋势，因此 $\alpha < 1$），可

通过主体学习效果进行观测。再假设存在知识创新度 $\theta(0 < \theta < 1)$，该参数受到集成前的知识积累水平、集成后预期将达到的知识积累水平的共同影响，当预期知识积累水平高而现状较低时，知识创新度 θ 越趋近于 1；反之，θ 值越趋近于 0。

1. 知识创新

根据之前所建立的知识创新函数，可以得到

$$U = \theta \cdot I^{\alpha} \tag{6.20}$$

对主体 i 和 j，由于其对知识积累能否成功实现的不确定性预期客观存在，因此，受不确定性预期的影响，主体 i 和主体 j 将实现的知识积累分别为

$$U_i = v_i \cdot \theta \cdot I_i^{\alpha_i} \tag{6.21}$$

$$U_j = v_j \cdot \theta \cdot I_j^{\alpha_j} \tag{6.22}$$

其中，U_i、U_j 分别表示主体 i 和主体 j 所实现的知识积累；I_i、I_j 分别表示主体 i 和主体 j 的努力程度；α_i、α_j 分别表示主体 i 和主体 j 的学习能力。

2. 知识创新成本的刻画

努力程度以及知识创新度对知识创新成本产生共同影响。当平台主体对知识创新付出较高的努力程度时，其投入的人力、时间等资源也将更多，因此，平台主体的努力程度将与知识创新成本呈现正相关关系；同时，当知识创新度较高时，知识创新对于平台主体的人力、时间资源需求也将更高。并且，这一相互影响可能存在"天花板"效应，即随着知识创新度提高，完全依靠增加主体的人力、时间资源投入可能满足不了系统集成的需求，这时更加需要从知识结构进行根本性改善，因此更需要额外成本付出。由此可见，知识创新成本的变化趋势，呈现出随知识创新度上升而递增地上升的趋势。基于此，我们将知识创新成本表述为

$$TC = r \cdot I \cdot \theta^{\rho} \tag{6.23}$$

其中，r 为成本系数，即单位努力程度与创新度对成本的消耗。而学者已经研究认为，知识积累在信息系统集成项目中呈现递减的上升趋势，知识积累活动存在规模上的不经济性，因此从图像上看，知识创新成本将凸向 θ。为方便运算，我们假定 $\rho = 2$，此时对于

主体 i 和主体 j 来说，其知识创新成本将分别为

$$TC_i = r \cdot I_i \cdot \theta^2 \qquad (6.24)$$

$$TC_j = r \cdot I_j \cdot \theta^2 \qquad (6.25)$$

3. 知识创新收益

由于委托方提供给实施方固定额度的补偿 w，因此对于主体 i 和主体 j 而言，其知识创新收益分别体现为

$$\pi_i = v_i \cdot \theta \cdot I_i^{\alpha_i} - r \cdot I_i \cdot \theta^2 - w \qquad (6.26)$$

$$\pi_j = v_j \cdot \theta \cdot I_j^{\alpha_j} - r \cdot I_j \cdot \theta^2 + w \qquad (6.27)$$

6.2.2 模型演算

1. 无信任因素影响

当合作双方彼此间未建立信任关系，主体 i 和主体 j 将各自以自身知识创新收益最大化为目标决定努力水平，即

$$\max \pi_i = v_i \cdot \theta \cdot I_i^{\alpha_i} - r \cdot I_i \cdot \theta^2 - w$$

$$\max \pi_j = v_j \cdot \theta \cdot I_j^{\alpha_j} - r \cdot I_j \cdot \theta^2 + w$$

$$\text{s. t.} \qquad \pi_i > 0$$

$$\text{s. t.} \qquad \pi_j > 0$$

$$\frac{\partial \pi_i}{\partial I_i} = v_i \cdot \theta \cdot \alpha_i \cdot I_i^{\alpha_i - 1} - r\theta^2$$

令 $\dfrac{\partial \pi_i}{\partial I_i} = 0$，可得

$$I_i^* = (r\theta \cdot v_i^{-1} \cdot \alpha_i^{-1})^{\frac{1}{\alpha_i - 1}} = (r\theta)^{\frac{1}{\alpha_i - 1}} \cdot v_i^{\frac{1}{1 - \alpha_i}} \cdot \alpha_i^{\frac{1}{1 - \alpha_i}} \qquad (6.28)$$

由于 $\alpha_i < 1$，因此可以得到 $\dfrac{\partial I_i^*}{\partial \theta} < 0$，$\dfrac{\partial I_i^*}{\partial v_i} > 0$，$\dfrac{\partial I_i^*}{\partial \alpha_i} > 0$，即随着知识创新度 θ 提升，主体 i 付出的努力程度将降低；随着主体 i 对知识积累成功预期 v_i 提高，其付出的努力程度将提升；随着主体 i 学习能力 α_i 增强，其付出的努力程度将提升。

同理，可得

$$I_j^* = (r\theta \cdot v_j^{-1} \cdot \alpha_j^{-1})^{\frac{1}{\alpha_j - 1}} = (r\theta)^{\frac{1}{\alpha_j - 1}} \cdot v_j^{\frac{1}{1 - \alpha_j}} \cdot \alpha_j^{\frac{1}{1 - \alpha_j}} \qquad (6.29)$$

并且，得到 $\dfrac{\partial I_j^*}{\partial \theta} < 0$，$\dfrac{\partial I_j^*}{\partial v_j} > 0$，$\dfrac{\partial I_j^*}{\partial \alpha_j} > 0$，即随着知识创新度

θ 提升，主体 j 付出的努力程度将降低；随着主体 j 对知识积累成功预期 v_j 提高，其付出的努力程度将提升；随着主体 j 学习能力 α_j 增强，其付出的努力程度将提升。

将 I_i^* 代入 π_i，可得

$$\pi_i^* = v_i^{\frac{1}{1-\alpha_i}} \cdot \theta^{\frac{2\alpha_i-1}{\alpha_i-1}} \cdot \alpha_i^{\frac{\alpha_i}{1-\alpha_i}} - r \cdot \theta^{\frac{2\alpha_i-1}{\alpha_i-1}} \cdot v_i^{\frac{1}{1-\alpha_i}} \cdot \alpha_i^{\frac{1}{1-\alpha_i}} - w$$

将约束条件束紧，令 $\pi_i^* = 0$，可以得到

$$v_i^* = \left[w \cdot \theta^{\frac{2\alpha_i-1}{1-\alpha_i}} \cdot \alpha_i^{\frac{1}{\alpha_i-1}} \cdot (\alpha_i^{\alpha_i} - r)^{-1} \right]^{1-\alpha_i}$$

即 只 有 当 主 体 i 对 知 识 积 累 成 功 预 期 大 于 $\left[w \cdot \theta^{\frac{2\alpha_i-1}{1-\alpha_i}} \cdot \alpha_i^{\frac{1}{\alpha_i-1}} \cdot (\alpha_i^{\alpha_i} - r)^{-1} \right]^{1-\alpha_i}$ 时，其参与系统集成知识积累收益才能实现。进一步可以看到

$$\frac{\partial v_i^*}{\partial \theta} = \left[w \cdot \alpha_i^{\frac{1}{\alpha_i-1}} \cdot (\alpha_i^{\alpha_i} - r)^{-1} \right]^{1-\alpha_i} \cdot (2\alpha_i - 1) \cdot \theta^{2\alpha_i}$$

当 $\alpha_i < \dfrac{1}{2}$ 时，$\dfrac{\partial v_i^*}{\partial \theta} < 0$；当 $\alpha_i > \dfrac{1}{2}$ 时，$\dfrac{\partial v_i^*}{\partial \theta} > 0$。这就意味着，当主体 i 学习能力小于 0.5 时，随着创新度提高，其对成功实现知识积累的信心降低，成功预期降低；当其学习能力大于 0.5 时，随着创新度提高，其对成功实现知识积累的信心增强，成功预期提高。

与此同时

$$w^* = v_i^{\frac{1}{1-\alpha_i}} \cdot \theta^{\frac{2\alpha_i-1}{1-\alpha_i}} \cdot \alpha_i^{\frac{1}{1-\alpha_i}} (\alpha_i^{\alpha_i} - r)$$

一般地，主体 i 提供为主体 j 的补偿应大于零，因此 $\alpha_i^{\alpha_i} > r$，此时由于 $\alpha_i < 1$，可以得到 $\dfrac{\partial w^*}{\partial v_i} > 0$，即随着主体 i 对知识积累成功预期的增强，主体 i 对主体 j 提供的补偿额度提升。同时，$\dfrac{\partial w^*}{\partial \theta} =$ $v_i^{\frac{1}{1-\alpha_i}} \cdot \alpha_i^{\frac{1}{1-\alpha_i}} (\alpha_i^{\alpha_i} - r) \cdot \dfrac{2\alpha_i - 1}{1-\alpha_i} \theta^{\frac{3\alpha_i-2}{1-\alpha_i}}$。当 $\alpha_i > \dfrac{1}{2}$ 时，$\dfrac{\partial w^*}{\partial \theta} > 0$，随着创新度 θ 提高，主体 i 愿意支付给主体 j 的补偿额度将提升；当 $\alpha_i < \dfrac{1}{2}$ 时，$\dfrac{\partial w^*}{\partial \theta} < 0$，随着创新度 θ 提高，主体 i 愿意支付给主体

j 的补偿额度将降低。

同样的，将 I_j^* 代入 π_j，可得

$$\pi_j^* = v_j^{\frac{1}{1-\alpha_j}} \cdot \theta^{\frac{2\alpha_j-1}{\alpha_j-1}} \cdot \alpha_j^{\frac{\alpha_j}{1-\alpha_j}} - r\theta^{\frac{2\alpha_j-1}{\alpha_j-1}} \cdot v_j^{\frac{1}{1-\alpha_j}} \cdot \alpha_j^{\frac{1}{1-\alpha_j}} + w$$

将约束条件束紧，令 $\pi_j^* = 0$，可以得到

$$v_j^* = \left[(-w) \cdot \theta^{\frac{2\alpha_j-1}{1-\alpha_j}} \cdot \alpha_j^{\frac{1}{\alpha_j-1}} \cdot (\alpha_j^{\alpha_j} - r)^{-1} \right]^{1-\alpha_j}$$

即当主体 j 对知识积累成功预期大于 $\left[(-w) \cdot \theta^{\frac{2\alpha_j-1}{1-\alpha_j}} \cdot \alpha_j^{\frac{1}{\alpha_j-1}} \cdot (\alpha_j^{\alpha_j} - r)^{-1} \right]^{1-\alpha_j}$ 时，其参与系统集成知识积累收益才能实现。

$$\frac{\partial v_j^*}{\partial \theta} = \left[(-w) \cdot \alpha_j^{\frac{1}{\alpha_j-1}} \cdot (\alpha_j^{\alpha_j} - r)^{-1} \right]^{1-\alpha_j} \cdot (2\alpha_j - 1) \cdot \theta^{2\alpha_j}$$

当 $\alpha_j < \dfrac{1}{2}$ 时，$\dfrac{\partial v_j^*}{\partial \theta} < 0$；当 $\alpha_j > \dfrac{1}{2}$ 时，$\dfrac{\partial v_j^*}{\partial \theta} > 0$。这就意味着，当主体 j 学习能力小于 0.5 时，随着创新度提高，其对成功实现知识积累的信心降低，成功预期降低；当其学习能力大于 0.5 时，随着创新度提高，其对成功实现知识积累的信心增强，成功预期提高。

与此同时

$$w^* = v_j^{\frac{1}{1-\alpha_j}} \cdot \theta^{\frac{2\alpha_j-1}{1-\alpha_j}} \cdot \alpha_j^{\frac{1}{1-\alpha_j}} (r - \alpha_j^{\alpha_j})$$

一般地，主体 i 提供给主体 j 的补偿应大于零，因此 $r > \alpha_j^{\alpha_j}$，此时，由于 $\alpha_j < 1$，因此可以得到 $\dfrac{\partial w^*}{\partial v_j} > 0$，即随着主体 j 对知识积累成功预期的增强，主体 i 对主体 j 提供的补偿额度提升。同样的，当 $\alpha_j > \dfrac{1}{2}$ 时，$\dfrac{\partial w^*}{\partial \theta} > 0$，随着创新度 θ 提高，主体 i 愿意支付给主体 j 的补偿额度将提升；当 $\alpha_j < \dfrac{1}{2}$ 时，$\dfrac{\partial w^*}{\partial \theta} < 0$，随着创新度 θ 提高，主体 i 愿意支付给主体 j 的补偿额度将降低。

2. 有信任因素影响

学者研究指出，信任即是合作各方共同应对风险、提升成功预

期的过程。因此，当合作方彼此信任时，对未来的成功预期将提升，并逐渐形成一致，即 $v \geqslant \max(v_i, v_j)$。并且，主体对收益的关注将从自身收益最大化转向整体收益最大化。因此，在信任因素的影响下：

$$\max \quad \pi = \pi_i + \pi_j = v \cdot \theta \cdot I_i^{\alpha_i} - r \cdot I_i \cdot \theta^2 + v \cdot \theta \cdot I_j^{\alpha_j} - r \cdot I_j \cdot \theta^2$$
$$\text{s.t.} \quad \pi_i = v \cdot \theta \cdot I_i^{\alpha_i} - r \cdot I_i \cdot \theta^2 - w > 0$$
$$\text{s.t.} \quad \pi_j = v \cdot \theta \cdot I_j^{\alpha_j} - r \cdot I_j \cdot \theta^2 + w > 0$$

令 $\dfrac{\partial \pi}{\partial I_i} = 0$，可得

$$\frac{\partial \pi}{\partial I_i} = v \cdot \theta \cdot \alpha_i \cdot I_i^{\alpha_i - 1} - r\theta^2 = 0$$

$$I_i^{**} = (r\theta)^{\frac{1}{\alpha_i - 1}} \cdot v^{\frac{1}{1-\alpha_i}} \cdot \alpha_i^{\frac{1}{1-\alpha_i}}$$

由于 $v > v_i$，因此 $I_i^{**} > I_i^*$。

同理，可得

$$I_j^{**} = (r\theta)^{\frac{1}{\alpha_j - 1}} \cdot v^{\frac{1}{1-\alpha_j}} \cdot \alpha_j^{\frac{1}{1-\alpha_j}}, \quad 并且 I_j^{**} > I_j^*。$$

将 I_i^{**} 代入 π_i，可得

$$\pi_i^{**} = v^{\frac{1}{1-\alpha_i}} \cdot \theta^{\frac{2\alpha_i - 1}{\alpha_i - 1}} \cdot \alpha_i^{\frac{\alpha_i}{1-\alpha_i}} - r \cdot \theta^{\frac{2\alpha_i - 1}{\alpha_i - 1}} \cdot v^{\frac{1}{1-\alpha_i}} \cdot \alpha_i^{\frac{1}{1-\alpha_i}} - w$$
$$= v^{\frac{1}{1-\alpha_i}} \cdot \theta^{\frac{2\alpha_i - 1}{\alpha_i - 1}} \cdot \alpha_i^{\frac{1}{1-\alpha_i}} (\alpha_i^{\alpha_i} - r) - w$$

因需满足约束条件 $\pi_i > 0$，所以 $\alpha_i^{\alpha_i} - r > 0$。此时，由于 $\alpha_i < 1$，所以 $\dfrac{\partial \pi^{**}}{\partial v} > 0$，即当信任因素客观存在并使 $v > v_i$ 时，$\pi_i^{**} > \pi_i^*$。

将约束条件 π_i^{**} 束紧，得到 $w^{**} = v^{\frac{1}{1-\alpha_i}} \cdot \theta^{\frac{2\alpha_i - 1}{\alpha_i - 1}} \cdot \alpha_i^{\frac{1}{1-\alpha_i}} (\alpha_i^{\alpha_i} - r)$，又由于 $\alpha_i^{\alpha_i} - r > 0$，所以 $\dfrac{\partial w}{\partial v} > 0$，即在信任因素影响下，随着主体 i 对知识积累的成功预期相对无信任因素影响时更高，其愿意支付给主体 j 的补偿将提升。

同样的，将 I_j^{**} 代入 π_j，可得

$$\pi_j^{**} = v^{\frac{1}{1-\alpha_j}} \cdot \theta^{\frac{2\alpha_j - 1}{\alpha_j - 1}} \cdot \alpha_j^{\frac{1}{1-\alpha_j}} (\alpha_j^{\alpha_j} - r) - w, \quad 并且 \pi_j^{**} > \pi_j^*$$

将约束条件 π_j^{**} 束紧，得到 $w^{**}=v^{\frac{1}{1-\alpha_j}}\cdot\theta^{\frac{2\alpha_j-1}{\alpha_j-1}}\cdot\alpha_j^{\frac{1}{1-\alpha_j}}(\alpha_j^{\alpha_j}-r)$，又由于 $\alpha_j^{\alpha_j}-r>0$，所以 $\frac{\partial w}{\partial v}>0$，即在信任因素影响下，随着主体 j 对知识积累的成功预期相对无信任因素影响时更高，主体 i 愿意支付给主体 j 的补偿将提升。

因此在信任因素影响下，可以看到：

(1)主体 i 和主体 j 对知识积累的成功预期将提升，并由此促进主体 i 和主体 j 为知识创新付出努力程度提升。

(2)相对无信任因素影响的情况，主体 i 和主体 j 的知识积累收益将得到提升，从而促进系统集成整体知识创新收益提升。

(3)由于主体 i 和主体 j 对知识积累的成功预期相对无信任因素影响时提升，主体 i 愿意支付给主体 j 的补偿额度 w 将得以提升。

6.2.3　模型解释

从上述模型可以看到：

(1)无信任因素影响时，平台主体参与知识创新将以自身知识积累收益最大化为目标，在区域医疗协同平台建设这一知识创新过程中，主体对知识创新付出努力的程度受到知识创新度、主体对知识积累成功预期以及自身学习能力的影响。在知识创新度、主体对知识积累成功预期以及自身学习能力可测量的前提下，随着知识创新度 θ 提升，主体付出的努力程度将降低；随着主体对知识积累成功预期 v 提高，其付出的努力程度将提升；随着主体学习能力 α 增强，其付出的努力程度将提升。

(2)在区域医疗协同平台建设这一知识创新过程中，主体对知识积累成功预期受到自身学习能力以及知识创新度的影响。当平台主体认为自身学习能力小于0.5时，随着创新度提高，其对成功实现知识积累的信心降低，成功预期降低；当认为其学习能力大于0.5时，随着创新度提高，其对成功实现知识积累的信心增强，成功预期提高。

(3)随着主体间相互信任的增强，平台主体将以整体知识积累收益最大化为目标，主体对知识积累的成功预期将提升，并由此促进主体对知识创新努力程度的提升、各自知识创新收益的提升，以及平台建设整体知识创新收益提升。

（4）主体对知识积累的成功预期、主体自身的学习能力以及创新度对于主体i愿意支付给主体j的补偿额度产生影响。随着主体i对知识积累成功预期的提升，主体i愿意支付给主体j的补偿额度将提升；随着主体j对知识积累成功预期的提升，主体i愿意支付给主体j的补偿额度将提升。当主体i认为自身学习能力小于0.5时，随着创新度提高，其愿意支付给主体j的补偿额度将降低；当主体i认为自身学习能力大于0.5时，随着创新度提高，其愿意支付给主体j的补偿额度将提升。当主体j的学习能力小于0.5时，随着创新度提高，主体i愿意支付给主体j的补偿额度将降低；当主体j的学习能力大于0.5时，随着创新度提高，主体i愿意支付给主体j的补偿额度将提升。

6.2.4　信任心理因素在区域医疗协同平台中的体现

在对镇江区域医疗协同平台建设过程进行详细调研中，我们了解到，尽管信息系统集成在技术上已经成为可能，但区域医疗协同平台建设尚无成熟经验可循，医院信息系统能否有效整合、居民健康档案能否有效收集与更新、社区医院能否得到患者认同等一系列问题都具有不确定性。作为项目的两大核心主体——镇江市政府和用友医疗股份有限公司，在项目前期对于能否成功建设区域医疗协同平台、能否创新性地改善医疗管理环境、能否成功实现知识创新等问题，所持有的成功预期并不高。针对这一情况，镇江市政府与用友医疗股份有限公司选择了共同出资成立用友镇江智慧健康研究院，以战略联盟的形式强化彼此的合作，从而增强彼此的信心。这一举措较好地调动了镇江市卫生局、镇江市公安局、镇江市医保办、镇江两大医疗集团参与区域医疗协同平台建设、参与系统集成方案构建与实施等知识创新的积极性，同时也极大地促进了用友医疗股份有限公司参与平台建设、参与知识创新的积极性。用友医疗股份有限公司长期派驻在镇江实施现场的系统分析及研发人员超过50人，对其重视程度远远超过大连、阳江等其他项目。镇江市政府作为全国医疗改革试点城市，对区域医疗协同平台建设做了大量的准备工作，包括两大医疗集团的建立、社区诊所惠民举措等；用友医疗股份有限公司也以大连、阳江等地实施经验为基础，积极投入镇江区域医疗协同平台建设。两大核心项目主体对自身学习能力持认可态度，面对从无到有的新生事物——区域医疗协同平台，他们通过加强彼此的信任，增强了成功实现知识创新从而成功建设平台的信心。

6.3　利他心理因素对契约选择与履约行为的影响

从"经济人"的视角，学者一般认为，在多方合作的环境下，主体基于利己原则可能存在"搭便车"行为[124]，并且这种"搭便车"行为对整体绩效产生负面影响[125]，从而力图构建相应机制以规避可能出现的"搭便车"[126-127]。但从"行为人"视角，"搭便车"行为并不完全基于主体的利己性，它可能更多地源于合作主体提供的利他行为，即亚当·斯密(《道德情操论》，1759)所指出的，"无论人们会认为某人怎样自私，这个人的天赋中总是明显地存在这样一些本性，这些本性使他关心别人的命运，把别人的幸福看成是自己的事情，虽然他除了看到别人的幸福而感到高兴之外，一无所得"。[128]在利他行为客观存在的前提下，利他行为所促使的"搭便车"现象是否一定会对区域医疗协同平台建设过程中的知识创新整体绩效产生负面影响，利他行为本身受到哪些因素的影响，则成为促进平台建设过程中知识创新首先需要解决的问题。

随着知识经济的兴起，知识创新成为国内外学者关注的焦点，探寻知识创新激励机制成为学者研究的热点。David 等研究专利保护策略的适用性，提出当模仿需要大量成本投入并且首发优势明显时，专利保护并非鼓励创新的最优模式；Kudyba 等结合供应链利益分配机制提出了强化联盟内信息交互的知识创新激励措施；雷宏振等提出了建立组织激励目标、顺畅信息交流机制、多通道互补的分配机制、创新诱导机制等知识创新的激励机制；马亚男对大学企业联盟的合作创新进行研究，提出了基于产出分享的激励措施；吴冰等结合供应链分析了互惠合作是协同创新的前提，提出了基于正强化和负强化的激励机制；Roberto 等比较了企业独立承担创新投资与形成联盟共同降低创新成本两种策略，指出两种策略均对创新有益。这些研究强调有形产品这一创新成果的价格分配机制对知识创新的影响，本质上从"利己"假设出发探寻利益分配与知识创新的关系，而区域医疗协同平台这一过程的知识创新成果体现为集成管理实践，缺乏有形成品的支撑，因此，以"利己"为假设前提的利益分配机制并不能有效地促进知识创新。"利他"自亚当·斯密在《道德情操论》中指出以来，一直得到学者的广泛关注，尤其是在脑神经经济学和行为经济学领域。Backer 等[129]给出社会偏好函数，对纯粹利他行为进行研究，认为某个参与者的效用会随着其他参与者效用的上升而上升，也会通过别人施以善举而获得效用；Ernst Fehr 等[130]研究指出，利他是人类行为的重要属性，并且对合作产生重要影响；饶育蕾等[131]将异质性利他偏好引入到博弈者的效用函数中，构建了基于心理效用的随机扰动的异质性利他偏好模型以拟合蜈蚣博弈实验数据；唐俊等[132]应用脑神经经济学系统分析框架构造利他行为模型，认为利他行为包容了理性与情感不同的行为决策模式，从"内生"角度对利他行为进行了诠释。这些研究强调了利他行为在合作环境中的客观存在性，但利他以利益让渡为隐含前提，个体发生利他行为则以牺牲自身利益为代价，但在合作知识创新中，利益更多是以获得知识积累体现，由于知识的非消耗性属性客观存在，知识共享的利益让渡并不会造成自身利益的减少。因此，已有的有关利他的研究结果不能直接应用于区域医疗协同平台这一知识创新特定背景。

　　基于此，我们以利他行为的客观存在性为前提，构建知识创新模型，并从知识创新收益分享和知识创新成本分担两个维度出发，对模型进行演算，分析利他行为对区域医疗协同平台建设中知识创新的影响，以及影响利他行为发生的关键因素。同时，以厦门区域医疗协同平台这一信息系统集成项目为例，分析平台建设过程中厦门市卫生局的利他行为及其对知识创新的影响。

6.3.1 模型建立

为简化问题，我们首先假定，仅有两家主体参与区域医疗协同平台建设的知识创新过程中，它们分别是主体 i 和主体 j，并且主体 i 的知识创新能力相对主体 j 更强，利他行为由主体 i 向主体 j 发生。假定平台建设的知识创新度为 θ（ $0 < \theta < 1$），用于衡量在实现医疗信息系统集成、建成区域医疗协同平台后，知识积累与集成前相比的创新程度，该参数受到平台建设需求、原有医疗信息系统系统现状的影响，当平台建设需求相对原信息系统现状变化幅度大时，知识创新度的衡量值 θ 值高。假定对于主体 i 和主体 j 而言，其知识积累效率分别为 r_i 和 r_j（ $0 < r_i < 1$，$0 < r_j < 1$），r 接近于 1，表示知识积累效率高；r 接近于 0，表示知识积累效率低。由于主体 i 的知识创新能力相对主体 j 更强，因此 $r_i > r_j$。由于主体 i 和主体 j 合作参与平台建设知识创新，因此，通过平台建设整体实现的知识积累 $r\theta$ 等同于 $\max(r_i\theta, r_j\theta)$，又由于 $r_i > r_j$，因此 $r\theta = r_i\theta$。

再考虑知识创新成本。我们将主体 i 和主体 j 为知识创新付出的努力程度定义为 I_i 和 I_j，知识创新成本将受到努力程度 I 和创新程度 θ 的共同影响，并且可以直观地看到，当创新程度 θ 提高时，知识创新成本可能出现加速增长的态势。因此，我们定义知识创新成本：

$$\text{TC}_i = I_i\theta^2 \qquad (6.30)$$

$$\text{TC}_j = I_j\theta^2 \qquad (6.31)$$

由此可得，主体 i 和主体 j 参与信息系统集成所获得的知识创新收益分别为

$$\pi_i = r\theta - I_i\theta^2 \qquad (6.32)$$

$$\pi_j = r_j\theta - I_j\theta^2 \qquad (6.33)$$

6.3.2 模型演算

1. 利他行为体现为知识创新收益分享

当考虑利他行为发生并且体现为知识创新收益分享时，主体 i

207

会将所获得的知识积累无偿地部分提供给主体 j，以帮助主体 j 提升知识积累水平。由于知识具有非消耗性，因此，此时主体 i 的知识积累水平不变，主体 j 的知识积累水平将得以提升。假定主体 i 基于利他行为对主体 j 的知识分享比例为 k（$0 < k \le 1$），则此时

$$\pi_i = r\theta - I_i\theta^2 \qquad (6.34)$$

$$\pi_j = r_j\theta + kr\theta - I_j\theta^2 \qquad (6.35)$$

下面观察利他行为发生时对主体 j 的影响：

当无利他行为发生时，由 $\pi_j = r_j\theta - I_j\theta^2$，可得

$$\frac{\partial \pi_j}{\partial \theta} = r_j - 2I_j\theta = 0, \quad \theta^* = \frac{r_j}{2I_j}$$

当利他行为发生时，由 $\pi_j = r_j\theta + kr\theta - I_j\theta^2$，可得

$$\frac{\partial \pi_j}{\partial \theta} = r_j + kr - 2I_j\theta = 0, \quad \theta^{**} = \frac{r_j + kr}{2I_j} > \theta^*$$

并且可以直观地看到 $\pi_j^{**} > \pi_j^*$。

将 θ^* 和 θ^{**} 分别代入 π_i、π_j，可得

$$\pi_i^* = \frac{r \cdot r_j}{2I_j} - I_i \cdot \frac{r_j^2}{4I_j^2} = \frac{r_j(2rI_j - I_i r_j)}{4I_j^2} \qquad (6.36)$$

$$\pi_i^{**} = r\frac{r_j + kr}{2I_j} - I_i\frac{(r_j + kr)^2}{4I_j^2} = \frac{(r_j + kr)(2rI_j - I_i r_j - I_i kr)}{4I_j^2}$$

$$(6.37)$$

要使 $\pi^{**} > \pi^*$，则需

$$(r_j + kr)(2rI_j - I_i r_j - I_i kr) > r_j(2rI_j - I_i r_j)$$

$$k < 2\left(\frac{I_j}{I_i} - \frac{r_j}{r}\right) \qquad (6.38)$$

将约束束紧，可得

$$k = 2\left(\frac{I_j}{I_i} - \frac{r_j}{r}\right)$$

$\frac{\partial k}{\partial I_j} > 0$，即随着主体 j 对知识创新付出努力程度的增强，主体 i 愿意提供给主体 j 的知识共享比例将增大，利他行为将增强。

$\dfrac{\partial k}{\partial r_j} < 0$，即随着主体 j 知识积累效率的增强，主体 i 愿意提供给主体 j 的知识共享比例将降低，利他行为将降低。

$\dfrac{\partial k}{\partial I_i} < 0$，即随着主体 i 自身对知识创新付出努力程度的增强，主体 i 愿意提供给主体 j 的知识共享比例将降低，利他行为将降低。

$\dfrac{\partial k}{\partial r_i} > 0$，即随着主体 i 自身知识积累效率的增强，主体 i 愿意提供给主体 j 的知识共享比例将提高，利他行为将增强。

2. 利他行为体现为知识创新成本分担

当考虑利他行为发生并且体现为知识创新成本分担时，主体 i 会主动分担本应由主体 j 付出的知识创新成本，即主体 j 将 $p(0 < p < 1)$ 比例的知识创新成本转移给主体 i 承担。此时

$$\pi_i = r\theta - I_i\theta^2 - pI_j\theta^2 \tag{6.39}$$

$$\pi_j = r_j\theta - (1 - p)I_j\theta^2 \tag{6.40}$$

下面观察利他行为发生时对主体 j 的影响：

当无利他行为发生时，由 $\pi_j = r_j\theta - I_j\theta^2$，可得

$$\frac{\partial \pi_j}{\partial \theta} = r_j - 2I_j\theta = 0, \quad \theta^* = \frac{r_j}{2I_j}$$

当利他行为发生时，由 $\pi_j = r_j\theta - (1 - p)I_j\theta^2$，可得

$$\frac{\partial \pi_j}{\partial \theta} = r_j - 2(1 - p)I_j\theta = 0, \quad \theta^{**} = \frac{r_j}{2(1 - p)I_j} > \theta^*$$

将 θ^* 和 θ^{**} 分别代入 π_i，可得

$$\pi_i^* = r\frac{r_j}{2I_j} - I_i\frac{r_j^2}{4I_j^2} = \frac{r_j(2rI_j - I_ir_j)}{4I_j^2} \tag{6.41}$$

$$\pi_i^{**} = r\frac{r_j}{2(1 - p)I_j} - (I_i + pI_j)\frac{r_j^2}{4(1 - p)^2I_j^2}$$

$$= \frac{r_j[2rI_j(1 - p) - r_j(I_i + pI_j)]}{4(1 - p)^2I_j^2} \tag{6.42}$$

要使 $\pi_i^{**} > \pi_i^*$，则需

$$\frac{2rI_j(1-p) - r_j(I_i + pI_j)}{(1-p)^2} > 2rI_j - I_i r_j$$

$$p < 1 - \frac{r_j(I_i + I_j)}{2rI_j}$$

即主体 i 能够为主体 j 提供的成本分担是有限的, 分担比例 $p < 1 - \frac{r_j(I_i + I_j)}{2rI_j}$。将约束条件束紧, 得到

$$p = 1 - \frac{r_j(I_i + I_j)}{2rI_j}$$

$\frac{\partial p}{\partial I_j} = \frac{r_j I_i}{2rI_j^2} > 0$, 即随着主体 j 努力程度提升, 主体 i 愿意为主体 j 分担的知识创新成本比例会相应提升。

$\frac{\partial p}{\partial I_i} = -\frac{r_j}{2rI_j} < 0$, 即随着主体 i 努力程度提升, 主体 i 愿意为主体 j 分担的知识创新成本比例会相应降低。

$\frac{\partial p}{\partial r} = \frac{r_j(I_i + I_j)}{2I_j r^2} > 0$, 即随着主体 i 的知识积累效率提升, 主体 i 愿意为主体 j 分担的知识创新成本比例会相应提升。

$\frac{\partial p}{\partial r_j} = -\frac{I_i + I_j}{2rI_j} < 0$, 即随着主体 j 知识积累效率提升, 主体 i 愿意为主体 j 分担的知识创新成本比例会相应降低。

同时可以直观地观察到, 当利他行为体现为知识创新成本分担时, $\pi_j^{**} > \pi_j^{*}$。

6.3.3　模型解释

从上面的分析可以看到:

（1）当利他行为体现为知识创新收益分享时, 主体 i 将自身的知识积累以比例 k 分享给主体 j, 知识创新度 θ 将提升, 并且主体 j 因获得知识创新收益分享而效益提升, 主体 i 无偿提供部分知识积累给主体 j, 其收益并不一定减少, 当分享比例

$k < 2\left(\dfrac{I_j}{I_i} - \dfrac{r_j}{r}\right)$ 时，主体 i 的收益仍相比无利他行为时更高。

（2）当利他行为体现为知识创新成本分担时，主体 i 以比例 p 承担本应由主体 j 承担的知识创新成本，此时，知识创新度 θ 将得以提升，主体 j 的知识创新收益增长，但主体 i 的知识创新收益可能增长也可能降低，当分摊比例 $p < 1 - \dfrac{r_j(I_i + I_j)}{2rI_j}$ 时，主体 i 的知识创新收益增长；当 $p > 1 - \dfrac{r_j(I_i + I_j)}{2rI_j}$ 时，知识创新度的提升不足以弥补其分担知识创新成本所带来的损失，因此主体 i 的知识创新收益降低。

（3）当利他行为体现为知识创新收益分享时，主体 i 所愿意提供给主体 j 的知识共享比例 k 受到主体 i 与主体 j 的知识积累效率、知识创新努力程度的影响。随着主体 j 努力程度的提升，主体 i 所愿意提供的知识共享比例 k 提升；随着主体 j 知识积累效率增长，主体 i 所愿意提供的知识共享比例 k 下降；随着主体 i 知识积累效率提升，主体 i 所愿意提供的知识共享比例 k 提升；随着主体 i 努力程度增长，主体 i 所愿意提供的知识共享比例 k 下降。

（4）当利他行为体现为知识创新成本分担时，主体 i 所愿意分担的知识创新成本比例 p 受到主体 i 与主体 j 的知识积累效率、知识创新努力程度的影响。随着主体 j 努力程度的提升，主体 i 所愿意分担的知识创新成本比例 p 提升；随着主体 j 知识积累效率增长，主体 i 所愿意分担的知识创新成本比例 p 下降；随着主体 i 知识积累效率提升，主体 i 所愿意分担的知识创新成本比例 p 提升；随着主体 i 努力程度增长，主体 i 所愿意分担的知识创新成本比例 p 下降。

（5）主体 i 产生利他行为也会受到合作方条件和自身条件的影响，当观测到合作方为知识创新付出的努力程度高时，其提供利他行为的意愿会相应提升；当观测到合作方知识积累效率较高时，其提供利他行为的意愿会相应降低；当认为自身知识积累效率较高时，其提供利他行为的意愿会相应提高；当认为自身付出的努力程度较高时，其提供利他行为的意愿会相应降低。

6.3.4　利他心理因素在区域医疗协同平台中的体现

我们在对厦门、大连、镇江、阳江、上海闵行等地区域医疗协同平台建设进行实地调研的过程中，分析平台建设过程中主体间是否存在利他行为，以及利他行为的表现形式和利他行为的影响。

以厦门为例，从厦门区域医疗协同平台的实施过程中我们了解到，厦门市卫生局在平台建设中发挥了核心作用，平台规划、合作伙伴选择、健康档案标准的建立以及逐年平台建设方案的编制与落实，都主要由厦门市卫生局负责，其他合作伙伴（系统集成软件供应商、医院管理信息系统软件供应商、通信运营商等）主要承担方案实施职责。尽管各方合作参与到信息系统集成建设中，但从知识创新的能力角度看，在区域医疗协同平台建设中，厦门市卫生局知识创新的能力明显强于其他合作伙伴。如果仅仅按照合约执行，厦门市卫生局定位于"委托方"的角色，将信息系统集成这一软件项目外包给系统集成软件供应商、医院管理信息系统软件供应商、通信运营商等单位，可以不在项目推进过程中参与知识创新，参与平台建设方案编制、健康档案标准编制等创新活动。但在调研中我们看到，由于平台建设尚无成熟经验可循，系统集成软件供应商、医院管理信息系统软件供应商以及通信运营商等都不足以承担平台规划、健康档案标准建立、平台建设方案编制等职责，因此厦门市卫生局对平台建设知识创新承担主要职责。

在几年的平台建设过程中，在各阶段形成的知识创新成果，厦门市卫生局均对其他合作伙伴进行了知识共享，例如健康档案标准，厦门市卫生局在平台建设过程中逐渐梳理形成后共享给系统集成软件供应商、医院信息系统软件供应商使用，该标准厦门市卫生局正准备在国内申请专利，但并没有打算要求系统集成软件供应商、医院信息系统软件供应商支付专利使用费，这种行为即是体现为知识共享的利他行为。梳理形成健康档案标准，厦门市卫生局对其所投入的人力、物力资源，也没有要求其他合作伙伴支付报酬，这些知识创新成本由厦门市卫生局承担，这也是知识创新成本分担的利他行为。

并且，通过几年的平台建设合作，厦门市卫生局意识到自身的知识积累效率高于系统集成软件供应商、医院信息系统软件供应商等其他合作伙伴，但其并没有更换合作伙伴，而是继续以知识共享的方式，将知识创新成果分享给其他合作伙伴，帮助他们提升知识积累水平。与此同时，系统集成软件供应商、医院管理信息系统软件供应商等合作主体在平台建设过程中也竭尽全力参与知识创新，尽管他们的知识积累效率相对厦门市卫生局较低，但他们将厦门市区域医疗协同平台建设作为公司最重要的项目，由第一责任人亲自负责，分配公司中最优势的人力资源投入到项目中，并且针对平台建设过程中出现的问题及时响应、充分沟通。正是由于他们对平台建设知识创新努力程度提升，他们所获得的知识共享不断增多。

从厦门市区域医疗协同平台建设实践中我们可以看到，主体之间的知识创新并不是完全以自身利益为导向的，以知识创新收益分享、知识创新成本分担为表现形式的利他行为较多地体现在合作创新过程中。同时，合作伙伴间的知识积累效率、知识创新努力程度将对利他行为产生影响。

6.4 满意心理因素对契约选择与履约行为的影响

6.4.1 满意度模型

员工满意度也叫做工作满意度或者员工的满足感（job satisfaction），用于刻画员工因为对工作满意，或者在提升自己的工作价值观时所产生的愉悦感。学者针对员工满意度的研究早在1935年即取得进展，Hoppock 在 *Job Satisfaction* 中最早提出了员工满意度这一概念[133]，他认为工作满意度来源于工作者心理和生理

213

的满足感，工作者对工作情境的主观反应和评价即形成工作满意度。近年来，在企业内部人力资源管理领域开展了较多关于满意度的研究。例如，Thomas[134]研究组织认同感、组织满意度与创新绩效之间的相互关系；Samantha D. Montes[135]研究组织承诺对于改善员工满意度的影响，强调组织承诺对于提高员工满意度的重要性；Lisa Schurer Lambert[136]从员工工作报酬和工作内容两个维度构建了工作满意度模型，并用该模型解释了员工报酬与工作满意度的关系。以及工作内容与满意度的关系。但这些研究结果建立在报酬可精确测量的基础上，而知识创新所获得的报酬并不能精确测量，因此，这些研究结果不能直接应用到知识创新实践中。

在区域医疗协同平台主体为"行为人"假设的基础上，我们将员工满意度相关理论作为研究基础，建立针对区域医疗协同平台建设中知识创新主体的满意度模型。

进一步假设，平台建设知识创新过程中，主体预期获得知识创新收益为 DE(desired earning)，即主体在参与协同知识创新前希望能够实现一定程度的新知识获取；协同知识创新过程完成后，主体实际获得知识创新收益 VE(valued earning)。尽管 DE 和 VE 不能被精确测量，但可以被创新主体所感知，同时能够通过合作过程中对知识创新的积极性、对知识消化吸收能力提升等，被外界所观测。由此，我们得到平台主体满意度为

$$S = \text{VE} - \text{DE} \qquad (6.43)$$

当实际获得的收益比预期收益高时，主体满意度 $S>0$；当实际获得的收益比预期收益低时，主体满意度 $S<0$。进一步考虑创新主体获得知识收益的同时需要一定程度的努力付出，并且对于自身的努力，同样也存在着期望付出 DP(desired payment)与实际付出 VP(valued payment)的差异。当主体实际付出大于期望付出时，则会认为付出了加倍努力才获得相应的知识提升，满意度会相应降低；反之，当实际付出小于期望付出时，则会认为没有想象中那么困难即获得相应知识提升，满意度会相应提高。因此，创新主体的满意度可进一步体现为

$$S = VE - DE - (VP - DP) \qquad (6.44)$$

同样，尽管 DP 和 VP 不能被精确测量，但能够被创新主体所感知，同时能够通过对知识创新投入资源的数量和质量，被外界所观测。

基于公式(6.44)，我们分不同情况对创新主体满意度进行分析。

(1)假定 VP、DP 不变，分析 VE、DE 对满意度 S 的影响。

暂不考虑 VP、DP 的变化，仅考虑期望收益 DE 与实际收益 VE 变化对满意度 S 的影响。可以直观地看到，当期望收益 DE 与实际收益 VE 相等时，主体实现基本要求，满意度为 0；当期望收益 DE 大于实际收益 VE 时，主体未能实现基本要求，满意度为负；当期望收益 DE 小于实际收益 VE 时，所实现的知识获取超过基本要求，满意度为正。如图 6.2(a)所示，沿均衡线，满意度为 0，从左向右，随着实际收益 VE 降低、期望收益 DP 提升，满意度将呈现自右上向左下降低的态势。

同时可以看到，随着协作过程的推进，主体的期望收益 DE 和实际收益 VE 都可能发生变化，并且这种变化可能并不同步。例如，随着知识积累知识收益的增长，期望获得更多的收益从而增大期望收益 DE，而实际能够获得的收益 VE 不能发生变化；或者因为外部协作增强，实际获得知识积累收益 VE 增大，而期望收益 DE 没有发生变化。出现这种变化时，可以看到，如果主体期望收益 DE 增长幅度超过实际收益 VE 增长幅度(假定 VE 从 1~10 变化，DE 变化幅度是 VE 的 1.2 倍)，随着实际收益 VE 的降低、期望收益 DE 的增长，满意度自右上向左下的下降趋势更加显著，如图 6.2(b)所示。

当主体期望收益 DE 变化幅度低于实际收益 VE 变化幅度时(假定 DE 从 1~10 变化，VE 变化幅度是 DE 的 1.2 倍)，可以看到，随着实际收益 VE 的降低、期望收益 DE 的增长，满意度自右上向左下的下降趋势略为缓和，如图 6.2(c)所示。

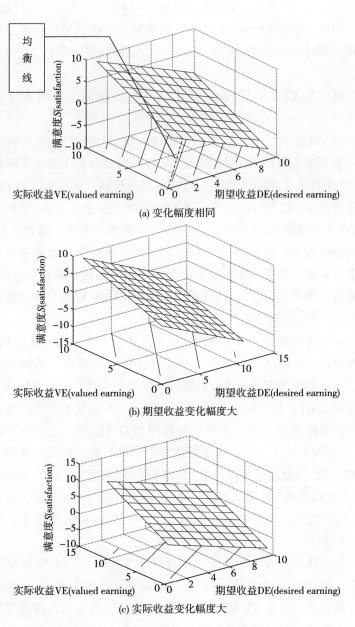

(a) 变化幅度相同

(b) 期望收益变化幅度大

(c) 实际收益变化幅度大

图 6.2

216

（2）假定 VE、DE 不变，分析 VP、DP 变化对满意度 S 的影响。

暂不考虑期望收益 DE、实际收益 VE 的变化，仅考虑期望付出 DP 与实际付出 VP 变化对满意度 S 的影响。可以看到，当期望付出 DP 与实际付出 VP 相等时，主体实现基本要求，满意度 S 为 0；当期望付出 DP 大于实际付出 VP 时，主体所付出的努力程度低于预期，满意度为正；当期望付出 DP 小于实际付出 VP 时，主体实际付出的努力程度高于预期，满意度为负。因此可以看到，从左向右，随着实际付出的减少，期望付出的增加，主体的满意度将呈现自右下向左上增长的趋势，如图 6.3(a)所示。

随着协作进程的推进，主体的期望付出 DP 和实际付出 VP 也可能发生变化，并且这种变化可能不同步。例如，在协作前期遇到困难，主体对未来的不确定性预期增大，从而预期增加资源投入，从而增加期望付出 DP，但实际并没有增加付出 VP；或者主体的期望付出 DP 没有发生变化，但实际付出 VP 增加，出现这种变化时，可以看到，如果主体预期付出 DP 的增长幅度超过实际付出 VP 的增长幅度(假定 VP 从 1～10 变化，DP 变化幅度是 VP 的 1.2 倍)，满意度总体相对同比例变化的情形提升，如图 6.3(b)所示。

当主体预期付出 DP 的增长幅度低于实际付出 VP 的增长幅度(假定 DP 从 1～10 变化，VP 变化幅度是 DP 的 1.2 倍)，可以看到，随着实际付出 VP 的减少、期望付出 DP 的增长，满意度总体相对同比例变化的情形下降，如图 6.3(c)所示。

（3）假设实际收益 VE 与实际付出 VP 不变，分析期望收益 DE 与期望付出 DP 变化对满意度 S 的影响。

暂不考虑实际收益 VE、实际付出 VP 的变化，仅考虑期望收益 DE 和期望付出 DP 变化对满意度 S 的影响。可以看到，满意度 S 可表达为

$$S = (VE - VP) - (DE - DP) \tag{6.45}$$

即期望收益与期望付出会形成一定的差额，这一差额对满意度 S 造成负面影响。当期望收益大于期望付出时，主体将形成一定的心理期望值，期待实际收益与实际付出的差额达到或者超过这一期望

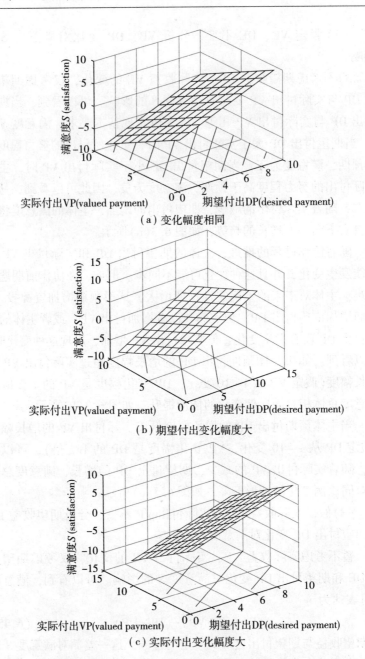

（a）变化幅度相同

（b）期望付出变化幅度大

（c）实际付出变化幅度大

图 6.3

值。如果实际收益与实际付出的差额没有达到这一期望值，则满意度将为负。因此，期望收益与期望付出所形成的"心理落差"对满意度造成负向影响，即通常所说的期望值越高，满意度越低。

将实际收益 VE、实际付出 VP 视为恒定，仅分析期望收益 DE、期望付出 DP 对满意度的影响。当期望收益 DE 与期望付出 DP 相等时，主体满意度为 0；当期望收益 DE 大于期望付出 DP 时，主体将形成较大的"心理落差"，对满意度形成负向影响；当期望收益 DE 小于期望付出 DP 时，主体将形成对付出大于收益的"心理准备"，最终对满意度形成正向影响，如图 6.4(a)所示。

同样的，期望收益和期望付出也会随着协作的推进发生变化，并且可能变化不同步。当期望收益变化幅度大于期望付出变化幅度时，(假定期望付出 DP 变化幅度 1~10，期望收益 DE 变化幅度是期望付出 DP 变化幅度的 1.2 倍)，可以看到，"心理落差"进一步扩大，随着期望付出降低、期望收益增大，主体满意度下降程度更大，如图 6.4(b)所示。

当期望收益变化幅度小于期望付出变化幅度时(假定期望收益 DE 变化幅度 1~10，期望付出 DP 变化幅度是期望收益 DE 变化幅度的 1.2 倍)，可以看到，"心理落差"缩小，随着期望付出降低、期望收益增大，主体满意度下降程度趋向缓和，如图 6.4(c)所示。

(4)假定期望收益 DE 与期望付出 DP 不变，分析实际收益 VE 与实际付出 VP 变化对满意度 S 的影响。

暂不考虑期望收益 DE、期望付出 DP 的变化，仅考虑实际收益 VE 和实际付出 VP 变化对满意度 S 的影响。可以看到，此时满意度 S=VE−VP，即为实际收益与实际付出的差值。当实际收益 VE 与实际付出 VP 相等时，主体满意度为 0；当实际收益 VE 大于实际付出 VP 时，主体实际获得收益大于实际付出的努力，满意度为正；当实际收益 VE 小于实际付出 VP 时，主体付出的努力大于所获得收益，满意度为负，如图 6.5(a)所示。

同样的，实际收益和实际付出也会随着协作的推进发生变化，并且可能变化不同步。当实际收益变化幅度大于实际付出变化幅度时(假定实际付出 VP 变化幅度 1~10，实际收益 VE 变化幅度是期

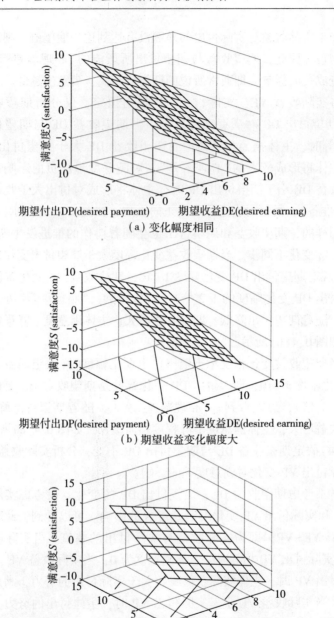

（a）变化幅度相同

（b）期望收益变化幅度大

（c）期望付出变化幅度大

图 6.4

望付出 VP 变化幅度的 1.2 倍），随着实际付出降低、实际收益增大，主体满意度总体相对提升，如图 6.5(b)所示。

当实际收益变化幅度小于实际付出变化幅度时（假定实际收益 VE 变化幅度 1~10，实际付出 VP 变化幅度是期望付出 DP 变化幅度的 1.2 倍），随着期望付出降低、期望收益增大，主体满意度总体相对下降，如图 6.5(c)所示。

6.4.2　心理账户影响下的满意度模型

由于满意度测量所涉及的期望收益 DE、实际收益 VE、期望付出 DP、实际付出 VP 指标不能精确测量，更多地依靠主观感受，因此，主体心理账户的不同划分将对满意度产生显著影响。

"心理账户"是芝加哥大学行为科学教授塞勒提出的概念。他认为，除了钱包这种实际账户外，在人的头脑里还存在着另一种心理账户。人们会把现实中客观等价的支出或收益在心理上划分到不同的账户中，根据资金的来源、资金的所在和资金的用途等因素对资金进行分类，这种现象被称为"心理账户"(mental accounting)。塞勒认为，小到个体、家庭，大到企业集团，都有或明确或潜在的心理账户系统。在做经济决策时，这种心理账户系统常常遵循一种与经济学的运算规律相矛盾的潜在心理运算规则，其心理记账方式与经济学和数学的运算方式都不相同，因此常常以非预期的方式影响着决策，使个体的决策违背最简单的理性经济法则。塞勒 1999 年发表"心理账户"一文，对其近 20 年"心理账户"的研究做了一个总结。在文章中，塞勒认为，心理账户的三个部分最受关注：第一个部分是对于决策结果的感知以及决策结果的制定及评价，心理账户系统提供了决策前后的损失——获益分析；第二个部分涉及特定账户的分类活动，资金根据来源和支出划分成不同的类别（住房、食物等），消费优势要受制于明确或不明确的特定账户的预算；第三个部分涉及账户评估频率和选择框架，账户可以是以每天、每周或每年的频率进行权衡，时间限定可宽可窄。因此，心理账户是人们在心理上对结果（尤其是经济结果）的编码、分类和估价的过程，它揭示了人们在进行（资金）财富决策时的心理认知过程。概括起

221

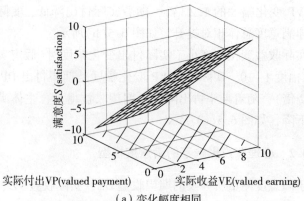

（a）变化幅度相同

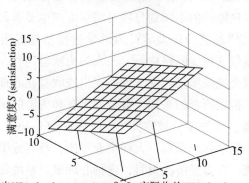

（b）实际收益变化幅度大

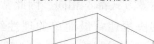

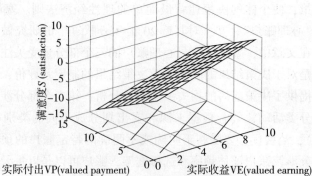

（c）实际付出变化幅度大

图 6.5

来，人在心理账户的影响下往往会将等量金钱划分为不同价值的账户，例如扩大"失去"的价值，弱化"获得"的价值，或者相反。

在组织"行为人"假设的前提下，协作主体对知识积累的态度也类似于人们对财富的态度。因此，依据心理账户理论，我们认为，协作主体同样对知识创新期望收益、实际收益、期望付出以及实际付出赋予不同的价值，由此可以对满意度模型进行调整。

1. 悲观心理影响下的满意度模型

假定协作主体的心理状态是悲观的，在这种心理影响下，主体一般会弱化得到知识的价值，强化付出知识的价值；弱化实际价值，强化期望价值。为简化问题，对实际价值与期望价值赋予 $1:2$ 的权重，对得到与付出价值赋予 $1:2$ 的权重，从而得到

$$S = VE - 2DE - 2(VP - 2DP) \qquad (6.46)$$

(1)假定期望付出 DP 与实际付出 VP 不变，分析期望收益 VE 与实际收益 DE 变化对满意度 S 的影响。

在悲观心理的影响下，不考虑期望付出 DP 与实际付出 VP，满意度 $S = VE - DE$ 将演化为 $S = VE - 2DE$。对比 $S = VE - DE$ 和 $S = VE - 2DE$，对 S 造成负向影响的 DE 权重增大，要达到满意度大于等于 0，即基本满足的状态则更加困难。因此，在悲观心理影响下，如果期望付出 DP、实际付出 VP 保持不变，则由于期望收益权重的增大，主体满意度相对无心理账户影响更低，如图 6.6(a)、(b)所示。

(2)假定期望收益 DE 与实际收益 VE 不变，分析期望付出 VP 与实际付出 DP 变化对满意度 S 的影响。

在悲观心理的影响下，不考虑期望收益 DE 与实际收益 VE，分析期望付出 VP 和实际付出 DP 变化对满意度 S 的影响。满意度 $S = DP - VP$ 将演化为 $S = 2DP - VP$。对比 $S = DP - VP$ 和 $S = 2DP - VP$，对 S 造成正向影响的期望付出 DP 权重增大，要达到满意度大于等于 0，即基本满足的状态则更为容易。因此，在悲观影响下，如果期望收益 DE、实际收益 VE 保持不变，则由于期望付出权重的增大，主体满意度相对无心理账户影响更高，如图 6.7(a)、(b)所示。

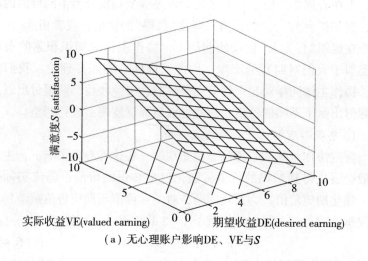

（a）无心理账户影响DE、VE与S

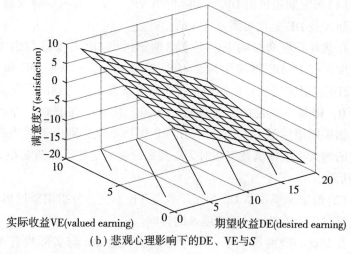

（b）悲观心理影响下的DE、VE与S

图6.6

（3）假定实际收益 VE 与实际付出 VP 不变，分析期望收益 DE 与期望付出 DP 变化对满意度 S 的影响。

在悲观心理的影响下，不考虑实际收益 VE 与实际付出 VP，分析期望收益 DE 和期望付出 DP 变化对满意度 S 的影响。满意度 $S = DP - DE$ 将演化为 $S = 4DP - 2DE$。对比 $S = DP - DE$ 和

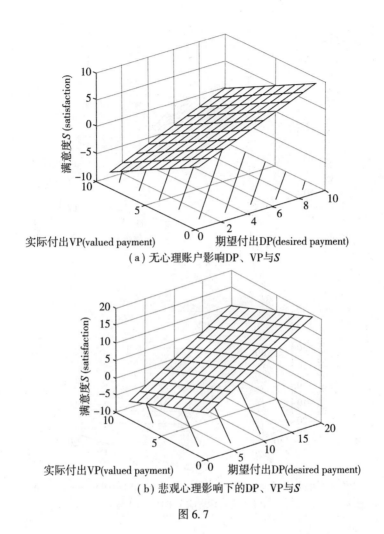

（a）无心理账户影响DP、VP与S

（b）悲观心理影响下的DP、VP与S

图6.7

$S=4DP-2DE$,对 S 造成正向影响的期望付出 DP 权重增大，要达到满意度大于等于 0，即基本满足的状态则更为容易。因此，在悲观心理影响下，如果实际收益 VE、实际付出 VP 保持不变，则由于期望付出权重的增大，主体满意度相对无心理账户影响更高，如图 6.8(a)、(b)所示。

（4）假定期望收益 DE 与期望付出 DP 不变，分析实际收益 VE

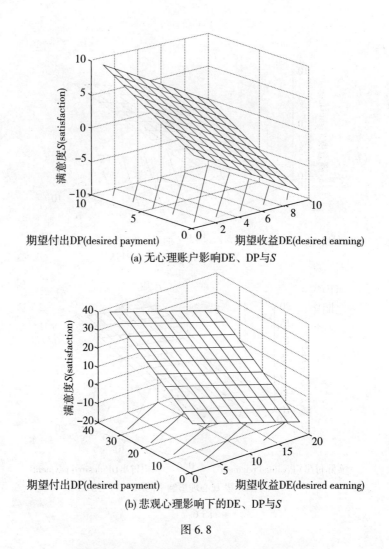

(a) 无心理账户影响DE、DP与S

(b) 悲观心理影响下的DE、DP与S

图 6.8

与实际付出 VP 变化对满意度 S 的影响。

在悲观心理的影响下，不考虑期望收益 DE 与期望付出 DP，分析实际收益 VE 和实际付出 VP 变化对满意度 S 的影响。满意度 $S=VE-VP$ 将演化为 $S=VE-2VP$。对比 $S=VE-VP$ 和 $S=VE-2VP$，对 S 造成负向影响的实际付出 VP 权重增大，要达到满意度大于等于 0, 即基本满足的状态则更为困难。因此, 在悲观心理影响下, 如果期望收益 DE、期望付出 DP 保持不变, 则由于实际付出权重的增大, 主体满意度相对无心理账户影响更低, 如图 6.9(a)、(b)所示。

概括起来, 可以看到, 由于悲观心理的影响, 协作主体有着弱化收益、强化付出、弱化实际、强化期望的心理倾向, 当仅考虑期望收益与实际收益时, 主体的满意度将降低; 当仅考虑期望付出与实际付出时, 主体的满意度将提高; 当仅考虑期望收益与期望付出时, 主体的满意度将提高; 当仅考虑实际收益与实际付出时, 主体的满意度将降低。

2. 乐观心理影响下的满意度模型

假定协作主体的心理状态是乐观的, 在这种心理影响下, 主体一般会强化得到知识的价值, 弱化付出知识的价值; 强化实际价值, 弱化期望价值。为简化问题, 对实际价值与期望价值赋予 2∶1 的权重, 对得到与付出价值赋予 2∶1 的权重, 从而得到

$$S = 2(2VE - DE) - (2VP - DP) \tag{6.47}$$

(1)假定期望付出 DP 与实际付出 VP 不变, 分析期望收益 VE 与实际收益 DE 变化对满意度 S 的影响。

在乐观心理的影响下, 不考虑期望付出 DP 与实际付出 VP, 满意度 $S = VE - DE$ 将演化为 $S = 2VE - DE$。对比 $S = VE - DE$ 和 $S = 2VE - DE$, 对 S 造成正向影响的 VE 权重增大, 要达到满意度大于等于 0, 即基本满足的状态则更加容易。因此, 在乐观心理影响下, 如果期望付出 DP、实际付出 VP 保持不变, 则由于实际收益权重的增大, 主体满意度相对无心理账户影响更高, 如图 6.10(a)、(b)所示。

(2)假定期望收益 DE 与实际收益 VE 不变, 分析期望付出 VP 与实际付出 DP 变化对满意度 S 的影响。

在乐观心理的影响下, 不考虑期望收益 DE 与实际收益 VE, 分析期望付出 VP 和实际付出 DP 变化对满意度 S 的影响。满意度 $S = DP - VP$ 将演化为 $S = DP - 2VP$。对比 $S = DP - VP$ 和 $S = DP - 2VP$, 对 S 造成负向影响的实际付出 VP 权重增大, 要达到满意度大于等

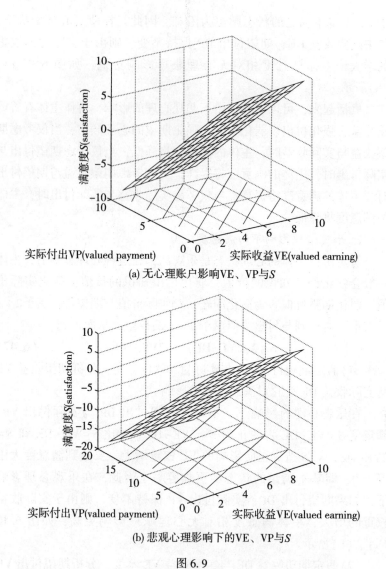

(a) 无心理账户影响VE、VP与S

(b) 悲观心理影响下的VE、VP与S

图 6.9

于 0，即基本满足的状态则更为困难。因此，在乐观心理的影响下，如果期望收益 DE、实际收益 VE 保持不变，则由于实际付出权重的增大，主体满意度相对无心理账户影响更低，如图 6.11 (a)、(b)所示。

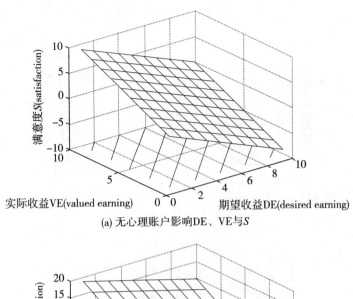

(a) 无心理账户影响DE、VE与S

(b) 乐观心理影响下的DE、VE与S

图 6.10

（3）假定实际收益 VE 与实际付出 VP 不变，分析期望收益 DE 与期望付出 DP 变化对满意度 S 的影响。

在乐观心理的影响下，不考虑实际收益 VE 与实际付出 VP，分析期望收益 DE 和期望付出 DP 变化对满意度 S 的影响。满意度 $S=DP-DE$ 将演化为 $S=DP-2DE$。对比 $S=DP-DE$ 和 $S=DP-2DE$，对 S 造成负向影响的期望收益 DE 权重增大，要达到满意度大于等

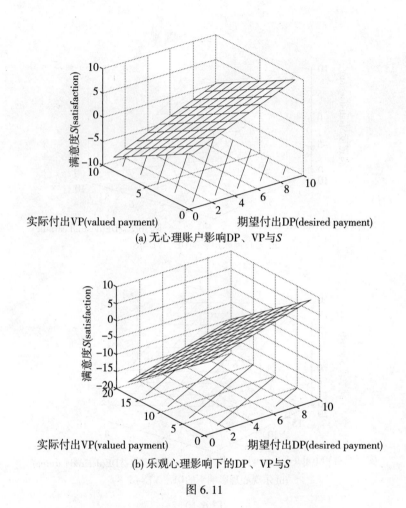

(a) 无心理账户影响DP、VP与S

(b) 乐观心理影响下的DP、VP与S

图 6.11

于 0，即基本满足的状态则更为困难。因此，在乐观心理影响下，如果实际收益 VE、实际付出 VP 保持不变，则由于期望收益权重的增大，主体满意度相对无心理账户影响更低，如图 6.12(a)、(b)所示。

(4)假定期望收益 DE 与期望付出 DP 不变，分析实际收益 VE 与实际付出 VP 变化对满意度 S 的影响。

在乐观心理的影响下，不考虑期望收益 DE 与期望付出 DP，

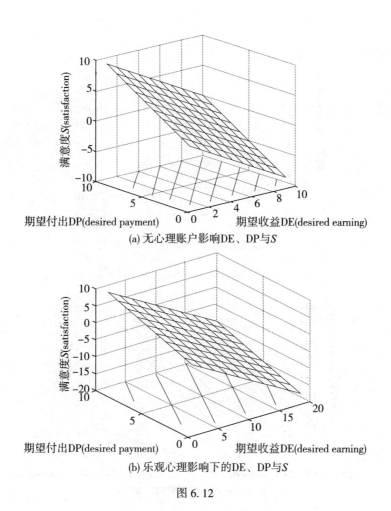

(a) 无心理账户影响DE、DP与S

(b) 乐观心理影响下的DE、DP与S

图 6.12

分析实际收益 VE 和实际付出 VP 变化对满意度 S 的影响。满意度 S=VE−VP 将演化为 S=4VE−2VP。对比 S = VE−VP 和 S = 4VE− 2VP,对 S 造成正向影响的实际收益 VE 权重增大的幅度大于实际付出 VP,要达到满意度大于等于 0,即基本满足的状态则更为容易。因此,在乐观心理影响下,如果期望收益 DE、期望付出 DP 保持不变,则由于实际收益权重的增大,主体满意度相对无心理账户影响更高,如图 6.13(a)、(b)所示。

231

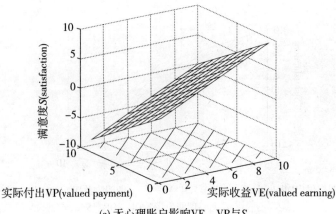

(a) 无心理账户影响VE、VP与S

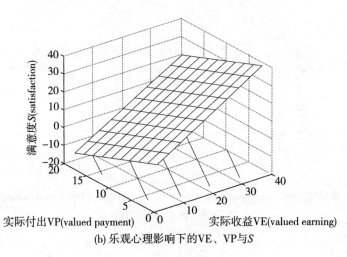

(b) 乐观心理影响下的VE、VP与S

图 6.13

　　概括起来，可以看到，由于乐观心理的影响，协作主体有着强化收益、弱化付出、强化实际、弱化期望的心理倾向，当仅考虑期望收益与实际收益时，主体的满意度将提高；当仅考虑期望付出与实际付出时，主体的满意度将降低；当仅考虑期望收益与期望付出时，主体的满意度将降低；当仅考虑实际收益与实际付出时，主体的满意度将提高。乐观心理对满意度的影响正好与悲观心理相反。

6.4.3 满意度因素影响下的激励策略

由组织行为学激励理论可知，提高满意度有助于绩效提升，因此，我们可以借助满意度模型演算的结论，制定相应的激励策略，提升平台主体满意度，从而促进平台主体在平台建设中知识创新绩效提升。

1. 提升主体知识创新实际收益

根据满意度模型可知，提升知识创新实际收益，可以提升平台主体满意度，从而提升知识创新绩效。即便是有心理账户的影响，无论是悲观心理还是乐观心理影响，提升知识创新实际收益都有助于提高满意度，从而提升知识创新绩效。知识创新过程是伴随着协作推进而持续推进的过程，因此，强化阶段性知识创新收益有助于提升协作主体满意度。而且，由于知识创新实际收益并不能够被精确测量，更多地依靠主观感受，因此提升知识创新实际收益一方面则需要强化主体知识创新获取、吸收以及创新的能力，另一方面则需要强化主体对知识创新实际收益的感知。例如，通过加强平台主体之间的沟通，调整协作任务分配，给予平台主体一定程度的挑战，使其在完成具有挑战性任务的过程中意识到知识创新收益的增加；通过阶段性总结和奖励，认可协作主体知识创新收益，从而强化协作主体对知识创新收益的感知和意识。

2. 降低平台主体对知识创新的期望收益

根据模型分析结果可知，降低主体对知识创新的期望收益，有助于提升满意度，从而提升知识创新绩效。知识创新是在现有知识积累水平的基础上，通过协作主体间知识扩散与分享，实现新知识获取。因此，知识创新水平受到平台主体现有知识积累水平、知识扩散能力、知识分享效益以及创新能力的共同影响。平台主体需要对自身的知识积累水平、知识扩散与吸收能力以及创新能力有清楚的认识，同时也需要对合作者知识积累水平、知识扩散与吸收能力以及创新能力形成正确的判断，以合理界定对知识创新的期望收益，避免盲目扩大期望收益。适度谨慎的态度，有助于协作主体对知识创新期望收益形成合理评价。而且，考虑到心理账户的客观存在性，当主体具有悲观心理状态时，期望收益对满意度的影响进一步加剧，此时，尤其需要引导协作主体正确认识当前的知识积累水平，对协作知识创新形成合理的期望，避免期望值过高打击积极性，影响知识创新绩效。

3. 提高对知识创新的付出预期

根据满意度模型可知，提高对知识创新的预期付出，有助于提升满意度，从而提升知识创新绩效。知识创新需要协作主体投入人力、物力以及财力资源，需要为协作沟通投入时间、人力，需要付出相应的努力。知识创新过程就是不断努力付出的过程。因此，需要引导主体对知识创新付出形成合理的预期，充分意识到知识创新的资源消耗性和困难性，避免低估知识创新的付出，降低满意度，并最终对知识创新绩效造成影响。同时，可以看到，在心理账户的影响下，如果主体具有悲观心理，则期望付出对满意度的影响将会进一步扩大，并且扩大的幅度超过期望收益、实际收益以及实际付出，成为对满意度影响最大的因素。在这种情况下，尤其需要引导主体对知识创新的付出形成正确的预期，对可能形成的付出形成正确的判断，以避免对付出的估计失误造成对满意度的负面影响。

4. 降低对知识创新的实际付出

通过满意度模型可知，降低知识创新的实际付出，有助于主体提升满意度，从而提升知识创新绩效。而且，在心理账户、尤其是悲观心理的影响下，实际付出对满意度的影响程度被进一步放大，降低知识创新实际付出对于提升满意度显得尤其必要。降低知识创新的实际付出并不意味着对知识创新减少资源投入、降低努力水平，而是引导主体形成对知识创新实际付出的正确评价。由于知识创新实际付出不能通过货币等计量工具精确度量，更多地依靠感知，而这种感知往往可能出现偏差，因此，需要引导主体尽可能对知识创新实际付出形成正确评价。例如，通过建立尽可能多的合作机会，让平台主体对比自身与其他合作者在时间、人力等资源上投入的数量与质量；通过引入外部专家观测评价，形成第三方的、相对公正的资源投入评价。

6.4.4 满意心理因素在区域医疗协同平台中的体现

以镇江区域医疗协同平台为例。2010 年 8 月，镇江市政府与用友医疗卫生信息系统有限公司举行了镇江市区域卫生信息化建设项目签约暨用友镇江智慧健康研究院成立揭牌仪式。由此，镇江区域医疗协同平台建设拉开序幕。但到 2010 年底时，项目进展不尽如人意。经历调整后，项目才重新步入正常轨道，居民健康档案建立、社区医院信息系统等成果才逐渐出现。

分析 2010 年底镇江区域医疗协同平台所经历的转折，可以看到，此时协作各方，尤其是镇江市政府对协作知识创新的满意度低。追溯到 2010 年 8 月项目启动初期，镇江市政府与用友医疗卫生信息系统有限公司合作建立用友镇江智慧健康研究院时，由于平台建设缺乏标准，镇江市政府也没有形成对区域医疗平台的详细规划，但对平台建设寄予厚望，对协作知识创新也寄予厚望，希望能够在全国率先探索出健康档案、医院信息系统集成、社区医院发展等有益经验。所以，我们可以看到，对于镇江市政府而言，期望收益 DE 值偏高。用友医疗信息系统有限公司能够打破传统的信息系统实施模式，以双方合资建立研究院的方式来尝试建立区域医疗协同平台，其对知识创新的期望收益 DE 也是偏高的。同时，由于平台建设尚无经验可循，双方可能对平台建设的困难估计不足，因此期望付出 DP 偏低。从双方的心理状态来看，用友医疗信息系统有限公司中标成为镇江市政府的合作单位，也希望将镇江作为平台建设的原型单位，因此，此时双方的心理是乐观的。

随着项目的推进，在 2010 年期间，健康档案的梳理、集成平台的研发以及社区医院信息化的推进都不尽如人意，镇江市政府和用友医疗信息系统有限公司都感觉到知识创新收益没有实现期望值，同时知识创新付出高于期望值。由此，可知

$$VE-DE<0, \ VP-DP>0, \ S<0$$

双方对知识创新满意度都小于 0。但在几个月的实施经历后，双方对期望收益、期望付出有了更加清楚的认识，降低期望收益、提高期望付出，同时加强项目控制和沟通交流，通过阶段性成果总

结和发布，让协作主体充分感知知识积累水平的提升；通过定期交流，让镇江市政府更多地了解用友医疗对平台建设所投入的人力、财力，让用友医疗也了解到镇江市政府在将顺大型医院与社区医院、制定鼓励社区医院发展政策等方面付出的努力。由此强化对知识创新收益与付出的感知，提高知识创新实际收益和实际付出，改善双方对知识创新的满意度。

通过这一调整过程，双方对平台建设知识创新的期望收益、期望付出、实际收益以及实际付出回归到理性水平，有效地推动了平台建设顺利进行。

6.5　心理因素对平台主体创新行为的影响小结

鉴于区域医疗协同平台的高知识密集性，我们将平台主体的创新行为重点定位为知识创新行为，从知识创新角度构建模型，分析不确定性预期、信任、利他以及满意心理因素对知识创新行为决策的影响。

可以看到，对于区域医疗协同平台主体而言，与传统的经济利益关注相区别的是，平台主体参与知识创新的契约选择受到其内在心理需求的影响，并可表现为对平台成功运行的不确定性预期，建立相互信任、利他的相互关系，以及对平台建设过程与收益的满意度。在平台建设与后续运行过程中，不确定性预期、信任、利他以及满意心理因素客观存在，并对平台主体的知识创新行为决策产生重要影响。

受平台主体不确定性预期的影响，当原系统服务商共同参与知识创新，愿意分担一定比例知识创新成本时，与委托方独立参与知识创新过程相比较，委托方愿意付出的努力水平将提高，因知识积累获得的收益将提高，随着原系统服务商分担比例提高，委托方获得的收益递增。平台主体间信任、利他行为被其他平台主体所观测时，知识创新将得到平台主体的更多支持，平台主体的履约选择也将更趋向于对知识创新以及平台稳定运行更加有力的方向。与此同时，平台主体参与知识创新获得的满意度可以通过期望收益与实际收益的相对比较进行量化，心理账户的划分可以帮助平台主体对知识创新收益进行明细划分，提升平台主体知识创新实际收益、合理界定平台主体知识创新期望收益，能够有助于平台主体提升参与平台建设的满意度，并最终采取对平台建设有力的契约选择与履约行为，促进平台稳定运行。

第7章 以契约优化促进平台稳定性提升

在分析不确定性心理预期、信任、利他以及满意度等心理因素对平台主体协同创新行为影响的基础上，我们可以看到，改善平台主体的心理契约，有助于平台主体间关系契约形成，并最终促进平台稳定性提升。而进一步分析不确定性心理预期、信任、利他及满意度等心理因素对平台主体协同创新行为的影响，可以看到平台主体成员的努力程度成为影响不确定性心理预期、信任、利他以及满意度等心理因素的共同核心要素，提升平台成员努力程度、降低"搭便车"等道德风险发生概率，则成为优化平台关系契约、提升平台稳定性的首要步骤。其次，以关系契约为核心，理清心理契约、关系契约以及正式契约的相互作用关系，从明晰契约交互影响角度优化关系契约，则成为提升平台稳定性的重要内容。因此，我们首先从提升努力程度、防范道德风险角度出发对关系契约进行优化，再进一步建立心理契约、关系契约以及正式契约的系统动力学关系，借助 DSM 模型有针对性强化平台主体的关系路径，以此完成对关系契约进行优化，提升平台稳定性。

7.1 基于道德风险防范实现关系契约优化

7.1.1 模型建立

为简化问题，我们首先考虑一个大型医疗机构和一个社区医疗机构的情形，研究结果可以扩大到多家大型医疗机构与多家社区医疗机构的情形。令大型医疗机构为主体 i，社区医疗机构为主体

j。假设大型医疗机构和社区医疗机构为区域医疗协同平台的努力水平分别为 I_i 和 I_j，$I_i > 0$，$I_j > 0$，为努力所付出的成本分别为

$$C_i(I_i) = \frac{hI_i^2}{2} \tag{7.1}$$

$$C_j(I_j) = \frac{gI_j^2}{2} \tag{7.2}$$

其中，h、g 分别为大型医疗机构和社区医疗机构的成本参数，该参数值的大小与成本效率高低相关，并且成本参数值与成本效率负相关。也就是说，当平台主体付出一定程度的努力水平时，可能因为其自身成本效率高，使得所需付出的总成本低。通过双方共建区域医疗协同平台，彼此对对方的成本效率基本熟知。

假定双方在建立区域医疗协同平台前的收益分别为 U_i^0 和 U_j^0，这一收益不仅包含经济收益，还包含社会效益等综合收益。由于协同平台的建设，双方部分收益将发生转移，例如，消费者将门诊支付从大型医疗机构转移至社区医疗机构，以及由于大型医疗机构对社区医疗机构的技术支持带来的社区医疗机构社会效益提升等。假定双方的收益转移比例分别为 χ_i 和 χ_j。由关系契约的定义可知，双方的协作在一定程度上取决于未来共同价值，可以理解为双方的收益在一定程度取决于双方的共同努力水平，当观察到其中一方不付出努力时，未来共同价值一定降低，收益也一定降低。因此我们可以得到，大型医疗机构和社区医疗机构的收益分别为

$$U_i = U_i^0 + b_iI_i \cdot \chi_j(U_j^0 + b_jI_j) \tag{7.3}$$

$$U_j = U_j^0 + b_jI_j \cdot \chi_i(U_i^0 + b_iI_i) \tag{7.4}$$

其中，b_i 和 b_j 分别为大型医疗机构和社区医疗机构的效益系数。由此，$b_iI_i \cdot \chi_j(U_j^0 + b_jI_j)$ 和 $b_jI_j \cdot \chi_i(U_i^0 + b_iI_i)$ 即是大型医疗机构和社区医疗机构对区域医疗平台的未来价值预期。

可以直观地看到，$\frac{\partial U_i}{\partial I_j} > 0$，$\frac{\partial U_i}{\partial I_i} > 0$，$\frac{\partial U_j}{\partial I_i} > 0$，$\frac{\partial U_j}{\partial I_j} > 0$，未来价值预期是努力程度的增函数，当各方努力程度都增加时，未来价值预期也将增加。同时，$\frac{\partial U_i}{\partial \chi_j} > 0$，$\frac{\partial U_j}{\partial \chi_i} > 0$，未来价值预期是对方

收益转移比例的增函数，当对方收益共享比例增大，未来价值预期也将增大。

7.1.2 模型演算

1. 双方努力水平可观测

在此基础上，我们首先假定大型医疗机构和社区医疗机构的努力水平是可被观测的。由于大型医疗机构向社区医疗机构提供技术支持以及管理指导，社区医疗机构需要向大型医疗机构支付一定的托管费。假设社区医疗机构向大型医疗机构提供固定额度的托管费 t，则大型医疗机构和社区医疗机构的获益分别体现为

$$\pi_i = t + U_i^0 + b_i I_i \cdot \chi_j (U_j^0 + b_j I_j) - C_i(I_i) \tag{7.5}$$

$$\pi_j = U_j^0 + b_j I_j \cdot \chi_i (U_i^0 + b_i I_i) - C_j(I_j) - t \tag{7.6}$$

由于大型医疗机构处于医疗资源优势地位，我们首先需要保证大型医疗机构能够认可并重视区域医疗协同平台，能够参与到该协同平台中，因此我们优先考虑其约束条件。大型医疗机构只有在期望收益大于其保留收益水平 ζ 时，才会参与到区域医疗协同平台。由此，我们得到区域医疗协调平台的约束条件

$$t + U_i^0 + b_i I_i \cdot \chi_j (U_j^0 + b_j I_j) - C_i(I_i) \geqslant \zeta \tag{7.7}$$

社区医疗机构的目的是能够促进协同平台有效运行同时实现最大化其期望收益，因此可以最优化问题为

$$\max \quad \pi_j(I_j, I_i) = U_j(I_j, I_i) - C_j(I_j) - t \tag{7.8}$$

$$\text{s. t.} \quad t + U_i^0 + b_i I_i \cdot \chi_j (U_j^0 + b_j I_j) - C_i(I_i) \geqslant \zeta \tag{7.9}$$

令约束条件束紧，即 $\pi_i = \zeta$ 时，委托方期望收益达到最大值。将 $\pi_i = \zeta$ 等式代入目标函数式(7.8)中，最优化问题可以被表述为

$$\max \quad \pi_j(I_j, I_i) = U_j^0 + b_j I \chi_i (U_i^0 + b_i I_i) - \frac{g I_j^2}{2} +$$

$$U_i^0 + b_i I \chi_j (U_j^0 + b_j I_j) - \frac{h I_i^2}{2} - \zeta \tag{7.10}$$

$$\frac{\partial \pi_j}{\partial I_j} = b_j \chi_i (U_i^0 + b_i I_i) - g I_j + b_i b_j I \chi_j$$

$$\frac{\partial \pi_j}{\partial I_i} = b_i b_j I \chi_i - h I_i + b \chi_j (U_j^0 + b_j I_j)$$

令 $\dfrac{\partial \pi_j}{\partial I_j} = 0$、$\dfrac{\partial \pi_j}{\partial I_i} = 0$，可得

$$I_j^* = \frac{b \chi_i U_i^0 + b_i b_j (\chi_i + \chi_j) I_i}{g} \qquad (7.11)$$

$$I_i^* = \frac{b \chi_j U_j^0 + b_i b_j (\chi_i + \chi_j) I_j}{h} \qquad (7.12)$$

由此可得，当大型医疗机构与社区医疗机构的努力水平可观测时，双方的最优努力水平 (I_i^*，I_j^*) 为 $\left(\dfrac{b \chi_j U_j^0 + b_i b_j (\chi_i + \chi_j) I_j}{h}, \right.$ $\left. \dfrac{b \chi_i U_i^0 + b_i b_j (\chi_i + \chi_j) I_i}{g} \right)$。

可以看到，$\dfrac{\partial I_i^*}{\partial I_j} > 0$，$\dfrac{\partial I_j^*}{\partial I_i} > 0$，$\dfrac{\partial I_i^*}{\partial \chi_j} > 0$，$\dfrac{\partial I_j^*}{\partial I_i} > 0$，即当观察到对方努力程度提高时，协同平台主体的最优努力程度将增强；当转移支付比例提高时，协同平台主体的最优努力程度也将增强。

因此，当大型医疗机构和社区医疗机构双方的努力水平可观测时，对方的努力水平将对各方的最优努力水平产生积极影响，对方的转移支付比例也对各方的最优努力水平产生积极影响。也就是说，当大型医疗机构的努力水平提高时，社区医疗机构的努力水平相应提高；当大型医疗机构对社区医疗机构的转移支付比例提高时，社区医疗机构的努力水平也相应提高。相对应的，当社区医疗机构的努力水平提高时，大型医疗机构的努力水平相应提高；当社区医疗机构对大型医疗机构的转移支付比例提高时，大型医疗机构的努力水平也相应提高。

2. 双方努力水平不可观测

当大型医疗机构和社区医疗机构都观测不到对方的努力水平时，双方各自在最大化期望收益驱动下选择相应的努力水平，此时，最优化问题可表达为

$$\max \quad \pi_j(I_j, I_i) = U_j(I_j, I_i) - C_j(I_j) - t \qquad (7.13)$$

$$\text{s. t.} \quad I_i = \text{argmax}\pi_i(I_i, I_j) \tag{7.14}$$

$$I_j = \text{argmax}\pi_j(I_j, I_i) \tag{7.15}$$

$$t + U_i(I_i, I_j) - C_i(I_i) \geqslant \zeta \tag{7.16}$$

同样采用约束条件束紧的方式，将最优化问题转化为

$$\max\pi_j(I_j, I_i) = U_j(I_j, I_i) - C_j(I_j) + U_i(I_i, I_j) - C_i(I_i) - \zeta$$

$$\tag{7.17}$$

$$\text{s. t.} \quad I_i = \text{argmax}\pi_i(I_i, I_j) \tag{7.18}$$

$$I_j = \text{argmax}\pi_j(I_j, I_i) \tag{7.19}$$

我们通过逆向选择来得到最优的报酬契约。此时，我们考虑将社区医疗机构对大型医疗机构支付的固定报酬 t 尽可能转换为可变报酬 $T(\omega)$。由于通过演算看到，可变报酬 ω 值对双方的努力水平和期望收益产生直接影响，但固定报酬 t 并不对双方的努力水平产生直接影响，因此，我们首先在报酬 T 下求出双方的努力程度 I_i 和 I_j，再进一步得到最优化努力程度下能够促使委托方获得最大期望收益的 ω，从而得到最优报酬契约 $T(\omega)$。

假定在可变报酬 $T(\omega)$ 确定的前提下，双方的期望收益可以表达为

$$\pi_i = t + U_i - C_i = t + \omega(I_i + I_j) + U_i^0 + b_i I \chi_j(U_j^0 + b_j I_j) - \frac{h I_i^2}{2}$$

$$\tag{7.20}$$

$$\pi_j = U_j - C_j - t = U_j^0 + b_j I_j \cdot \chi_i(U_i^0 + b_i I_i) - \frac{g I_j^2}{2} - t - \omega(I_i + I_j)$$

$$\tag{7.21}$$

双方基于纳什均衡选择最优努力水平，因此

$$\frac{\partial \pi_i}{\partial I_i} = \omega + b\chi_j(U_j^0 + b_j I_j) - h I_i = 0$$

$$I_i = \frac{\omega + b\chi_j(U_j^0 + b_j I_j)}{h}$$

$$\frac{\partial \pi_j}{\partial I_j} = b\chi_i(U_i^0 + b_i I_i) - g I_j - \omega = 0$$

$$I_j = \frac{b\chi_i(U_i^0 + b_iI_i) - \omega}{g}$$

由此可知，纳什均衡解（I_i^{**}，I_j^{**}）为 $\left(\dfrac{\omega + b_i\chi_j(U_j^0 + b_jI_j)}{h}\right.$,

$\left.\dfrac{b\chi_i(U_i^0 + b_iI_i) - \omega}{g}\right)$。可以直观地看到，$\dfrac{\partial I_i^{**}}{\partial \omega} > 0$，即在可变报酬

模式下，大型医疗机构的努力程度将随着可变报酬 ω 的增长而增

长；$\dfrac{\partial I_j^{**}}{\partial \omega} < 0$，社区医疗机构的努力程度将随着可变报酬 ω 的增长

而降低。同时，$\dfrac{\partial I_i^{**}}{\partial \chi_j} > 0$，$\dfrac{\partial I_j^{**}}{\partial \chi_i} > 0$，即在双方努力水平不可观测的

情况下，最优努力水平仍为转移支付比例的增函数，当社区医疗机

构向大型医疗机构的转移支付比例提高时，大型医疗机构的最优努

力水平提高；当大型医疗机构向社区医疗机构的转移支付比例提高

时，社区医疗机构的最优努力水平提高。

在纳什均衡解（I_i^{**}，I_j^{**}）下，社区医疗机构最大化收益表述为

$$\max \quad \pi_j = U_j(I_j, I_i) - C_j(I_j) + U_i(I_i, I_j) - C_i(I_i) - \zeta$$

$$\pi_j = U_j^0 + b_jI_j^{**}\chi_i(U_i^0 + b_iI_i^{**}) - \frac{hI_j^{**2}}{2} +$$

$$U_i^0 + b_iI_i^{**}\chi_j(U_j^0 + b_jI_j^{**}) - \frac{gI_i^{**2}}{2} - \zeta$$

令 $\dfrac{\partial \pi_j}{\partial \omega} = 0$，可得

$$\omega^* = \frac{h^3b_j\chi_i(U_i^0+b_iI_i) + hg^2b_i\chi_jU_j^0 - hg[b_i^2b_j\chi_i(U_j^0+b_jI_j)(\chi_i+\chi_j) + b_i^2\chi_j^2U_j^0b_j] + hgb_ib_j^2\chi_i(U_i^0+b_iI_i)(\chi_i+\chi_j)}{2b_ib_j(\chi_i+\chi_j)hg + h^3 + g^3}$$

即存在最优可变报酬 ω^*，使得社区医疗机构收益最大化。

由于对方努力程度不可观察，社区医疗机构只有以自身努力程

度为依据。可直观地观察到，$\dfrac{\partial \omega^*}{\partial I_j} < 0$，即当社区医疗机构自身努

力程度 I_j 提高时，其愿意对大型医疗提供的最优可变报酬 ω^* 随之

降低。

下面再比较 (I_i^*, I_j^*) 和 (I_i^{**}, I_j^{**}):

要使 $I_i^* > I_i^{**}$,即 $\dfrac{\omega + b\chi_j(U_j^0 + b_j I_j)}{h} > \dfrac{b\chi_j U_j^0 + b_i b_j(\chi_i + \chi_j)I_j}{h}$,

则需 $\omega > b_i b\chi_i$。

要使 $I_j^* > I_j^{**}$,即 $\dfrac{b\chi_i(U_i^0 + b_i I_i) - \omega}{h} > \dfrac{b\chi_i U_i^0 + b_i b\chi_i + b_i b\chi_j I_i}{g}$,

则需 $\omega < b_i b_j[I_i(\chi_i - \chi_j) - \chi_i]$。

要使 ω 落入合理区间,至少需 $b_i b_j[I_i(\chi_i - \chi_j) - \chi_i] > b_i b\chi_i$,

即 $\chi_j > \dfrac{I_i - 2}{I_i}\chi_i$。由此可以得到,当大型医疗机构与社区医疗机构双方努力水平不可观测时,提供可变报酬可使双方达到最优努力水平,且存在最优可变报酬 ω^*。在大型医疗机构努力水平不可观测的前提下,最优可变报酬 ω^* 将随着社区医疗机构自身努力水平提高而降低;并且,要使得可变报酬充分发挥效益,促进大型医疗机构和社区医疗机构在可变报酬的情形下努力水平较在固定报酬情形下更高,则需使双方的转移支付比例存在合理比例范围,即

$$\chi_j > \frac{I_i - 2}{I_i}\chi_i。$$

7.1.3 模型解释

通过模型建立及演算,我们可以得到区域医疗协同平台中应对大型医疗机构和社区医疗机构双边道德风险的契约措施,包括:

(1)以双方的努力程度以及转移支付比例刻画未来共同价值,促进大型医疗机构和社区医疗机构对区域医疗平台的未来共同价值形成明晰的评价,从而建立关系契约,规避双边道德风险的发生。双方努力程度越高,所形成的未来共同价值越高;对方的转移支付水平越高,所形成的未来共同价值越高。提高努力程度以及提高转移支付比例,将有助于关系契约形成。

(2)当大型医疗机构和社区医疗机构双方努力程度可观测时,社区医疗机构向大型医疗机构支付固定额度的托管费用可以有效规避双边道德风险。并且,对方的努力水平将对各方的最优努力水平

产生积极影响，对方的转移支付比例也对各方的最优努力水平产生积极影响。也就是说，当大型医疗机构的努力水平提高时，社区医疗机构的努力水平相应提高；当大型医疗机构对社区医疗机构的转移支付比例提高时，社区医疗机构的努力水平也相应提高。相对应的，当社区医疗机构的努力水平提高时，大型医疗机构的努力水平相应提高；当社区医疗机构对大型医疗机构的转移支付比例提高时，大型医疗机构的努力水平也相应提高。

(3)当大型医疗机构和社区医疗机构双方努力程度不可观测时，社区医疗机构向大型医疗机构支付可变报酬，可有效规避双边道德风险。并且，存在最优可变报酬使双方达到效益最优，最优可变报酬随着社区医疗机构自身的努力程度提高而降低。要使得可变报酬充分发挥效益，促进大型医疗机构和社区医疗机构在可变报酬的情形下努力水平较在固定报酬情形下更高，则需使双方的转移支付比例存在合理比例范围之内。

7.2 心理契约、关系契约以及正式契约的交互关系

传统观念认为，正式契约对强化关系契约有重要的支撑作用，关系契约伴随着协同主体间重复博弈产生，在双方建立合作关系后，通过重复博弈形成趋同的未来共同价值，并在未来共同价值的支撑下强化关系契约，由此推动关系契约自我实施。但针对区域医疗协同平台，我们看到平台主体间有多种多样的合作模式，在差异化的合作模式下，如大型医院与社区诊所、系统集成商与平台等平台成员之间缺乏直接的经济契约约束，也缺乏重复博弈的对等地位，医疗信息化等专用性投资可能发生在平台建设之前，重复博弈缺乏运行基础与环境。基于此，我们需要在传统的重复博弈这一支撑之外，探寻心理契约、关系契约以及正式契约的交互关系，从而实现契约的整体优化，以推动平台稳定性提升。

我们首先将不确定性心理预期、信任、利他、满意度等心理因素进行抽象，并引入"心理账户"的概念对平台主体不同阶段的心理变化进行分类。

1. 协同平台建设前的心理账户

通过前文对心理账户含义与特征的分析，我们可以看到，心理账户不仅存在于个人，同样也存在于有着"行为人"特征的组织中。这就意味着，区域医疗协同平台的核心主体——大型医疗机构和社区医疗机构，在"行为人"视角下也存在不同的心理账户。首先观察协同平台建设前平台主体的心理账户。

对于大型医疗机构 i，其心理账户包括：

（1）不建立协同平台所获得的期望收益 A_{i0}；大型医疗机构由于本身医疗资源丰富，医疗技术实力较强，不建立协同平台也可以获得期望收益。

（2）通过协同平台所获得的期望收益 A_{i1}；通过建立协同平台，大型医疗机构可以优化医疗资源，均衡医疗设备和专家资源的分配，提升医疗资源的使用率和覆盖范围，提升社会综合形象。

在协同平台建设前，两种心理账户的比较将对大型医疗机构是否参与平台建设构成影响，即当 $A_{i1} > A_{i0}$ 时，大型医疗机构参与协同平台心理账户预期收益大于不参与协同平台心理账户预期收益，大型医疗机构倾向于与社区医疗机构合作。

对于社区医疗机构 j，其心理账户包括：

（1）不建立协同平台所获得的期望收益 A_{j0}；社区医疗机构本身有一定的医疗技术能力，有一定的服务范围，可以获取期望收益。

（2）通过协同平台所获得的期望收益 A_{j1}；通过建立协同平台，社区医疗机构得到大型医疗机构的技术支持，社区医疗机构医疗服务水平得以提升，社会综合形象得到改善。

同样的，在协同平台建设前，两种心理账户的比较将对社区医疗机构是否参与平台建设构成影响，即当 $A_{j1} > A_{j0}$ 时，社区医疗机构参与协同平台心理账户预期收益大于不参与协同平台心理账户预期收益，社区医疗机构倾向于与大型医疗机构合作。

由此我们可以得到，大型医疗机构和社区医疗机构可能在区域医疗协同平台建立之前，通过建立心理契约以推动协同平台建设。心理契约形式可以体现为

$$\text{max} \quad \{A_{i1} - A_{i0}\}$$
$$\text{max} \quad \{A_{j1} - A_{j0}\}$$
$$\text{s. t.} \quad A_{i1} - A_{i0} > 0$$
$$A_{j1} - A_{j0} > 0$$

在心理契约的影响下，区域医疗协同平台主体对"未来共同价值"的理解可以具体体现为 $A_{i1} - A_{i0}$ 和 $A_{j1} - A_{j0}$ 趋同，即大型医疗机构和社区医疗机构各自通过协同平台获取收益的心理账户与不通过协同平台获取收益的心理账户差额趋同。当大型医疗机构和社区医疗机构都认为通过协同平台能够获取更大收益时，未来共同价值得以形成，从而为关系契约的建立奠定基础。

2. 协同平台建设中的心理账户

在协同平台建设中，大型医疗机构和社区医疗机构将是否对协同平台建设付出努力进行决策。由此，从心理账户角度可以做如下分析。

对于大型医疗机构，其心理账户包括：

(1)与协同平台建设无关的努力 I_{i0}；大型医疗机构在协同平台建设之外，仍需要进行医疗技术水平提升、利用现代通信网络技术提升医疗管理水平等，这些举措也同样需要付出努力。

(2)为协同平台建设付出的努力 I_{i1}；在建设协同平台过程中，大型医疗机构需要在医院信息系统集成、建立与社区医疗机构业务协同等方面付出努力。

此时，大型医疗机构将对协同平台的期望收益与努力水平进行比较，并且当心理账户 $A_{i1} - I_{i1} > 0$ 时，大型医疗机构继续保持对协同平台建设的努力。

对于社区医疗机构，其心理账户包括：

(1)与协同平台建设无关的努力 I_{j0}；社区医疗机构在协同平台建设之外，仍需要进行医疗技术水平提升、利用现代通信网络技术提升医疗管理水平等，这些举措也同样需要付出努力。

(2)为协同平台建设付出的努力 I_{j1}；在建设协同平台过程中，社区医疗机构也需要在医院信息系统集成、建立与大型医疗机构的业务协同、改善对社区患者服务水平等方面付出努力。

此时，社区医疗机构也对协同平台的期望收益和努力水平进行比较，当心理账户 $A_{j1} - I_{j1} > 0$ 时，社区医疗机构继续保持对协同平台建设的努力。

而且，由于大型医疗机构与社区医疗机构保持合作，双方为协同平台建设付出努力的心理账户可被对方感知，因此，如果大型医疗机构为平台建设付出努力的心理账户与社区医疗机构相应心理账户相比差异较大，则大型医疗机构可能认为社区医疗机构存在"搭便车"行为，从而降低为协同平台建设付出的努力；同样的，如果社区医疗机构为平台建设付出努力的心理账户与大型医疗机构相应心理账户相比差异较大，则社区医疗机构会认为大型医疗机构存在"搭便车"行为，也同样会降低为协同平台建设付出的努力。

由此，我们得到协同平台建设中的心理契约：

$$\max \quad \{A_{i1} - I_{i1}\}$$
$$\max \quad \{A_{j1} - I_{j1}\}$$
$$\min\{\mid I_{i1} - I_{j1} \mid\}$$
$$\text{s.t.} \quad A_{i1} - I_{i1} > 0$$
$$A_{j1} - I_{j1} > 0$$

在心理契约的影响下，大型医疗机构和社区医疗机构的未来共同价值体现为 $A_{i1} - I_{i1}$ 与 $A_{j1} - I_{j1}$ 趋同。

在关系契约已经建立的前提下，大型医疗机构和社区医疗机构对协同平台的未来共同价值趋同，这意味着，$A_{i1} - A_{i0}$ 和 $A_{j1} - A_{j0}$ 得以趋同，对大型医疗机构和社区医疗机构而言，参与协同平台获得收益的心理账户将大于不参与协同平台获得收益的心理账户。由此，关系契约对心理契约进一步强化。

3. 利用心理账户优化关系契约

通过对协同平台主体心理契约的分析，我们可以看到，区域医疗协同平台关系契约的形成由两个阶段构成，第一阶段发生在协同平台建设前，此时双方的预期收益心理账户将对平台未来共同价值的趋同产生影响；第二阶段发生在协同平台建设中，此时双方预期收益与付出水平心理账户的差额将对平台未来共同价值产生影响，并且双方付出水平的差异也对未来共同价值产生影响。如图 7.1

所示。

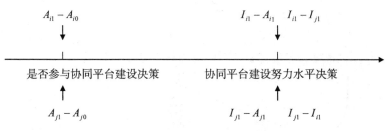

图 7.1 关系契约形成阶段

这与传统观点认为关系契约以合作双方重复博弈为基础，在双方建立合作关系后通过重复博弈形成趋同的未来共同价值，从而实现关系契约自我实施的观点相背离。在区域医疗协同平台建立前，如果大型医疗机构和社区医疗机构对于平台建设预期收益心理账户不能达成一致，则关系契约不能建立，大型医疗机构和社区医疗机构的正式契约更加不可能建立；在正式契约建立、双方开始协同平台建设后，对协同平台预期收益的心理账户和为协同平台付出努力的心理账户共同对未来共同价值构成影响，从而影响关系契约建立并最终对正式契约的履约造成影响。

将心理契约与关系契约的关系用系统动力学模型进行刻画，可以看到心理契约对关系契约的影响如图 7.2 所示。

由此可见，通过对区域医疗协同平台主体心理账户划分，心理契约可以对关系契约产生正向影响，也可以对关系契约产生负向影响。一旦关系契约建立，关系契约将强化心理契约，从而推动关系契约自我实施。因此，要促进区域医疗协同平台关系契约自我实施，可以从以下几个方面入手：

(1)利用大型医疗机构和社区医疗机构对收益的心理账户划分，在协同平台建立前，引导平台主体提高参与平台建设获得收益心理账户的预期。对大型医疗机构，重点从均衡医疗资源利用率、提升社会价值入手，提升其参与平台建设获得收益的心理账户预期；对社区医疗机构，重点从获得医疗技术支持、提升社区医疗服

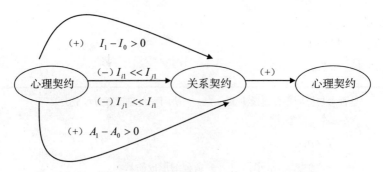

图 7.2　心理契约与关系契约关系的系统动力学模型

务水平、提高社会综合效益入手，提升其参与平台建设获得收益的心理账户预期。

（2）利用大型医疗机构和社区医疗机构对努力付出的心理账户划分，在协同平台建设过程中，降低合作双方对平台建设努力付出的差距。由于合作双方为平台建设付出努力的差距过大将对关系契约产生负向影响，因此，需要调动合作双方对平台建设的积极性，并且尽量促使双方的努力水平可观测。

（3）利用大型医疗机构和社区医疗机构获取收益的心理账户和付出努力的心理账户客观存在的现实，在协同平台建立过程中提升平台建设收益获取心理账户与努力付出心理账户的差额，以促进未来共同价值趋同，推进关系契约形成。

7.3　关系契约路径优化与共同价值提升

7.3.1　基于 DSM 模型实现关系契约路径优化

由于区域医疗协同平台参与主体较多，主体和主体之间关系强弱程度存在差异，因此，在资源有限的前提下，我们需要将平台成员的网状关系转化为二元关系，并识别关系路径的强弱。

1. DSM 模型

设计结构矩阵（design structure model，DSM）由 Steward 提出，

这一模型主要用于产品开发过程中，刻画不同开发任务之间的相互依赖关系[137]，如图 7.3 所示。以某一列为对象进行分析，可以看到，需要某一任务作为前置任务的所有任务项；以某一行为对象进行分析，可以看到某一任务的所有前置任务。例如，观察 B 列，可以看到，需要将 B 任务作为前置任务的任务项有 C＼E＼G＼H 任务；而观察 B 行，可以看到，B 任务的前置任务为 A 任务。可见，DSM 模型的核心是任务之间客观存在的相互依赖关系。

	A	B	C	D	E	F	G	H	I
A									
B	x								
C	x	x							
D			x						
E	x	x	x						
F			x	x	x				
G	x	x	x			x		x	x
H	x	x				x	x		x
I							x	x	

图 7.3　设计结构矩阵（DSM）

2. 区域医疗协同平台主体分析与主体间关系分析

以厦门区域医疗协同平台为典型，可以看到，该平台主体至少包括大型医疗机构、社区医疗机构、通信运营商、医药物流企业、软件供应商、消费者核心主体，在其外围还包括医药电子商务企业、政府相关部门、科研院所等机构。大型医疗机构为社区医疗机构提供技术支持，同时为消费者提供远程诊疗服务；社区医疗机构为消费者提供直接诊疗服务；通信运营商为诊断信息传送、远程医疗提供通信支持，其服务对象包括大型医疗机构、社区医疗机构以及消费者；医药物流企业为检测样本传送、药品传送等提供支持，其服务对象包括大型医疗机构、社区医疗机构；软件供应商实现电子病历档案管理，实现医院内部挂号、就诊、检测、付费、取药以及医嘱、住院查房记录电子化等信息化管理，其服务对象是大型医疗机构、社区医疗机构；消费者既是平台的服务对象，也是平台的参与者，在"小病在社区、大病在医院"均衡医疗资源的指导思想引导下，平台驱动消费者到社区医疗机构就诊，病历以电子档案的形式，由软件供应商提供服务支撑，初次就诊由社区医疗机构完成，检测样本由医药物流企业传送到大型医疗机构，大型医疗机构提供检测及再次就诊。医药电子商务企业提供远程挂号、远程专家咨询、药品招标采购等服务；政府相关部门发挥监督管理职能；科研院所为平台建设提供智力资源。由此，我们得到区域医疗协同平台主体结构如图7.4所示。

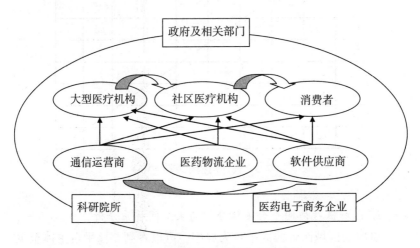

图7.4　区域医疗协同平台主体结构

3. 区域医疗协同平台 DSM 模型

DSM 模型的核心是任务依赖关系。在分析区域医疗协同平台主体间关系的基础上，我们将平台核心主体大型医疗机构、社区医疗机构、消费者、通信运营商、医药物流企业、软件供应商分别抽象为 $A = \{A_1, A_2, A_3, A_4, A_5, A_6\}$，将主体 i 与主体 j 的依赖关系定义为 $r_{ij}(0 \leqslant r_{ij} < 1)$，当 $r_{ij} = 0$ 时表示主体 i 与主体 j 无依赖关

系，并且假定主体 i 到主体 j 的依赖关系同主体 j 到主体 i 的依赖关系。根据对区域医疗协同平台主体结构以及主体间关系的分析，可以得到：

r_{12}：｛大型医疗机构→社区医疗机构｝ $\neq 0$

r_{13}：｛大型医疗机构→消费者｝ $\neq 0$

r_{14}：｛大型医疗机构→通信运营商｝ $\neq 0$

r_{15}：｛大型医疗机构→医药物流企业｝ $\neq 0$

r_{16}：｛大型医疗机构→软件供应商｝ $\neq 0$

r_{23}：｛社区医疗机构→消费者｝ $\neq 0$

r_{24}：｛社区医疗机构→通信运营商｝ $\neq 0$

r_{25}：｛社区医疗机构→医药物流企业｝ $\neq 0$

r_{26}：｛社区医疗机构→软件供应商｝ $\neq 0$

r_{34}：｛消费者→通信运营商｝ $\neq 0$

r_{35}：｛消费者→医药物流企业｝ $= 0$

r_{36}：｛消费者→软件供应商｝ $= 0$

r_{45}：｛通信运营商→医药物流企业｝ $= 0$

r_{46}：｛通信运营商→软件供应商｝ $\neq 0$

r_{56}：｛医药物流企业→软件供应商｝ $= 0$

由此我们看到，区域医疗协同平台核心主体间大多存在依赖关系，但其中，消费者与医药物流企业之间不直接发生依赖关系，其原因是消费者检测样本、所消费药品等的运送由医疗机构与医药物流企业之间的服务支持关系完成，消费者不直接与医药物流企业发生交易关系；消费者与软件供应商之间也不发生直接交易关系；通信运营商与医药物流企业在协同医疗平台这一范畴内不直接发展依赖关系，但二者之间可能有其他的业务往来；医药物流企业与软件供应商之间也不发生直接依赖关系。

由此，将 r_{ij} 标注在相应单元格（ $r_{ij}=0$ 的舍弃，不标注），构建区域医疗协同平台 DSM 模型如图 7.5 所示。

4. 区域医疗协同平台关系路径差异

根据所构建的区域医疗协同平台 DSM 模型，我们可以得到平台主体间除了｛消费者，医药物流企业｝、｛医药物流企业，通信运

	A_1	A_2	A_3	A_4	A_5	A_6
A_1						
A_2	r_{12}					
A_3	r_{13}	r_{23}				
A_4	r_{14}	r_{24}	r_{34}			
A_5	r_{15}	r_{25}				
A_6	r_{16}	r_{26}		r_{46}		

图 7.5　区域医疗协同平台 DSM 模型

营商之间无依赖关系之外，其他主体间存在关系路径，均可产生关系契约。关系契约以未来共同价值为基础，由于区域医疗协同平台的参与主体较多，要达到全部主体形成一定的未来共同价值，必须以相当大的资源耗费为代价，因此，我们需要在识别关系路径的基础上进一步量化关系路径强度，以着力强化关系契约建立，科学评价关系契约效益。

1) 依赖关系 r_{ij} 测量

（1）大型医疗机构与社区医疗机构的依赖关系 r_{12} 测量。可以看到，如果社区医疗机构与大型医疗机构的依赖关系较强，则社区医疗机构的技术支持成本中将有大部分支付给大型医疗机构，因此，我们用支付到大型医疗机构的技术支撑成本 c_{TM} 与全部技术支撑成本 c_T 的比值来测量依赖关系 r_{12} 值，即当 c_{TM}/c_T 值较大时，则 r_{12} 值较大。并且，如果在区域医疗平台建设之前，c_{TM}/c_T 值较大，则表明大型医疗机构与社区医疗机构之间已经保持较好的合作关系，构建关系契约将更加容易；如果 c_{TM}/c_T 值较小，则表明两机构的前期合作较小，在区域医疗协同平台建立过程中需改善该比值，促进大型医疗机构与社区医疗机构的合作关系加强。

（2）大型医疗机构与消费者的依赖关系 r_{13} 测量。观察消费者在大型医疗机构的门诊支出 c_{MF} 与其全部门诊支出 c_F 的比值，当

c_{MF}/c_F 值较大时,消费者的门诊还较大程度依赖大型医疗机构,r_{13} 值也较大;反之,r_{13} 值较小。

(3) 大型医疗机构与通信运营商的依赖关系 r_{14} 测量。手机挂号是通信运营商对大型医疗机构的重要业务支持,我们选取大型医疗机构一段时期手机挂号量 q_{MM} 与挂号量 q_M 之间的比值作为衡量 r_{14} 的测度,即当 q_{MM}/q_M 值较大时,r_{14} 值也较大;反之,r_{14} 值较小。

(4) 大型医疗机构与医药物流企业的依赖关系 r_{15} 测量。可以看到,大型医疗机构与社区医疗机构之间的依赖关系对于大型医疗机构与医疗物流企业的依赖关系产生重要影响。当大型医疗机构与社区医疗机构合作频繁,即 r_{12} 值较大时,r_{15} 值也相应较大;当大型医疗机构与社区医疗机构依赖关系低,即 r_{12} 值较小时,r_{15} 值也相应较小。

(5) 大型医疗机构与软件供应商的依赖关系 r_{16} 测量。医疗机构内部业务流程基于信息系统进行管理,信息系统的正常运行将对医疗机构业务流程起到重要的支撑作用,因此,我们用大型医疗机构信息系统正常运行时间周期 t_{NM} 与系统自交付使用后的运行时间周期 t_M 的比值作为衡量依赖关系 r_{16} 的测度,当 t_{NM}/t_M 值较大时,r_{16} 值也较大;反之,r_{16} 值较小。

(6) 社区医疗机构与消费者的依赖关系 r_{23} 测量。类似大型医疗机构与消费者的依赖关系测量,我们选取消费者在社区医疗机构的门诊支出 c_{SF} 与其全部门诊支出 c_F 的比值,当 c_{SF}/c_F 值较大时,消费者的门诊还较大程度依赖大型医疗机构,r_{23} 值也较大;反之,r_{23} 值较小。

(7) 社区医疗机构与通信运营商的依赖关系 r_{24} 测量。类似大型医疗机构与通信运营商的依赖关系测量,我们选取社区医疗机构一段时期手机挂号量 q_{MS} 与挂号量 q_S 之间的比值,当 q_{MS}/q_S 值较大时,r_{24} 值也较大;反之,r_{24} 值较小。

(8) 社区医疗机构与医药物流企业的依赖关系 r_{25} 测量。同样的,当社区医疗机构与大型医疗机构合作紧密时,即 r_{12} 值较大时,

r_{25} 值也相应较大；当大型医疗机构与社区医疗机构依赖关系低，即 r_{12} 值较小时，r_{25} 值也相应较小。

(9) 社区医疗机构与软件供应商的依赖关系 r_{26} 测量。类似大型医疗机构与软件供应商的依赖关系测量，我们选取社区医疗机构信息系统正常运行时间周期 t_{NS} 与系统自交付使用后的运行时间周期 t_S 的比值作为衡量依赖关系 r_{26} 的测度，即当 t_{NS}/t_S 值较大时，r_{26} 值也较大；反之，r_{26} 值较小。

(10) 消费者与通信运营商依赖关系 r_{34} 的测量。同样，我们选取手机挂号的数量 q_M 与全部挂号数量 q 的比值作为衡量 r_{34} 的测度，即当 q_M/q 较大时，r_{34} 值较大；反之，r_{34} 值较小。

(11) 通信运营商与软件供应商依赖关系 r_{46} 的测量。软件供应商接收挂号信息并通过后续业务流程进行处理，同时反馈检测信息传送给通信运营商发送给消费者。选取软件输出信息中通过通信运营商传输的信息量 I_M 与软件全部输出信息 I 的比值，当 I_M/I 值较大时，r_{46} 值较大；反之，r_{46} 值较小。

2) r_{ij} 值量化后的区域医疗协同平台 DSM 模型

从上面的分析可以看到，由于：

消费者门诊支出＝大型医疗机构门诊支出＋社区医疗机构门诊支出

因此，可以得到 $r_{13} = 1 - r_{23}$，即随着区域医疗协同平台的建设和运行，消费者同大型医疗机构之间的依赖关系与消费者同社区医疗机构之间的依赖关系将此消彼长。同时，

消费者挂号量＝大型医疗机构挂号量＋社区医疗机构挂号量
消费者手机挂号量＝大型医疗机构手机挂号量＋社区医疗机构手机挂号量

因此

$$r_{34} = \frac{q_M}{q} = \frac{q_{MM} + q_{MS}}{q_M + q_S}$$

由此，根据依赖关系的量化结果，区域医疗协同平台 DSM 模型可以表达为图 7.6。

	A_1	A_2	A_3	A_4	A_5	A_6
A_1						
A_2	c_{TM}/c_T					
A_3	c_{MF}/c_F	$1-c_{MF}/c_F$				
A_4	q_{MM}/q_M	q_{MS}/q_S	$(q_{MM}+q_{MS})/(q_M+q_S)$			
A_5	c_{TM}/c_T	c_{TM}/c_T				
A_6	c_{SF}/c_F	t_{NS}/t_S		I_M/I		

图 7.6　依赖关系量化后的区域医疗协同平台 DSM 模型

由此，我们得到不同关系路径的关系作用强度。据此，在区域医疗协同平台建立之前，观察关系作用强度，评价未来共同价值建立的基础；在区域医疗协同平台建立过程中，识别应培育未来共同价值的关系路径，强化关系契约的作用；在区域医疗协同平台建立之后，观察关系作用强度的变化，评价未来共同价值的变化以及该关系路径上的关系契约效益。例如，在区域医疗协同平台建立之前，支付到大型医疗机构的技术支撑成本 c_{TM} 与全部技术支撑成本 c_T 的比值 c_{TM}/c_T 值较低，社区医疗机构与大型社区医院的合作基础较差，未形成未来共同价值；在区域医疗协同平台的建设实施过程中，需要加强社区医疗服务机构与大型医疗机构之间的合作关系，强化大型医疗机构对于社区医疗服务机构的技术支持，从医疗技术水平发展、平衡医疗资源、改善民生医疗环境等方面培育二者的未来共同价值，从而形成社区医疗机构与大型医疗机构的关系契约，在区域医疗协同平台建设和运行过程中成为经济契约摩擦的"润滑剂"，促进区域医疗协同平台有效建成和使用。在平台建成后，可以观察到支付到大型医疗机构的技术支撑成本 c_{TM} 与全部技术支撑成本 c_T 的比值 c_{TM}/c_T 较平台建设前有所提高。

7.3.2　区域医疗协同平台未来共同价值提升

在细分区域医疗协同平台未来共同价值的基础上，我们以大型

257

医疗机构和社区医疗机构的努力水平、收益参数以及医疗环境改善程度为基础,构建双方的收益与成本模型,分别以大型医疗机构参与协同平台与不参与协同平台两种情况对模型进行演算,得到包括促进大型医疗机构参与协同平台、促进双方努力水平可观测以及促进社区医疗机构提升收益创造能力的未来价值提升策略。

1. 模型建立

为简化问题,我们先假定,区域医疗协同平台中仅有一家大型医疗机构和一家社区医疗服务机构共同参与,此时,将大型医疗机构和社区医疗机构分别作为主体 i 和主体 j。

假定区域医疗协同平台对医疗环境的改善程度为 θ,即协同平台实现运行后相对平台建设前对社会医疗环境的改善程度为 θ。例如,平台建设前医疗机构内部信息化应用尚未实现,没有信息系统对"挂号—就诊—开具处方—缴费—取药"流程以及电子查房、电子医嘱等过程进行管理,而通过区域医疗协同平台的建设,医疗机构不仅仅是提高了内部管理信息化水平,而且还通过远程通信等信息化手段,实现了大型医疗机构与社区医疗机构的信息交互,以及患者病历电子档案管理,那么 θ 值相应较高;如果平台建设前医疗机构业已实现内部信息化应用,单个医疗机构已经实现患者电子病历管理,通过区域医疗协同平台建设,大型医疗机构和社区医疗机构信息交互实现,则可认为 θ 值相对较低。

要构建区域医疗协同平台、促进区域医疗协同平台的正常运行,需要大型医疗机构和社区医疗机构都付出努力,例如,需要大型医疗机构对社区医疗机构提供技术支撑,并且为病历等基础数据交互等与软件供应商、通信运营商合作而付出努力,而社区医疗机构也需要为改善对辖区内患者的服务而付出努力。假定平台主体所需付出的努力程度为 I ($0 < I < 1$),当 I 接近于 1,则表示主体所需要付出的努力程度相对较高;当 I 接近于 0,则表示主体所需要付出的努力程度相对较低,并且彼此间的努力程度能够被观测到。

由此,大型医疗机构和社区医疗机构对区域医疗协同平台所付出的成本分别为

$$\text{TC}_i = I_i \cdot \theta^\rho \qquad (7.22)$$

$$\text{TC}_j = I_j \cdot \theta^\rho \qquad (7.23)$$

其中,$\rho \geq 2$,随着改善程度 θ 的提高,为平台所付出的成本提高。也就是说,当区域医疗协同平台相对平台运行前的改善程度 θ 一定时,大型医疗机构和社区医疗机构为平台所付出的成本仅与其努力程度相关,努力程度越高,为平台所付出的成本就越高。为简化问题,我们假定 $\rho = 2$,为平台所付出的成本受改善程度 θ 和努力程度的共同影响,并且改善程度 θ 对成本的影响更强。

假定大型医疗机构和社区医疗机构对区域医疗平台总体所需要投入的努力程度能够达成共识,即认为总体努力程度为 I,则在仅考虑大型医疗机构和社区医疗机构为协同平台努力的前提下,可以得到

$$I_i + I_j = I \qquad (7.24)$$

同时,由于实现区域医疗协同,大型医疗机构和社区医疗机构的综合效益将得到改善。对大型医疗机构而言,综合效益包括医疗资源的时间等分配优化、社会效益提升等;对社区医疗机构而言,综合效益包括医疗技术支撑体系的提升、辖区内形象提升、社会效益提升等。可以看到,综合效益提升程度将受到改善程度 θ 的影响,当改善程度 θ 较高时,平台综合效益提升程度也较高。综合效益提升程度还受到效益参数 r 的影响,效益参数 r 即对协同平台效益的利用和发掘能力。由此,可以得到大型医疗机构和社区医疗机构通过协同平台获取的综合效益分别为

$$U_i = r_i \theta \qquad (7.25)$$

$$U_j = r_j \theta \qquad (7.26)$$

另外,由于社区医疗机构享受大型医疗机构的技术指导和管理指导,并由此增强消费者信心,提升社会影响,社区医疗机构需向大型医疗机构支付技术支持与管理指导补偿 ω,则大型医疗机构和社区医疗机构的净收益分别为

$$\pi_i = r_i \theta + \omega - I_i \theta^2 \qquad (7.27)$$

$$\pi_j = r_j \theta - \omega - I_j \theta^2 \qquad (7.28)$$

2. 模型演算

1）大型医疗机构对区域医疗协同平台不付出努力

大型医疗机构可能由于自身的技术优势、市场优势而对区域医疗平台建设并不十分重视，虽然获得了社区医疗机构对其的技术支撑和管理指导补偿 ω，但并不实际对平台建设付出努力。在这种情况下，仅有社区医疗机构为区域协同平台建设而付出努力。此时，社区医疗机构的净收益为

$$\pi_j = r_j\theta - \omega - I_j\theta^2 = r_j\theta_i + \omega - I\theta^2 \tag{7.29}$$

要使其收益最大化，需要 $\dfrac{\partial \pi_j}{\partial \theta} = 0$，因此

$$\frac{\partial \pi_j}{\partial \theta} = r_j - 2I\theta = 0,$$

$$\theta^* = \frac{r_j}{2I}$$

将 θ^* 代入式(7.29)，可得

$$\pi_j^* = \frac{r_j}{4I} - \omega$$

由此可见，当社区医疗机构获得最大收益时，区域医疗协同平台对医疗环境的改善程度受到其效益参数和努力程度的共同影响，并且，当社区医疗机构效益参数增长时，协同平台对医疗环境的改善程度增长；当社区医疗机构努力程度增长时，协同平台对医疗环境的改善程度并不一定增长，甚至出现降低。这是由于在大型医疗机构不付出努力的前提下，社区医疗机构并不能从大型医疗机构获得有实际意义的技术支持，社区医疗机构不能实质性地改善对社区患者的医疗服务，因此，所付出的努力水平并不带来医疗环境的改善。

此时，社区医疗机构要获得收益，至少需要 $\pi_j^* > 0$，因此

$$\pi_j^* = \frac{r_j}{4I} - \omega > 0, \quad \omega < \frac{r_j}{4I}$$

这就意味着，在大型医疗机构不对区域医疗协同平台付出努力的前提下，社区医疗机构对大型医疗机构提供的技术支持与管理指

导补偿额度不会超过 $\dfrac{r_j}{4I}$，这一额度受到自身效益参数 r_j 和努力程度 I 的共同影响。当社区医疗机构效益参数 r_j 较高时，其对协同平台的期望价值较高，对大型医疗机构所提供的补偿额度会相应提高；而当仅有社区医疗机构对协同平台付出努力时，随着努力程度的提高，社区医疗机构对大型医疗机构所愿意提供的补偿额度将降低。

此时，大型医疗机构不享有也不挖掘区域医疗协同平台为其带来的收益，在原有的管理价值之外，其获得的收益是社区医疗机构对其付出的技术支持与管理指导补偿，即享有收益 ω。

2) 大型医疗机构与社区医疗机构共同付出努力

大型医疗机构同样面临着患者蜂拥而至、医疗资源分布不均的问题，通过区域医疗协同平台建立，大型医疗机构同样可以获益，因此，大型医疗机构可能愿意与社区医疗机构共同为平台建设与运行付出努力。大型医疗机构与社区医疗机构之间的决策分两个阶段进行，第一阶段，双方决定双方的努力程度划分；第二阶段，双方在合理的努力程度划分前提下决定协同平台对医疗环境的改善程度 θ。我们采用逆推算法，大型医疗机构和社区医疗机构在双方共同努力前提下获取净收益，即

$$\max \quad \pi_i = r_i\theta + \omega - I_i\theta^2 \tag{7.30}$$

$$\max \quad \pi_j = r_j\theta - \omega - I_j\theta^2 \tag{7.31}$$

又由于 $I_i + I_j = I$，所以

$$\max \quad \pi_i = r_i\theta + \omega - (I - I_j)\theta^2 \tag{7.32}$$

$$\max \quad \pi_j = r_j\theta - \omega - I_j\theta^2 \tag{7.33}$$

$$\text{s. t.} \quad r_i\theta + \omega - (I - I_j)\theta^2 > \zeta \tag{7.34}$$

$$\text{s. t.} \quad r_j\theta - \omega - I_j\theta^2 > \eta \tag{7.35}$$

其中，ζ 为大型医疗机构的最低期望收益；η 为社区医疗机构的最低期望收益。

$$\frac{\partial \pi_j}{\partial \theta} = r_j - 2I_j\theta$$

令 $\dfrac{\partial \pi_j}{\partial \theta} = 0$，可得

$$\theta^{**} = \frac{r_j}{2I_j}$$

由于 $I_j < I$，因此 $\theta^* = \dfrac{r_j}{2I} < \theta^{**} = \dfrac{r_j}{2I_j}$，即当大型医疗机构与社区医疗机构共同为区域医疗协同平台付出努力时，医疗环境改善程度将提高。将 θ^{**} 代入式(7.33)，可得

$$\pi_j^{**} = \frac{r_j^2}{4I_j} - \omega \tag{7.36}$$

同样的，由于 $I_j < I$，因此

$$\pi_j^* = \frac{r_j^2}{4I_j} - \omega < \pi_j^{**} = \frac{r_j^2}{4I} - \omega$$

又

$$\frac{\partial \pi_i}{\partial I_j} = r_i \frac{\partial \theta}{\partial I_j} + \theta^2 - 2\theta(1 - I_j) \frac{\partial \theta}{\partial I_j}$$

$\dfrac{\partial \theta}{\partial I_j} = -\dfrac{r_j}{2I_j^2}$，代入 $\dfrac{\partial \pi_i}{\partial I_j}$ 并令 $\dfrac{\partial \pi_i}{\partial I_j} = 0$，可得

$$-\frac{r_i r_j}{2I_j^2} + \frac{r_j^2}{4I_j^2} + 2\frac{r_j}{2I_j}(1 - I_j)\frac{r_j}{2I_j^2} = 0$$

$$I_j^{**} = \frac{2r_j}{r_j + 2r_i}$$

由此可知，此时社区医疗机构的最优努力程度受到大型医疗机构和社区医疗机构效益参数的影响，且 $\dfrac{\partial I_j^{**}}{\partial r_i} = -\dfrac{4r_j}{(r_j + 2r_i)^2} < 0$，

$\dfrac{\partial I_j^{**}}{\partial r_j} = \dfrac{4r_i}{(r_j + 2r_i)^2} > 0$，即社区医疗机构的最优努力程度随着大型医疗机构效益参数的增大而降低，随着自身效益参数的增大而增大，这表明社区医疗机构对大型医疗机构有嫉妒心理，当其认为大型医疗机构效益参数较大、通过区域医疗协同平台获得的收益较大时，其愿意付出的努力水平会降低。

将 θ^{**}、I_j^{**} 代入式(7.32)，可得

$$\pi_i^{**} = r_i \frac{r_j}{2I_j} + \omega - (1 - I_j) \frac{r_j^2}{4I_j} = \frac{4r_i^2 + r_j^2}{8} + \omega$$

由于 $\frac{4r_i^2 + r_j^2}{8} > 0$，$\pi_i^{**} > \pi_i$，即当大型医疗机构与社区医疗机构共同为区域医疗协同平台付出努力时，相对于大型医疗机构不付出努力的情况而言，大型医疗机构所获得的收益也将较大。

可见，大型医疗机构与社区医疗机构共同为区域医疗协同平台付出努力，将使大型医疗机构和社区医疗机构获得双赢，相对于大型医疗机构不对协同平台付出努力而言，双方的净收益都将更大。并且，双方均为协同平台努力时，医疗环境的改善程度也将更高。其中，社区医疗机构的最优努力程度受到双方效益参数的影响，当大型医疗机构效益参数提高时，由于嫉妒心理的存在，使得社区医疗机构最优努力程度降低，当社区医疗机构自身效益参数提高时，其最优努力程度将提高。

3. 模型解释

根据模型推演，我们可以得到：

(1)如果大型医疗机构不为区域医疗协同平台付出努力，社区医疗机构获得最大收益时，区域医疗协同平台对医疗环境的改善程度将受到其效益参数和努力程度的共同影响，并且，当社区医疗机构效益参数增长时，协同平台对医疗环境的改善程度增长，当社区医疗机构努力程度增长时，协同平台对医疗环境的改善程度并不一定增长，甚至出现降低。在大型医疗机构不付出努力的前提下，社区医疗机构并不能从大型医疗机构获得有实际意义的技术支持，社区医疗机构不能实质性地改善对社区患者的医疗服务，因此，所付出的努力水平并不带来医疗环境的改善。

(2)在大型医疗机构不对区域医疗协同平台付出努力的前提下，社区医疗机构对大型医疗机构提供的技术支持与管理指导补偿额度不会超过 $\frac{r_j}{4I}$。当社区医疗机构效益参数 r_j 较高时，其对协同平台的期望价值较高，对大型医疗机构所提供的补偿额度会相应提

高；而当仅有社区医疗机构对协同平台付出努力时，随着努力程度的提高，社区医疗机构对大型医疗机构所愿意提供的补偿额度将降低。

（3）大型医疗机构和社区医疗机构共同为区域医疗协同平台付出努力，将有助于医疗环境改善水平提高，并最终有助于区域医疗协同平台综合效益提升。

（4）大型医疗机构和社区医疗机构共同为区域医疗协同平台付出努力，有助于大型医疗机构和社区医疗机构双方效益提升。

（5）当大型医疗机构和社区医疗机构共同为区域医疗协同平台付出努力，社区医疗机构的最优努力程度受到双方效益参数的影响，大型医疗机构效益参数提高时，由于嫉妒心理的存在，使得社区医疗机构最优努力程度降低，社区医疗机构自身效益参数提高时，其最优努力程度将提高。

因此，促进大型医疗机构和社区医疗机构未来共同价值形成，以发挥关系契约对区域医疗协同平台稳定性的促进作用，可以从以下几方面入手：

（1）保证大型医疗机构参与到区域医疗协同平台建设和运行中。促进大型医疗机构意识到区域医疗协同平台对平衡医疗资料、改善医疗环境的重要意义，从而主动承担社会责任，为区域医疗协同平台建设和运行付出努力。

（2）使大型医疗机构和社区医疗机构双方为协同平台所付出的努力可观测。由于双方共同努力能够提升双方各自的收益以及改善医疗环境，因此，使双方为协同平台所付出的努力可观测，能增强各方对未来共同价值的信心，从而达成一致的未来共同价值，形成关系契约。基于此，在实践中，应尽可能使大型医疗机构和社区医疗机构为协同平台所付出的努力可观测，例如，大型医疗机构可主动为社区医疗机构提供医师培训、大型医疗机构主动向患者推荐社区医疗机构、大型医疗机构积极完成电子病历数据交换等；社区医疗机构积极提升内部信息化管理水平、积极推行电子病历等。

（3）促进社区医疗机构效益参数 r_j 提升，改善社区医疗机构对区域医疗协同平台的效益创造能力。无论大型医疗机构是否为协同平台付出努力，医疗环境改善程度均受到社区医疗机构效益参数 r_j 的正向影响，社区医疗机构效益参数 r_j 提高将有助于区域医疗协同平台医疗环境改善水平提升，因此，应着力强化社区医疗机构对区域医疗协同平台的效益利用能力，促使其借助区域医疗协同平台建设项目，进一步提高医疗技术水平、改善医疗条件、改善对社区患者的服务水平。

7.4 基于动态 X-Y 理论优化契约

早期的激励理论已经提出 X-Y 理论假设，并认为在组织环境影响下员工的 X-Y 理论假设会呈现动态变化性。基于这一特征，我们将 X-Y 理论引入协同知识创新中，分析协同知识创新体的动态生命周期演化过程，研究不同生命周期阶段上创新主体的 X-Y 理论假设动态变化，制定相应的激励策略。

7.4.1 协同创新体的生命周期

组织的生命周期思想认为，组织同人一样具有生命周期，有其童年、青年、壮年和老年时期。基于这一思想，我们认为，协同创新体的发展历程也将经历诞生期、成长期、成熟期和衰退期四个动态发展阶段。

(1)诞生期。在专业化分工的大背景下，多个主体受共同的市场利益驱动而相互协作，以协同创新主体的形式共同应对市场的不确定性，共同分担市场风险与技术风险，共同分享未来收益。协同创新主体从无到有的发展阶段即是诞生期。在这个阶段，明确协同任务分配计划、时间管理计划、信息沟通计划、成本管理计划、人力资源管理计划等，成为协同创新体诞生期的重点。

(2)成长期。在诞生期之后，协同主体间的信息沟通逐渐增多，在任务分配计划的支撑下，沿着知识依赖路径实施知识共享与知识创新，相互协作完成协同任务。由于协同创新中返工迭代、时间滞后、成本超支等现象客观存在，处理协调主体间的矛盾与冲突，调整各项计划，使其更具可操作性和可衡量性，成为协同创新体成长期的重点。

（3）成熟期。在成长期之后，协同主体间的信息沟通将在合作中进一步加强，相互协作将更加稳定。协同主体所制订的任务分配计划、时间管理计划、信息沟通计划、人力资源管理计划等各项计划将更趋合理，协同各方应对和协调矛盾与冲突的能力也相对成熟。

（4）衰退期。当协同创新体不能适应新的市场需求或者新技术发展要求时，创新体内成员可能需要寻求新的协同伙伴以获取新发展，原有的协同创新主体即面临合作减少、沟通交流减少、任务协同减少以及创新成果减少。

将时间作为横轴，将协同创新成果作为纵横，可以看到，协同创新体的生命周期如图 7.7 所示。

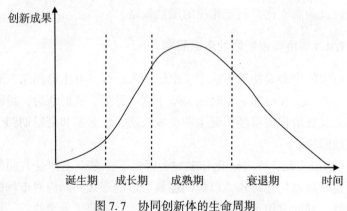

图 7.7　协同创新体的生命周期

7.4.2　创新成员 X-Y 假设的动态演化

1. X-Y 假设理论

Douglas McGregor 在 1960 年出版的《企业的人性方面》一书中提出 X-Y 理论，即认为员工有两种完全相反的工作动机，一种是消极的 X 理论（theroy X），假设员工天生不喜欢工作，只要可能，他们就会逃避工作，他们只要有可能就会逃避责任，安于现状，喜欢安逸；另一种是积极的 Y 理论(theory Y)，假设员工视工作如休息、娱乐一般自然，他们不仅能够承担责任，而且会主动寻求承担责任，具备做出正确决策的能力，而不仅仅是管理者才具备这一能力。基于 X 假设，由于员工不喜欢工作，因此必须采取强制措施或惩罚办法；基于 Y 理论，由于员工喜欢工作并喜欢承担责任，因此不需要采取强制措施，提倡让员工自我管理[138]。

更进一步的，美国管理心理学家 John J. Morse 和 Jay W. Lorsch 在其 1970 年发表的论文"超 Y 理论"中提出超 Y 理论[139]，对 X-Y 理论进行折中思考，并提出复杂人的概念，认为：①人们是怀着许多不同的需要加入工作组织的，各自有不同的情况，有的人自由散漫，不愿参与决策和承担责任，需要正规化的组织机构和严格的规章制度加以约束；有的人责任心强、积极向上，则需要更多的自治、责任和发挥创造性的机会去实现尊重和自我实现的需要；②组织形式和管理方法要与工作性质和人们的需要相适应，对有些人(如懒惰、缺乏进取心者)适用 X 理论管理，而对另一些人(如富有责任心、工作主动者)则适用 Y 理论管理；③组织机构和管理层次的划分、职工培训和工作分配、工作报酬和控制程度等，都要从工作性质、工作目标与员工素质等方面进行综合考虑，不能千篇一律；④当一个目标达到后，应激起员工的胜任感，使他们为达到新的、更高的目标而努力。

超 Y 理论是对 X-Y 理论的扩展，其核心是认为企业员工具有复杂性，既有基于 X 理论假设不愿意主动工作的消极员工，也有愿意主动承担工作与责任的积极员工，并且员工的积极/消极心态并不是与生俱来的，这种心态与组织的环境和管理方法相互作用、相互影响，每个人都兼具两种特性，只是在不同时期不同情境中表现出的何种心态更为明显。由此可见，员工的 X-Y 假设选择是个人与组织相互影响的结果，并且呈现动态变化性。

以组织内员工的 X-Y 理论为基础，在组织"行为人"假设前提下，创新成员在协同创新体内部对协同知识创新行为的选择，将呈现出消极或积极的不同态势，并且积极/消极心态的选择也将受到协同创新主体环境、创新管理方法的影响呈现动态性，在不同时期、不同情境影响下，可能呈现不同的 X 假设选择或者 Y 假设选择。

由此，我们得到协同创新体中创新成员的 X-Y 假设理论：

X 理论假设，创新成员消极对待协同创新，注重稳定发展而非变革。创新成员在协作过程中强调发展的稳定性，对获取外部信息、更新内部知识并不积极主动。

Y 理论假设，创新成员积极对待协同创新，注重变革而非稳定发展。创新成员在协作过程中强调变化，会积极主动获取外部信息、消化吸收外部知识，积极通过原有知识与外部知识的融合实现知识更替与知识创新。

创新成员的 X-Y 假设选择，不仅受到自身企业文化影响，还受到所处的协同创新体环境、协同创新管理方法等外部因素的影响，从而呈现出动态变化性。

2. 激励策略

学者将激励(motivation)定义为通过高水平的努力实现组织目标的意愿，而这种努力以能够满足个体的某些需要为条件。这个定义的关键因素是努力、组织目标和需要。X-Y 理论作为早期的激励理论之一，理论界一般认为其本质上是将 X 理论假设对应马斯洛需求层次中的低级需要，即生理的需要、安全的需要；Y 理论假设对应高级的需要，即社会需要、尊重需要以及自我实现需要。企业以员工 X 理论假设为前提，提供劳动合约、规章制度等，明确员工的责任与义务以及相应的奖励措施，这些措施可以视为经济契约；以员工 Y 理论假设为前提，通过提高工作挑战性、提供培训机会等措施，强化员工对企业的归属感与认同感，这些措施可以被视为企业与员工间的关系契约。因此，企业对员工的激励策略选择包括经济契约与关系契约。

基于企业"行为人"假设前提，将企业对员工的激励策略选择应用到协同创新体对创新成员的激励策略选择中，可以看到，激励策略选择也包括两种类型：

(1)经济契约，即创新成员间签订经济契约，以明确双方协同创新的责任义务以及相应的权利，对创新成员的经济收益及成员地位通过有法律效力的文件进行明确，以满足创新成员的生存需要与安全需要。

（2）关系契约，即创新成员间以未来共同价值为基础的隐性、非正式契约，在协同创新过程中形成，满足创新成员的社会需要、尊重需要和自我实现需要。

3. 不同生命周期阶段中创新主体的 X-Y 选择与激励策略选择

为简化问题，我们首先假定协同创新主体仅有 2 个：主体 A 和主体 B。分析在协同创新不同生命周期阶段上，创新主体的 X-Y 理论假设选择以及变化。

1）诞生期

在协同创新体的诞生期，创新成员的主要任务是完成任务分配计划、时间管理计划等各种计划编制，双方更多基于已有经验合作完成计划编制，在这个阶段，创新成员受到的来自协同创新体的影响较小，其 X-Y 假设选择更多地受到其自身企业文化的影响。

在诞生期，主体 A 和主体 B 的假设选择有以下几种可能：

①主体 A 和主体 B 均为 X 假设选择。

②主体 A 和主体 B 均为 Y 假设选择。

③主体 A/B 分别为 X/Y 假设选择（由于主体 A 和 B 具有可互换性，因此主体 A/B 分别为 Y/X 选择）。

如表 7.1 所示。

表 7.1　　　诞生期协同创新主体的 X-Y 假设选择

主体	第一种可能	第二种可能	第三种可能
主体 A	X 假设	Y 假设	X 假设
主体 B	X 假设	Y 假设	Y 假设

当双方都为 X 假设选择时，创新成员对外部信息获取与知识更替并不关注，都认为维持稳定发展比变革更为重要，因此，双方会更多地基于原有经验完成任务分配计划、时间管理计划等计划编制。对于协同创新体而言，需要制定有强制性、有约束力的规则与

办法,如签订详尽约定双方责任义务以及惩罚措施的经济契约,以及推行联合办公、例会等举措,以使创新成员明确参与协同创新体的职责任务,保证协同创新任务完成。

当双方都为 Y 假设选择时,创新成员积极主动获取外部信息、吸纳外部知识并完成知识更替与创新。对于协同创新体而言,不需要强制性的规则与办法来约束各方的创新行为,可以通过框架性合作协议保障创新成员在协同创新体中的主体地位,同时可以在未来共同价值的引导下借助关系契约巩固创新成员间的协同关系,促进协同创新任务完成。

当创新成员 A 为 X 假设选择,而创新成员 B 为 Y 假设选择时,创新成员 A 对外部信息获取与知识更新不关注,更希望维持稳定发展而非变革;创新成员 B 积极主动获取外部知识,希望获得外部知识共享、吸纳知识并完成知识更替与创新。但创新成员 B 的积极主动行为将受到创新成员 A 消极行为的阻碍。当创新成员 B 主动共享知识,并希望创新成员 A 也积极进行知识共享时,可能观察到创新成员 A 并不积极主动,创新成员 B 获取外部信息遭遇困难;当创新成员 B 主动强化与创新成员 A 的信息沟通,希望共同完成新知识创建时,可能观察到创新成员 A 消极参与协作,知识创新更多地由创新成员 B 独立完成。在这种情况下,创新协作体一方面需要针对 X 假设选择制定有强制性、有约束力的规则与办法,详尽约定双方的责任义务以及惩罚措施,以使创新成员各方都明确参与协同创新体的职责和任务,保证协同创新任务完成;另一方面则需要针对 Y 假设选择促进创新成员 A 和创新成员 B 对协同创新的未来共同价值达成一致,构建协同双方的关系契约对协作中的矛盾与冲突进行自我修复。

由此可得,在协同创新体的诞生期,协同创新成员 X-Y 假设选择及相应的激励策略选择如图 7.8 所示。

2) 成长期

① 创新成员 A 的 X 假设转变为 Y 假设,而创新成员 B 的 X 假设保持不变。

在诞生期,创新成员 A 和创新成员 B 都为 X 理论假设,协同

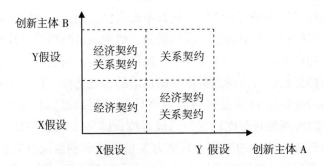

图 7.8 诞生期创新成员 X-Y 假设选择及激励策略选择

创新体实施经济契约激励措施，以明确各方的责任和义务，保障协同各方完成协同创新。随着协同创新体从诞生期过渡到成长期，创新成员间的任务依赖将逐渐增多，返工、无效迭代等无效知识创新也将逐渐增多，而经济契约无法有效应对协同创新过程中由于无效知识创新而造成的协同矛盾以及利益冲突，完全依赖经济契约实施协同创新激励具有不现实性。因此，协同创新体不可能仅仅提供经济契约这一激励措施，借助关系契约激发创新主体间形成未来共同价值，通过未来共同价值趋同处理协同中的矛盾与冲突也成为协同创新体在成长期的客观选择。在这样的环境影响下，创新成员 A 可能受到协同创新体关系契约激励措施的影响，将消极的协同创新态度转变为积极态度，即将 X 假设可能转变为 Y 假设。当创新成员 A 的 X 假设转变为 Y 假设，而创新成员 B 的 X 假设保持不变时，协同创新体将进一步强化经济契约与关系契约的综合激励作用。

②创新成员 A 的 Y 假设转变为 X 假设，而创新成员 B 的 Y 假设保持不变。

在诞生期，创新成员 A 和创新成员 B 都为 Y 理论假设，协同创新体实施关系契约激励措施，以未来共同价值为基础，通过关系维系与关系修复处理创新中的矛盾与冲突。随着协同创新体从诞生期过渡到成长期，创新成员间的任务将逐渐增多，返工、无效迭代等无效知识创新所造成的追加投资等也将逐渐增多，而关系契约无

271

法应对追加投资、成本重构、利润重构等重大事项变更，完全依赖关系契约实施协同创新激励也具有不现实性。因此，协同创新体不可能仅仅提供关系契约这一激励措施，借助经济契约的规范性对协同创新的成本代价与利益分享进行规范性承诺，从而处理协同中的矛盾与冲突也成为协同创新体在成长期的客观选择。在这样的环境下，创新成员 A 可能受到协同创新体经济契约激励措施的影响，将积极的协同创新态度转变为消极态度，即将 Y 假设转变为 X 假设。当创新成员 A 的 Y 假设转变为 X 假设，而创新成员 B 的 Y 假设保持不变时，协同创新体将进一步强化经济契约与关系契约的综合激励作用。

③创新成员 A 为 Y 假设，创新成员 B 为 X 假设。

从诞生期到成长期，创新成员 A 均为 Y 假设，创新成员 B 均为 X 假设时，协同创新体仍强化经济契约与关系契约的激励作用。

④创新成员 A 为 X 假设，创新成员 B 为 Y 假设。

从诞生期到成长期，创新成员 A 均为 X 假设，创新成员 B 均为 Y 假设时，协同创新体仍强化经济契约与关系契约的激励作用。

概括起来，创新成员的 X-Y 假设选择动态变化及相应的激励策略变化如图 7.9 所示。

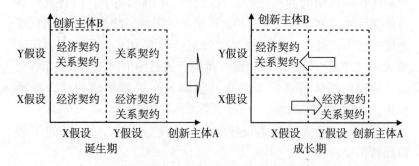

图 7.9　从诞生期到成长期创新成员的 X-Y 假设动态变化及激励策略变化

由此可见，从诞生期发展到成长期，创新成员的 X-Y 理论假设选择可能发生变化，受到单一激励策略不完备性的影响，协同创新主体将从单一激励策略主动发展为综合激励策略。

3）成熟期

①创新成员 B 的 X 假设转变为 Y 假设选择，创新成员 A 的 Y 假设不变。

在成长期，创新成员 B 为 X 假设选择，而创新成员 A 为 Y 假设选择时，协同创新体将实施经济契约和关系契约相结合的综合激励策略。如果关系契约的激励作用强于经济契约的激励作用，关系契约将强化创新成员 A 和创新成员 B 对协同创新未来共同价值，更多地依赖关系修复而非经济契约解决双方的矛盾与冲突。与此同时，创新成员 A 在 Y 假设选择前提下主动进行知识共享与知识获取，积极与创新成员 B 进行沟通交流和知识创新。在创新成员 A 的行为以及协同创新体强关系契约、弱经济契约的激励环境影响下，创新成员 B 的假设选择可能从成长期内的 X 假设转变为成熟期的 Y 假设。由此，协同创新体在成长期弱经济契约的激励约束作用下，将关系契约作为主要的激励策略保障协同知识创新实现。

②创新成员 A 的 X 假设不变，创新成员 B 的 Y 假设转变为 X 假设选择。

在成长期，创新成员 A 为 X 假设选择，而创新成员 B 为 Y 假设选择时，协同创新体将实施经济契约和关系契约相结合的综合激励策略。如果经济契约的激励作用强于关系契约的激励作用，经济契约将强化创新成员 A 和创新成员 B 的规则意识，更多地依赖经济契约而非关系契约来解决双方的矛盾与冲突，创新成员 B 的积极主动行为将受到经济契约的约束而回到契约规定的范畴，按照契约规定完成既定的责任与义务。与此同时，创新成员 A 在 X 假设前提下消极参与协同创新，不主动进行知识共享、知识吸纳以及协同知识创新。在协同创新成员 A 的行为以及协同创新体强经济契约、弱关系契约的激励环境影响下，创新成员 B 的假设选择可能从成长期内的 Y 假设转变为 X 假设。由此，协同创新体在成长期弱关系契约的激励约束作用下，将经济契约作为主要的激励策略保障协同知识创新实现。

③创新成员 A 为 Y 假设，创新成员 B 为 X 假设。

从成长期到成熟期，创新成员 A 均为 Y 假设，创新成员 B 均为 X 假设，创新主体的 X-Y 理论假设选择不受到外部环境的影响，此时，协同创新体仍强化经济契约与关系契约的综合激励作用。

④创新成员 A 为 X 假设，创新成员 B 为 Y 假设。

从成长期到成熟期，创新成员 A 均为 X 假设，创新成员 B 均为 Y 假设，创新主体的 X-Y 理论假设选择不受到外部环境的影响，此时，协同创新体仍强化经济契约与关系契约的综合激励作用。

概括起来，创新成员的 X-Y 假设选择动态变化及相应的激励策略变化如图 7.10 所示。

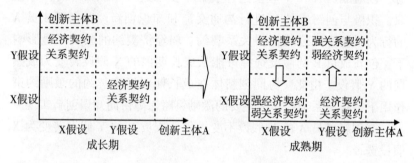

图 7.10　从成长期到成熟期创新成员的 X-Y 假设动态变化及激励策略变化

由此可见，从成长期发展到成熟期，创新成员的 X-Y 理论假设选择可能发生变化，协同创新主体所实施的综合激励策略可能演变为以关系契约为主、经济契约为辅的激励策略，或者演变为以经济契约为主、关系契约为辅的激励策略。

4）衰退期

在衰退期，创新主体 A 的 Y 假设转变为 X 假设，创新主体 B 的 Y 假设转变为 X 假设。

当协同创新主体从成熟期步入衰退期，创新主体间的协同任务将减少，知识共享、知识扩散以及知识创新活动都将减少，创新主体的协同知识创新态度将从积极态度转变为消极态度，因此，创新主体 A 和创新主体 B 的 Y 假设都将转变为 X 假设。当创新主体 A 和创新主体 B 都为 X 假设时，协同创新体将更多依赖经济契约而非关系契约对知识创新成果进行分配。

创新成员的 X-Y 假设选择动态变化及相应的激励策略变化如图 7.11 所示。

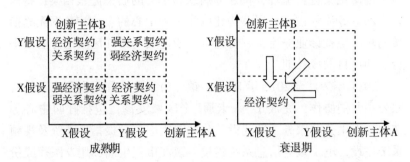

图 7.11　从成熟期到衰退期创新成员的 X-Y 假设动态变化及激励策略变化

由此可见，随着协同创新体从诞生期发展到成长期、成熟期以及衰退期，创新主体的 X-Y 理论假设选择可能受到创新体环境的影响而发生变化，创新体的激励策略选择也将会相应地发生变化，即在诞生期，协同创新体可能有经济契约、关系契约以及经济契约与关系契约交互作用三种激励策略选择；在成长期，协同创新体将过渡到以经济契约与关系契约交互作用的综合激励策略选择；在成熟期，协同创新体又将发展为经济契约与关系契约交互作用、强经济契约弱关系契约、强关系契约弱经济契约三种综合激励策略选择；在衰退期，协同创新体将回归到经济契约激励策略选择。

7.4.3　案例

以镇江区域医疗协同平台建设为例，2010 年 8 月至 9 月，镇江区域医疗协同平台项目正式启动，用友镇江智慧健康研究院成立，以研究院的名义开展项目启动阶段的计划编制、人员筹备等工作。将这一阶段定义为镇江区域医疗协同平台一期项目的诞生期。

2010 年 10 月至 2011 年 6 月，在镇江市卫生局和用友医疗股份有限公司的共同协作下，完成了以居民健康档案为核心的社区卫生服务体系建设；以医保卡为载体的医院与社区诊所双向转诊；成立了镇江市卫生信息中心；完成了公共卫生信息数据中心建立工作。

275

镇江市卫生局和用友医疗股份有限公司就居民健康档案标准化、病患跨医院就诊业务流程等进行交流沟通实施知识创新——将零散的居民健康档案进行梳理，构建以病患为中心的居民健康档案；将医院内部业务流程进行拓展，构建以病患为中心的、诊疗数据无缝衔接的跨医院就诊业务流程。将这一阶段定义为镇江区域医疗协同平台一期项目的成长期。

2011 年 7 月至 2012 年 12 月，镇江市卫生局和用友医疗股份有限公司共同协作，完成了"一卡通"全区域就诊，包括呼叫中心等在内的卫生公共服务二期建设，公共卫生应急救援指挥系统及视频系统建设，电子政务信息系统建设。镇江市卫生局和用友医疗股份有限公司就完善居民健康档案、卫生应急救援等进行交流沟通实施知识创新——制定居民健康档案扩展方案，将居民健康档案扩展至镇江市全区域内的卫生机构；制定镇江卫生公共服务二期建设方案；制定镇江公共卫生应急救援指挥系统应用方案；制定镇江电子政务信息系统方案。将这一阶段定义为镇江区域医疗协同平台一期项目的成熟期。

2013 年 1 月至 4 月，以居民健康档案为核心的镇江市区域医疗协同平台建设一期建设基本结束，镇江市卫生局和用友医疗股份有限公司双方以用友镇江智慧健康研究院的名义开展后期工作。这一阶段双方知识创新的重点是平台后期运行方式，如构建租赁模式、平台投资效益分享模式等。将这一阶段定义为镇江区域医疗协同平台一期项目的衰退期。

在诞生期，镇江市卫生局和用友医疗股份有限公司积极投入到用友镇江智慧健康研究院的建立与运行中，指定专人实施研究院的筹建、平台建设计划编制、平台数据集成方案等任务，双方都为 Y 理论假设选择，积极主动地进行知识共享、知识扩散以及新知识创建。在双方的协作中，通过合作协作明确了双方的投资比例、组织机构、双方重点责任义务，但并没有对详尽的工作事项、交流沟通办法等进行清晰明确，这一协同创新体重点使用关系契约对镇江市卫生局和用友医疗股份有限公司进行协同知识创新激励。

在成长期，随着平台建设推进，双方的协同知识创新逐渐增多，如居民健康档案创建、双向转诊流程建立等。但随着需求变更的增多，集成方案调整、开发返工等也逐渐增多，由此导致镇江市卫生局和用友医疗股份有限公司人员、时间等资源投入增加，协同中的矛盾与冲突也较多呈现。用友医疗股份有限公司需要明确对开发返工的资源投入，明确经济补偿，其假设选择从 Y 理论假设转变为 X 理论假设。与此同时，关系契约在平衡协同中的矛盾冲突中的不完备性逐渐体现。针对协同主体理论假设的转变，用友镇江智慧健康研究院制定了相关制度规程，明确不同岗位与角色的职责；镇江市卫生局和用友医疗股份有限公司进一步完善合作协议，将合作的具体内容、平台搭建需各方完成的任务、平台后期运行的利益分配初步方案等进行细化，以通过完善经济契约为关系契约进行补充，形成关系契约与经济契约综合激励的激励策略选择格局。

在成熟期，以居民健康档案为数据核心、以跨医院诊疗流程为业务流程核心的区域医疗协同平台已经基本建设完成，镇江市卫生局和用友医疗股份有限公司的协同知识创新更多地围绕数据信息挖掘利用进行。在此阶段，由于需求变更导致开发返工逐渐减少，平台的建设成效初步体现，双方对平台成功运行、区域医疗环境改善的信心更加充足。在双方协作环境的影响下，用友医疗股份有限公司的 Y 理论假设将强于 X 理论假设，从而双方又回到均呈现 Y 理论假设的状态。在这一阶段，镇江市卫生局与用友医疗股份有限公司之间的矛盾与冲突也能够较多地通过协商解决，关系契约所发挥的激励作用强于经济契约。由此形成强关系契约、弱经济契约的激励策略选择格局。

在衰退期，镇江区域医疗协同平台建设任务基本完成，双方更关心的是平台后期运行模式以及运行中的利益分配。由于双方以用友镇江智慧健康研究院的名义开展工作，所构建的平台从知识产权归属上属于用友镇江智慧健康研究院，部分医疗机构以租赁的形式使用平台所提供的服务，因此，平台后期运行预期将有利益回报。这一利益回报在用友镇江智慧健康研究院内进行分割，必须通过经济契约的形式予以明确承诺。因此，在这一阶段，镇江市卫生局和用友医疗股份有限公司都会从 Y 理论假设变化为 X 理论假设，双方的协同知识创新在经济契约这一激励策略的影响下开展实施。

　　由此可见，在协同知识创新的不同阶段，创新成员的 X-Y 理论假设选择将发生变化，创新体针对创新成员 X-Y 理论假设变化也将实施差异化的激励选择，以在不同阶段发挥不同激励策略选择的作用。

7.5　基于知识膜优化创新知识选择

　　以资源无限性作为假设前提，从而以充分知识共享为导向，力图改善创新主体心理动力以促进协同知识创新。如何正视协同创新的时效性要求，以资源约束为前提分析协同知识创新过程，并将心理因素投射到不同的协同知识创新阶段以提升协同价值，是协同知识创新亟待深入研究的关键问题。

　　微观世界与宏观世界有着必然的相互联系。从微观世界来看，细胞膜是物质与信息传递的关键，细胞通过细胞膜完成对物质与信息的选择性过滤，实现自身的新陈代谢，细胞间保持自身的相对完整性与稳定性[17]，同时，细胞间物质与信息传递支撑组织运行。将微观世界的物质与信息传递放大到宏观层面，可以看到，协同知识创新与之相类似。协同主体之间选择性吸收外部知识，完成内部的知识更替，同时保持自身的相对完整性与稳定性，通过主体间的信息传递与更新提升协同价值。

　　基于此，我们将生命科学中的细胞膜学说引入协同知识创新过程中来，构建知识膜模型，从协同主体行为过程的角度将协同知识创新过程划分为知识选择、知识渗透以及新知识创建不同阶段，并引入行为经济学中"心理账户"的概念，根据主体对知识的预期价值和获取成本判断，将知识划分为不同类型，分析不同心理判断对知识选择以及知识渗透的影响。

7.5.1　知识膜模型

　　细胞膜(cell membrane)是细胞表面的一层薄膜，是细胞的重要组成部分。细胞膜是阻止细胞外物质自由进入细胞的屏障，它保证了细胞内环境的相对稳定，使各种生化反应能够有序进行。同时，细胞又通过细胞膜与周围环境发生信息、物质和能量的交换，从而获得各种必需的物质，排出新陈代谢的废物。细胞膜最重要的特性是半透性，即对进入细胞的物质具有很强的选择渗透性。

1. 细胞膜的结构

细胞膜是由脂质及蛋白质构成的质膜，脂质排列成双层，其中镶嵌着蛋白质。脂质双层不是固态的物质，而是可移动的液态物质。细胞膜上的蛋白质大多为 α 螺旋结构的球形。

2. 细胞膜的作用机制

细胞膜的作用机制包括物质跨膜传输和信息跨膜传输。物质跨膜传输即细胞膜对物质进出细胞进行选择性过滤。信息跨膜传输也是细胞膜的重要功能，细胞膜上的各种受体蛋白能感受外界各种化学信息，将信息传入细胞后，使胞内发生各种生物化学反应和生化学效应。信息传递规律是外源性刺激直接传给膜上受体，经酶的调控产生信号，再激发另一酶的溶性显示出生化学效应。

由此可见，从生命科学的角度来看，在细胞膜的支持下，细胞通过信息跨膜传输感受外界化学信息，将信息传入细胞，促进胞内新陈代谢完成。与此同时，通过细胞膜的选择性过滤，保持细胞相对稳定性。我们将这一过程应用到多主体协同创新中来分析，同样可以看到，主体通过接收来自外部的信息，完成主体内部知识的"新陈代谢"，同时在接收外部信息的过程中具有"选择过滤"的特征，尽管接收外部信息，但仍保持自身的相对独立性与稳定性。基于此，我们将生命科学的细胞膜引入协同创新过程中来，构建知识膜模型，并分析基于知识膜的协同知识创新过程。

细胞膜使细胞保持相对独立性，在液态物质的基础上镶嵌蛋白质。由于文化最具有不可模仿性与独立性，例如，学者认为主体具有注重稳定发展与注重变革的文化、决定高度集中与决策分散的文化、崇尚独立与崇尚合作的文化、定性管理与定量管理的文化、强调外部激励与强调内部激励的文化、绩效以目标为导向与以过程为导向的文化、企业发展以内部发展为动力或者以外部股东要求为动力的文化、注重短期效益与注重长期效益的企业文化。文化是潜移默化的，是柔性的，并且附着在组织这一实体上，因此我们将文化层视为知识膜的液态物质。与此同时，主体与外部交互是知识的交互，主体内部的创新也是知识的创新，因此，我们认为，附着在文化层上的"固态物质"即是知识，通过知识吸纳外部信息，传导外部信息，完成内部的知识更替与知识创新。

由此，我们构建知识膜模型。知识膜由两部分构成，一部分是柔性的文化层，另一部分是镶嵌在文化层中的知识介质。知识膜模型如图 7.12 所示。

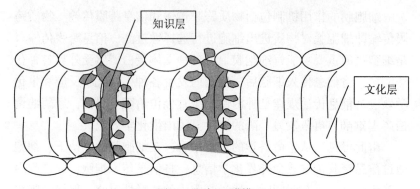

图 7.12　知识膜模型

通过知识膜，协同主体间实现知识传输与渗透。知识膜对外部知识进行选择性渗透，内部知识与外部知识融合后实现知识创新。

7.5.2　知识膜支撑下的协同知识创新过程

协同创新不仅仅是单一主体实现知识创新，更为重要的是协同多方实现整体的知识创新，因此，对多主体而言，既有选择性知识吸纳的过程，也有选择性知识共享的过程；既有知识跨膜输入的过程，也有知识跨膜输出的过程；既有自我创新过程，也有协同创新过程。细胞膜支撑下的信息交换过程包括信息选择、信息渗透以及渗透后的新陈代谢过程。从这一思路出发，我们将知识膜支撑下的知识创新过程也划分为知识选择、跨膜知识渗透以及新知识创建三大过程。

1. 知识选择

生命科学中，细胞膜对物质的选择具有自发性，如高浓度向低浓度的扩散，而协同创新主体对知识的选择，除受到"氛围"的影响之外，还具有主动识别性，即不完全受到外部氛围的影响，而是根据自身的条件判断，选择性获取知识，实现选择性知识渗透。为了科学合理地对吸纳和共享的知识进行选择，我们有必要对知识进行分类。传统的知识分类，按照知识的载体，可以分为显性知识与隐性知识；按照知识的领域，可以分为哲学知识、自然科学知识、社会科学知识等不同类型；按知识的状态，可以分为存量知识、流量知识；按知识用途，可以分为科学知识、技术知识、文化知识；按知识的不同水平，可以分为初级知识、中级知识以及高级知识；按知识的使用范围，可以分为普通知识和专业知识。但这些分类缺乏对知识效用的考虑。协同创新主体在选择吸纳的外部知识时，需要考虑外部知识的有用性以及吸纳外部知识可能付出的成本；选择对外共享的自有知识时，也会考虑获取该知识的"历史成本"是否能得到补偿，所共享的知识是否对协同主体有价值。因此，我们需要采用新的方式，将知识按效用进行划分。

行为经济学中"心理账户"的概念被用来从"得"与"失"的效用角度将资金进行分类。心理账户的观点认为，除了钱包这种实际账户外，在人的头脑里还存在着另一种心理账户。人们会把现实中客观等价的支出或收益在心理上划分到不同的账户中，根据资金的来源、资金的所在和资金的用途等因素对资金进行分类，这种现象被称为"心理账户"（mental accounting）。

按照传统的微观经济学理论，金钱不会被贴上标签，它具有替代性（fungibility），事实上，越来越多的实证研究表明，人们并不是把所有的财富放在一个整体账户进行管理，每一元钱与每一元钱可以很好地替换与转移；相反，人们根据财富来源与支出划分成不同性质的多个分账户，不同账户的金钱不能完全替代，这使人们产生"此钱非彼钱"的认知错觉，从而导致非理性的经济决策行为。学者将这种金钱不能很好转移、不能完全替换的特点称为"非替代性"（non-fungibility）。也就是说，由不同来源的财富而设立的心理账户之间具有非替代性，如意外之财和辛苦得来的钱不具有替代性，为不同消费项目而设立的心理账户之间具有非替代性，不同存储方式导致心理账户的非替代性。

学者研究指出，小到个体、家庭，大到企业集团，都有明确或潜在的心理账户系统。在做经济决策时，这种心理账户系统常常遵循一种与经济学的运算规律相矛盾的潜在心理运算规则，其心理记账方式与经济学和数学的运算方式都不相同，因此，常常以非预期的方式影响着决策，使个体的决策违背最简单的理性经济法则。

学者认为，人们在进行各个账户的心理运算时，实际上就是对各种选择的损失—获益进行估价，并将其称为"得与失的架构"（the framing of gains and losses）。得与失是一个相对的概念，参照点的改变会引起得与失判断的改变；面临损失时，人们是风险偏好的，面临获益时，人们是风险规避的。

2. 基于心理账户的知识分类

当考虑知识价值以及获取该知识所需要的成本时，知识需求者与知识传授者的主观心理判断将成为影响知识价值和知识成本的关键。因此，我们将行为经济学中的"心理账户"引入到知识分类中，从"得"与"失"的视角出发，建立"预期创造的价值"和"获得知识的付出"两个维度，将知识类型进行划分，如图7.13所示。

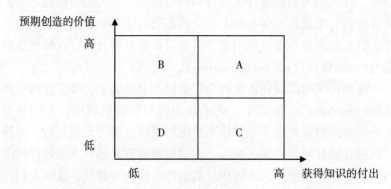

图 7.13　协同创新主体以心理账户划分知识类型

282

（1）A 类知识，即高价值、高付出知识。对知识需求者而言，吸纳该知识预期将创造高价值，同时吸纳该知识需要高付出；对知识传授者而言，共享该知识预期能为协同活动创造高价值，同时获得该知识的历史成本相对较高。

（2）B 类知识，即高价值、低付出知识。对知识需求者而言，吸纳该知识预期将创造高价值，同时吸纳该知识并不需要高付出；对知识传授者而言，共享该知识预期能为协同活动创造高价值，同时获得该知识的历史成本相对较低。

（3）C 类知识，即低价值、高付出知识。对知识需求者而言，吸纳该知识预期并不能创造高价值，同时吸纳该知识需要高付出；对知识传授者而言，共享该知识预期并不能为协同活动创造高价值，同时获得该知识的历史成本相对较高。

（4）D 类知识，即低价值、低付出知识。对知识需求者而言，吸纳该知识预期并不能创造高价值，同时吸纳该知识需要低付出；对知识传授者而言，共享该知识预期并不能为协同活动创造高价值，同时获得该知识的历史成本相对较低。

对于知识需求者和知识传授者而言，选择性知识吸纳和知识共享，将在知识价值和知识成本之间寻求平衡点。由于获得知识的成本存在差异，成本更高的知识将被知识拥有者赋予更高的历史价值，知识需求者更希望获得该知识，而知识传授者将不愿意共享该知识。

3. 协同主体对知识的选择

在借用心理账户从知识效用的角度对知识分类的基础上，我们分析协同主体对知识选择的决策。

（1）对于知识需求者而言，可以看到其选择性吸纳分布为：对 A 类知识，由于其预期创造价值较高，并且吸纳知识需要付出较高努力，因此对于该类知识，知识需求者重点选择，付出较高的努力以获取该类知识；对于 B 类知识，由于其预期创造价值较高，但吸纳知识不需要付出较高努力，因此对于该类知识，知识需求者次重点选择，不会付出较高努力获取该类知识；对于 C 类知识，由于预期创造的价值较低，并且需要付出较高努力，知识需求者会放弃对该类知识的选择性吸纳；对于D 类知识，由于预期创造的价值较低，同时需要付出的努力程度也较低，知识需求者会降低对该类知识的关注，依靠自然渗透获取该类知识。如图 7.14 所示。

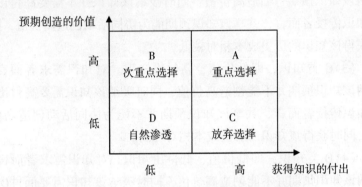

图 7.14　知识需求者的知识吸纳渗透选择

(2)对于知识传授者而言，可以看到其选择性共享分布为：对A 类知识，由于其预期创造价值较高，并且获得知识的历史成本相对较高，因此对于该类知识，知识传授者将夸大该类知识的价值，"惜授"该类知识，将该类知识作为共享的次重点；对于 B 类知识，由于其预期创造价值较高，并且获得知识的历史成本相对较低，因此对于该类知识，知识传授者将更愿意传授，将该类知识作为共享的重点；对于 C 类知识，由于预期创造的价值较低，并且获得知识的历史成本相对较高，知识传授者会放弃对该类知识的选择性共享；对于 D 类知识，由于预期创造的价值较低，同时获得知识的历史成本相对较低，知识传授者会忽视对该类知识的共享，依靠自然渗透获取该类知识。如图 7.15 所示。

概括起来，建立如表 7.2 所示的知识需求者与知识传授者对不同类型知识的吸纳/共享选择。

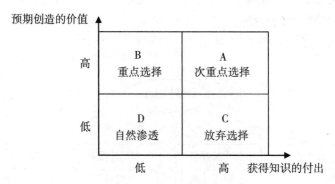

图 7.15　知识传授者的知识共享渗透选择

表 7.2　知识需求者和传授者对知识的吸纳与共享选择

	A 类	B 类	C 类	D 类
知识需求者的吸纳选择	重点选择	次重点选择	非主动选择	放弃选择
知识传授者的共享选择	次重点选择	重点选择	非主动选择	放弃选择

4. 跨膜知识渗透

由于知识需求者和知识传授者对重点吸纳与共享的知识类型选择不一致，知识需求者重点吸纳 A 类知识，而知识传授者重点共享 B 类知识，这就造成了知识需求者和知识传授者之间知识扩散的矛盾。

分析造成矛盾的原因，对知识需求者而言，A 类知识预期创造的价值高，同时需要付出的努力程度相对较高。该类知识对知识传授者而言，也清楚其预期价值，只是因为其获得该知识的历史成本也相对较高，因此知识传授者"惜授"该类知识。

解决这一矛盾的重点是对知识传授者的历史知识获取成本进行补偿，以促进其将 A 类知识也作为重点选择的类型进行共享。其有效的策略是知识需求者与知识传授者身份转换，使知识需求者在吸纳知识的同时对知识进行共享，知识传授者在共享知识的同时对知识进行吸纳，将对方重点选择的知识类型进行共享，以弥补对方的历史知识获取成本。由此，将知识需求者和知识传授者对重点关注的知识类型进行统一。

这一过程如图 7.16 所示。

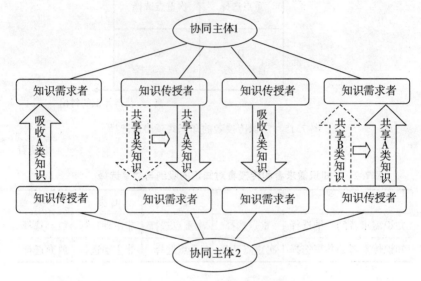

图 7.16　多主体知识跨膜传输知识补偿

5. 新知识创建

在细胞内部，通过细胞膜渗透的物质与信息，和细胞内物质与信息进行融合交换，完成新陈代谢。对协同知识创新而言，知识渗透后的融合、针对协同任务完成而创建新知识的过程，即是新知识创建过程。尤其对于 A 类知识而言，预期能创造较高价值，吸纳该类知识需要较高的成本付出，这类知识在渗透后将得到知识需求者的重点关注，将该类知识与自身知识充分融合，通过协同任务的完成从而实现新知识创建。

7.5.3　案例

以镇江区域医疗协同平台建设为例，镇江市卫生局和用友医疗股份有限公司是镇江区域医疗协同平台建设的重要建设单位，镇江市卫生局负责平台规划以及平台实施的组织工作，用友医疗股份有限公司负责平台的技术实现。尽管用友镇江智慧健康研究院的成立为双方协同知识创新提供了良好的平台，但双方仍各自保持自身的相对独立性，镇江市卫生局不可能替代用友医疗股份有限公司的技术地位，用友医疗股份有限公司也不可能替代镇江市卫生局的公共医疗行政管理地位。由此我们可以认为，镇江市卫生局与用友医疗股份有限公司之间的协同知识创新在知识膜的支撑下完成，协同双方通过知识膜选择过滤相应的知识，吸纳外部知识实现知识创新，同时，通过知识膜保持自身的相对独立性。镇江市卫生局和用友医疗股份有限公司的文化积累与知识沉淀构成了知识膜。进一步分析知识膜支撑下的协同知识创新过程，以平台规划任务为例，可以看到，协同知识创新经历了如下过程：

1. 知识分类与选择过程

对于镇江市卫生局而言，完成平台规划所需的知识从内容上主要包括：①镇江市医疗卫生发展现状；②镇江市医疗卫生发展规划；③镇江市医疗信息化建设现状；④国内其他地区的区域医疗平台建设成功经验；⑤异构信息系统集成的不同方案比较；⑥区域医疗协同平台建设步骤；⑦区域医疗协同平台建设投资额度。其中，①、②、③知识为镇江市卫生局自有知识，④、⑤、⑥、⑦知识需要镇江市卫生局从协同伙伴——用友医疗股份有限公司获取。也就是说，镇江市卫生局作为知识需求者，用友医疗股份有限公司作为知识传授者。

为了提高协同知识创新效率，镇江市卫生局和用友医疗股份有限公司进一步分析每类知识预期创造的价值和获取成本。

镇江市卫生局对七类知识的划分见表7.3。

表7.3　　　　　　　　　镇江市卫生局知识类型划分

A 类	B 类	C 类	D 类
①②③④	⑤⑥		⑦

相对应的，用友医疗股份有限公司也根据每类知识预期创造的价值和获取成本，对可共享的④、⑤、⑥、⑦知识的划分见表7.4。

表7.4　　用友医疗股份有限公司知识类型划分

A 类	B 类	C 类	D 类
④	⑤⑥		⑦

再分析用友医疗股份有限公司的知识需求，对其而言，需要将平台规划方案转换为平台技术实现方案，因此，其对于平台技术实现也需要相应知识作为支撑，包括：①镇江市医疗卫生单位现有业务流程；②集成化思路下的镇江市医疗卫生管理业务流程；③镇江市医疗卫生单位现有数据规范；④集成化思路下的镇江医疗信息数据规范；⑤区域医疗协同平台集成通常策略。其中，①、②、③、④需要在镇江市卫生局信息提供的基础上进行梳理确认，⑤为用友医疗股份有限公司现有知识。用友医疗股份有限公司对所需的四类知识按照预期创造的价值和获取成本，其划分见表7.5。

表7.5　　用友医疗股份有限公司知识类型划分

A 类	B 类	C 类	D 类
①②③④			

镇江市卫生局对这五类知识的划分见表7.6。

表7.6　　镇江市卫生局知识类型划分

A 类	B 类	C 类	D 类
②④	①③		

2. 跨膜知识渗透

在分析镇江市卫生局和用友医疗股份有限公司知识类型的基础

上，进一步观察其跨膜知识渗透过程。可以看到，在将镇江市卫生局作为知识需求者，将用友医疗股份有限公司作为知识传授者的情况下，对于知识④(国内其他地区的区域医疗平台建设成功经验)，镇江市卫生局视为重点需要的知识，用友医疗股份有限公司也认为该知识预期将创造较大价值，同时历史获取成本较高，"惜授"该类知识。针对这种情况，镇江市卫生局或者对用友医疗股份有限公司提供物质补偿，或者对其提供知识补偿。

在将用友医疗股份有限公司作为知识需求者，将镇江市卫生局作为知识传授者的情况下，对于知识②、④，用友医疗股份有限公司将其作为重点关注的知识，但可能面临镇江市卫生局的"惜授"，同样需要提供物质补偿或者知识补偿以获取该类知识。

通过双方的沟通协商，镇江市卫生局将集成化思路下的镇江市医疗卫生管理业务管理、集成化思路下的镇江医疗信息数据规范作为知识补偿，共享给用友医疗股份有限公司。相应的，用友医疗股份有限公司也将国内其他地区的区域医疗协同平台建设经验作为知识补偿，共享给镇江市卫生局。由此，双方均实现对重点关注知识类型的吸纳，重点关注的知识类型实现了双方的跨膜渗透。

3. 新知识创建过程

镇江市卫生局在获取吸纳"国内其他地区的区域医疗平台建设成功经验"、"异构信息系统集成的不同方案比较"、"区域医疗协同平台建设步骤"、"区域医疗协同平台建设投资额度"外部知识的基础上，融合其自身知识，形成对镇江医疗资源整合与优化思路，实现新知识创建。

同样的，用友医疗股份有限公司在吸纳"镇江市医疗卫生单位现有业务流程"、"集成化思路下的镇江市医疗卫生管理业务流程"、"镇江市医疗卫生单位现有数据规范"、"集成化思路下的镇江医疗信息数据规范"外部知识的基础上，融合自身知识，形成对镇江医疗信息整合的技术方案、镇江医疗流程整合的技术方案，实现新知识创建。

7.6　契约优化策略总结

以提升平台主体成员努力程度为出发点，我们首先从积极努力悖论——道德风险出发，构建模型以降低"搭便车"等道德风险发生概率，从而促进平台主体成员协同创新努力程度提升。其次，以关系契约为核心，通过引入"心理账户"，将平台主体成员未来共同价值从获取渠道的角度划分为努力收益与非努力收益，分析正式契约、关系契约与不同心理账户的交互关系，并进一步借助系统动力学模型将正式契约、关系契约以及不同心理账户的交互关系进行刻画，从而理清正式契约、关系契约以及心理契约的交互作用关系。在此基础上，我们借鉴 DSM 模型分析平台主体成员间的关系路径，将无差异的关系路径转化为强关系路径、一般关系路径以及弱关系路径，使关系契约强化路径得以凸显。在强关系路径上，再进一步强化平台主体间的关系契约与心理契约，强化平台主体提升未来共同价值，以推动关系契约自我实施。

由此，我们得到，促进区域医疗协同平台稳定性提升的关系契约优化策略包括：

（1）关注平台主体的心理选择，引导平台主体心理选择向有利于提升努力程度的方向发展。在"行为人"视角下，平台主体成员有对未来的不确定性预期、信任、利他、满意等心理选择。通过平台主体成员共同应对不确定性，可以降低单个平台主体成员因不确定性造成的风险意识，提升对平台成功运行的信心；通过平台主体成员重复博弈，信任心理选择将得以传递和强化；通过剖析平台主体成员的差异化的未来共同价值层次，启发成长性需求，平台主体成员的利他心理选择将得以加强；通过合理化平台主体的成功预期与努力程度，将提升平台主体成员的满意度。以心理选择为立足点，强化有助于平台稳定性提升的信任、利他等心理因素，弱化不确定预期对努力程度的影响，提升平台主体成员满意度，成为推动区域医疗协同平台稳定运行的重要策略。

（2）关注平台主体成员的道德风险，降低道德风险提升平台主体成员的努力程度。不确定性心理预期、信任、利他以及满意度心理选择都与努力程度息息相关,从努力的悖论——道德风险出发,通过平台主体成员重复博弈降低道德风险发生的可能,从而提升平台主体成员努力水平,最终提升平台稳定性。

(3)借助正式契约、关系契约以及心理契约的交互关系,综合利用多种契约提升平台稳定性。将不同心理选择抽象为平台成员的心理契约,并从收益渠道的角度将心理契约划分为努力心理账户与非努力心理账户,借助正式契约、关系契约与不同心理账户之间的交互影响,综合发挥不同契约对平台稳定性提升的作用,从而提升平台稳定性。

(4)优化关系路径,提升强关系路径上的契约作用效果。以依赖关系为基础,将平台主体间的无差异关系路径转化为关系强度有差异的关系路径。在识别强关系路径的基础上,着力强化强关系路径上的契约交互关系,促进平台主体未来共同价值提升,从而巩固强关系路径主体间的关系契约,提升平台稳定性。

第8章 美国医疗信息化建设借鉴

美国是全世界医院信息系统研发、应用的领跑者。目前，美国医疗信息化也正经历着小型化、智能化和集成化的改造过程，并由信息系统管理功能经信息网络与交换系统向信息服务方向发展[140]。

8.1 美国医疗体系

在美国，医疗卫生服务被视为第三产业中的一个生产部门，它向消费者提供服务产品，与其他因素共同决定最终产品——消费者的健康水平。简单地说，美国医疗卫生体系主要由消费者，医疗服务提供者、生产者和对医疗服务的付费者、保险者，以及第三方管理者或消费者个人三方面组成。它的主要特征是既无政府的统一管理，又非完全竞争式市场。之所以有保险者存在，根本原因在于消费者对医疗服务的需求与花费难以预先确定。保险者起到筹资和医疗服务提供者的中间人的作用。

8.1.1 美国的健康保险系统

与加拿大、英国等国不同，美国没有统一的国家健康保险系统。美国的健康保险系统包括政府保险和私人保险两大类。政府保险主要提供给65岁以上的老年人和残疾人及一部分穷人。现役军人、退伍军人及其家属的医疗费用也由联邦政府支付。私人保险包括集体保险、自身保险、单一私人保险、管制性健康计划（managed care plan）。一般的美国人主要依赖其雇主自愿地为雇员及其家属提供的健康保险，作为雇员劳动补偿的一部分。大约

80%的美国人享有不同类型的医疗保险,其获得医疗服务的能力取决于所享受保险的覆盖程度。另外尚有20%(约4千万)美国人没有任何医疗保险,他们或者有能力支付任何医疗费用,或者只有在疾病发展到严重时才到医院得到免费的急救性治疗。

目前,美国的医疗服务系统正处在以控制医疗成本为主要目标的全面改革之中。针对不同的保险计划,许多改革措施被试用,其中管制性保险计划(managed care)已经成为全美健康保险系统改革的主要模式。管制性保险计划主要有两种特征:(1)保险、医疗服务提供融于一个机构;(2)严格控制医疗服务的提供从而控制成本。这种新型保险计划主要由管制性保险组织(managed care organization, MCO)行使职能,不需要保险公司或者第三方管理者的服务,并直接用自己雇用的,或合同性的,或两者相结合的医务人员提供服务。主要采取预付性健康计划的形式,其中参加计划的机构按人头付费是应用最多和最广泛的形式。

MCO主要包括三种类型:(1)健康维持组织(health maintenance organization, HMO)。它不仅提供疾病期间的治疗,而且提供各种维持健康服务,如常规体检等预防性服务。每个注册者通过每月交付固定的费用而得到完全的医疗健康服务,但这些就诊者只能使用指定的医院和医生,医疗机构则保证按既定标准提供服务;(2)优先提供者组织(preferred provider organization, PPO),它允许患者选择所限定范围以外的医院和医生,但此类保险的预付金较高;(3)限定性医疗服务组织(exclusive provider organization, EPO),它限制病人在所规定范围内选择医院和医生。

8.1.2 医疗服务的提供者

广义地说,医疗服务的提供者是指能够提供健康服务并可直接从所提供的服务中收取保险者或个人付费的机构,包括:(1)健康维护与疾病诊疗服务提供者,包括保健部门、公立及私立医院、私人诊所、急诊外科中心、药品供应部门、诊断中心、X射线部门、医疗设备提供部门、家庭健康机构、康复中心、精神病院、养老院、临终关怀医院等;(2)医药与物品供应者,如医药公司、各种与医疗相关的企业、生物技术公司等;(3)医学教育和研究机构,如临床医学、口腔医学、护理、理疗、职业治疗、语言治疗等领域的教育与研究机构、私人基金会、公共健康服务部门、职业协会、行业协会等。

按资产的拥有关系,医院可分为公立和私立医院。公立医院(约占全美医院总数的 26%)的资产由联邦政府、州及地方政府所拥有,例如为印第安人、现役军人、退伍军人及他们的家属服务的医院。这些医院(约占 4.8%)由联邦政府出资兴建并维持运行,它们不对所有普通公众开放。精神病院及结核病院由州或地方政府出资兴建和维持运行,它们面向全社会开放。私立医院(约占 74%)的资产属私人所有。根据其投资方向及盈利后的利润分配方式不同,又可分为自愿性(voluntary)、非营利性(non-profit)医院(约占 60%)和营利性(for-profit)私立医院(约占 14%)。

非营利性医院常由一些社会团体或其他非政府组织所拥有,如联盟或协会、社区居民、兄弟会、教会等。它们自愿地结合在一起为医院的建设和运行进行筹资和发展,在非营利的基础上运行,政府并不给予干预。这类医院的使命是使该社区的所有人能够得到方便的医疗服务。医院的运行费用来源于患者的日常支付、保险公司支付与社会捐赠等。医院所获利润仅能继续投入到扩大公益事业上,如提供医疗服务、健康教育、社区福利事业等,而不能分配给任何捐赠者或投资者。由于这类医院以慈善为宗旨,以为公众提供基本健康服务为目的,所以法律规定免除这些机构许多税务负担,如收入税、销售税及财产税。此外,政府所拥有的医院也被划入非营利类别。因此,在美国,全部非营利医院约占医院总数的 86%,占床位总数的 75%。国家每年给这类医院的税务补贴大约为 85 亿美元。

营利性医院的资产由投资者个人所有。它的主要目标是通过提供高质量的医疗服务,以可能的最高服务价格去营利。其所获利润将分配给每个投资者。这类医院大多数是小规模的,而且不享受税务豁免待遇。

根据住院时间可分为短期或急性期治疗性医院(占所有医院总

数的 80%），一般指病人住院时间少于 30 天，所接受的是处于急性状态的病人。

长期或慢性治疗性医院一般指病人住院时间长于 30 天，如大多数政府或私人经营的精神病医院、结核病医院及其他慢性病医院。

根据医院所在地点，分为农村医院和城市医院。农村医院地处非大都市的地域或偏僻且经济相对落后的地区，社区人口少于 5 万。城市医院位于大都市内，即市区内和郊区。

根据床位数量分为小型、中型和大型综合型医院。小型医院少于 100 张床位（占 46.7%）；中型医院 100 ~ 500 张床位（占 47.7%）；大型医院多于 500 张床位（占 6.0%）。约78%的医院少于 300 张床位。其中，大型综合型教学医院常常在 300 张床位以上。目前美国正经历医疗机构的全面改革，故所有医院平均住院床位数量均在下降。

教学医院提供教学、科研、医疗服务。按职能的重要性排序，教学为第一位，科研为第二位，医疗服务为第三位。在医疗服务上主要提供一些高精尖技术及特殊医疗服务，如烧伤、创伤、器官移植等。许多疑难病人常常直接被送到这类医院。这类医院的运行成本大多直接消耗在与医学教育相关的项目上，其中最大的支出是提供给住院医生及实习医生的工资。

教会医院往往受宗教影响较重，如在饮食与其他生活方式等方面。骨科医院是主要治疗骨关节及组织疾病的普通社区医院。

8.1.3 医疗服务提供过程

病人从首诊到完成疾病的诊治的全部过程常常要经历以下几个步骤：

1. 首诊

在美国，初次就诊大概有三种形式：

（1）预约式就诊。这是病人求医的最常见方式，也是大部分医患之间首次接触的途径。病人可以通过电话或直接到医生办公室去预约时间。医生的办公室绝大部分设在医生的私人诊所里，仅少部分设在医院为需特殊检查的病人服务。如果病人未按预定的时间就诊，将交付一定的罚款。

（2）直接就诊。没有任何保险或病情较急的少部分病人，可直接去医院的门诊就诊，但需等待已预约的病人处理完毕后才可就诊。

（3）急诊就诊。大部分社区医院设有急诊室，主要处理急重病人或生命受到威胁的病人。这类病人常常由自己身边的人或急救车送到医院。进入医院急诊室后，无论病人的经济状态如何，均要给予处置。在急诊室期间的挂号费及诊治费用常常高于普通预约诊治过程的3倍左右。如果病人的经济条件或保险无力负担其诊治费，医院将帮助寻找某个慈善机构协助付费，或由医院把此部分成本打入慈善项目。这笔款项的支出可根据数目的大小，由医院不同层次的管理部门来决定。

2. 疾病诊治

初级诊疗（primary care）常常是一个人获得医疗或保健服务的起始点。它主要提供一些基本的、常规的及较低费用的检查和诊治，视病情需要，再把患者转交给专科医生及专家进行诊治。目前，多数医疗改革的新措施要求所有享有医疗保险的病人必须经过此入口才能被转送到专科医生及专家手中；否则，医药费需要病人自己负担。

二级诊疗（secondary care）提供病人常规住院治疗、常规外科处置、专科或专家门诊。尽管这些诊治更高级、更复杂，但常常仍属于短期治疗范围。

三级诊疗（tertiary care）是指具有高精尖技术的机构才能提供的那些复杂疑难疾病的诊疗过程。这些机构主要是大的教学医院或大学的附属医院。它们主要提供外科治疗，如烧伤、器官移植、冠状动脉旁路外科治疗等。因为这里的医生对某种类别疾病的病人负有长期的责任，所以这些机构也被称为长期诊治机构。其病人主要来自初级或二级诊疗过程完成后的病人。

3. 医护人员结构

在美国，护士是医院的主要雇员，并承担各级管理职务。而绝大多数医生主要工作在私人诊所，仅与医院建立合同关系。一个医生可以与几家医院同时拟定合同。美国法律规定，在医疗机构中工作的专业人员除需要完成必要的医学教育以外，还要通过国家或本州的行业资格考试获得执照。其本国医生一般具有美国医学博士学位，护士则大部分获得大专或大学本科学历。

8.2 政府及行业管理部门的角色和作用

8.2.1 政府的角色和作用

美国联邦、州及地方政府在医疗服务提供过程中主要具有以下几方面的功能：

1. 医院资产的所有者

退伍军人医院、印第安人医院由联邦政府所有，一些精神病院、结核病院等公立医院由州或地方政府所有。这些医院主要为一些特殊人群、穷人和无保险者提供慈善性服务，也为科研活动及医学生提供教学和实习的机会。

2. 医院建设及运行的支持者

根据联邦法律，国家按照各地区人口增加的情况拨款支持新建医院和扩建医院，包括对私立非营利性医院的支持。那些为Medicare 和 Medicaid 两种政府保险项目的受益者提供服务的医院，政府还在金融上对医院的建设给予额外的支持。

3. 法律及法规的制定者

美国联邦政府所建立的法律及法规主要是针对整个社会关注的问题，如医疗成本、医院的安全、医疗技术渗入的利弊、行医许可证明、技术评价、科研资助等。

4. 医学教育的投资者

在医学教育的投入上，为保证每个实习医生的训练，政府通过其保险项目向教学医院提供金融支持。目前，美国大约有医学院校（医学及骨科学）140 多所、口腔医学院 54 所、护士学校近 1500 所。

5. 价格的制定者和控制者

尽管美国是以竞争性市场经济为主要特征的社会，但是其医疗市场并非完全竞争性市场，政府对部分医疗服务价格的制定和调整有着绝对性的影响。凡是政府保险范围内的病人，其医疗价格要由政府确定，并且常常低于私人保险价格。如不依从政府规定的价格，其收入和病人来源将受到很大的限制。通常一个医院大约有50%的收入来源于政府的保险项目。政府还对医院的医疗费用报销补偿规则及比例实行控制。

6. 对医院及行医者的资格制定标准

各州政府在联邦法律规定下，根据本州的具体情况对本州的医院制定标准，颁发医院的开业执照，对医生行医资格建立最低标准。

8.2.2　美国医疗机构评审联合会

美国医疗机构评审联合会（joint commission on accreditation of health organization，JCAHO）。美国医疗机构除受各级政府的法律约束外，主要接受该联合会的监控。

该联合会是一个独立于政府的非营利性私立组织。在医院的医疗质量监测和促进方面，享有极高的信誉。

JCAHO 建立的标准被认为高出政府允许医疗机构一般开业的最低限定，它的评审结论被联邦和州政府所接受。如果一个医院能够得到它的认证并且得到较高的分数，即为达到国家标准且能够提供高质量医疗服务的象征。因此，各类医院把获得的认证作为吸引保险公司和病人的主要宣传内容。目前，全美大多数医疗机构自愿接受认证，这些机构包括医院、疗养院、精神病院、门诊外科中心、急诊室、私人医生办公室、社区康复中心、临终医院及家庭健康机构等。被认证的医院中95%超过200张床位。凡被该机构审查合格的医疗机构才有资格获得政府保险项目（Medicare 和 Medicaid）的资金补偿。

JCAHO 的认证审核过程由一个专家组通过现场调查来完成。专家组由医生、管理人员、护士、临床技师各一名及其他专业人员组成。同一医疗机构每 3 年还需接受复审。

8.3 美国医院信息系统集成

美国在医院计算机应用领域最有影响的组织是医院信息管理系统协会，该协会每年就健康医疗信息系统应用进行一次详细的现状与趋势的调查，其中有两类任务被选为最优先考虑实现的项目，一类是减少医疗差错和提高病人的治疗安全，另一类是实现医疗保险改革的法律条文（HIPAA）对健康医疗信息系统的信息安全性、病人隐私权的保护和电子信息交换标准化的要求。临床信息系统（CIS）最核心的目标也是美国医院的首要目标，就是提高医护质量、减少医疗差错和提高病人的安全性。

美国于 2003 年实施的 HIPAA 承认了电子病历的法律地位，同时也详细规定了实现电子病历所必须遵循的法律准则与违法罚则。主要要求集中在信息的安全保密性、病人隐私权的保护和电子信息交换（EDI）的标准化。近年来，为达到 HIPAA 规定而对医院信息系统升级的需求始终占据主要位置，越来越多的医院把注意力集中到信息系统集成任务上，特别是 CIS 的建设和电子病历的应用。现在，已有相当比例的医院完成了此类改造。

刺激美国医院采用信息系统的重要因素：一是为病人提供更好、更快捷的服务，提高医院在医疗服务市场上的竞争力，以吸引更多病人到本院就医；二是人力工资的昂贵，迫使医院采用计算机技术以提高劳动效率；三是国家和保险公司为施行预付款制度（PPS）而要求医院及时上交复杂的疾病诊断分类定额预期支付制（DRG）的报告，迫使医院采用计算机处理技术的信息系统。

医疗信息传输标准（HL7），已成为医疗机构间信息交换的国际标准。该标准实现了社会保险中心与定点医院之间的信息交换，适用于医院内部不同医疗信息系统之间交换病历资料、临床检验结果、财务信息等，方便医院之间交流病人资料，同时也使国际间的医院患者会诊变为可能。美国医院信息系统协会 2001 年规定，全美医院 2003 年 3 月必须使用 HL7，2004 年 5 月必须全部使用。

被称为掌上型计算机的个人数字助理器（PDA），广泛应用于美国医院的医生和护理信息的交换，可满足医院各种特定需求。如医嘱，护士按 PDA 信息在病人床边完成护理执行，并随时将执行情况记录进行反馈，做到更加方便、快捷、准确、减少成本。在查房时，采用 PDA 下载病人有关数据、医师的医嘱及执行信息。在病人使用药物时，可通过按钮方式核对药单，并对执行情况及护理记录实时监督。当阶段工作完成，可将有关查考信息上传系统。PDA 与计算机交换资料仅需 1~5 分钟，采用无线传输 PDA，还可实时更新资料。使用 PDA 软件，可将部分功能、输入方式加以个人化，使用者效率大大提高。

美国医院信息系统集成围绕医院信息系统（hospital information systems，HIS）、放射信息系统（radiology information systems，RIS）、图像归档与传输信息系统（picture arching and communication system，PACS）进行。同时，诊所信息化也是健康信息化建设的重要内容。与金融等其他行业相比，健康行业信息化建设进程相对滞后，即便如此，美国仍在医院信息化建设、诊所信息化建设方面大力投入，例如，每年对诊所信息化的投入约 140 亿美元。诊所信息系统也要求财务数据与诊疗数据的集成，涉及挂号信息、管理信息、出生证明、死亡证明、诊疗记录、检测数据等。

8.4　美国区域医疗协同平台

美国已经从医院信息系统集成（hospital information systems integration）发展到健康信息系统集成（health information systems integration）。分析美国医疗信息化建设进展，可以看到其趋势体现为以下几个方面：（1）以计算机为基础的信息处理。伴随着近几十年信息技术的发展，可以明显地看到在医疗管理方面也从纸质文档存储、纸质文档流转转变为计算机存储与电子信息流转。（2）从局部的信息化应用转变为全局应用。在 20 世纪 60 年代到 80 年代，尽管已经有计算机信息技术应用于健康管理中，但其应用范围局限于实验室等特定部门，通过近几十年的发展，计算机信息技术已经应用于医院整体管理中。并且，以患者为中心的信息处理流程已经使得面向本地的医院信息化管理发展为面向全球的医院信息化管理。(3)业务处理对象从面向医务工作者发展为面向患者。早期，计算机信息系统以支持医务工作者业务处理为首要目标，现如今，患者成为健康管理系统的核心处理对象。(4)对数据的利用已经从病患管理发展为多角度研究。十年前，对健康管理系统的应用还停留在病患管理阶段，如今，这些数据不仅被应用于病患管理，还应用于健康管理计划制定、诊所研究等用途。(5)从技术至上转变为战略层次的信息管理至上。从 20 世纪 60 年代到 90 年代，信息技术是健康管理系统所关注的焦点，如今，组织问题、变更管理等成为健康管理系统关注的焦点。(6)健康管理系统囊括的数据范畴越来越广。(7)健康管理系统中所应用的新技术越来越多，如可穿戴的监测系统，等等。

8.5　美国医疗信息化建设经验与启示

总结美国医疗信息化建设经验，可以看到：

(1)需求牵引的信息化建设动力。刺激美国医院采用信息系统的重要因素，一是为病人提供更好、更快捷的服务，提高医院在医疗服务市场上的竞争力，以吸引更多病人到本院就医；二是人力工资的昂贵，迫使医院采用计算机技术以提高劳动效率；三是国家和保险公司为施行预付款制度(PPS)，要求医院及时上交复杂的疾病诊断分类定额预期支付制(DRG)的报告，迫使医院采用计算机处理技术的信息系统。

(2)明确的电子病历法律地位。美国于 2003 年实施的 HIPAA 承认了电子病历的法律地位，同时也详细规定了实现电子病历所必须遵循的法律准则与违法罚则。主要要求集中在信息的安全保密性、病人隐私权的保护和电子信息交换(EDI)的标准化。近年来，为达到 HIPAA 规定而对医院信息系统升级的需求始终占据主要位置，越来越多的医院把注意力集中到信息系统集成任务上，特别是 CIS 的建设和电子病历的应用。现在，已有相当比例的医院完成了此类改造。

(3)规范的医疗信息传输标准。医疗信息传输标准(HL7),规范了社会保险中心与定点医院之间的信息交换,适用于医院内部不同医疗信息系统之间交换病历资料、临床检验结果、财务信息等,方便医院之间交流病人资料,同时也使国际间的医院患者会诊变为可能。美国医院信息系统协会 2001 年规定,全美医院 2003 年 3 月必须使用 HL7,2004 年 5 月必须全部使用。

(4)有力的医疗信息化建设组织保障。美国在医院计算机应用领域最有影响的组织是医院信息管理系统协会。该协会每年就健康医疗信息系统应用进行一次详细的现状与趋势的调查,其中有两类任务被选为最优先考虑实现的项目,一类是减少医疗差错和提高病人的治疗安全,另一类是实现医疗保险改革的法律条文(HIPAA)对健康医疗信息系统的信息安全性、病人隐私权的保护和电子信息交换标准化的要求。临床信息系统(CIS)最核心的目标也是美国医院的首要目标,就是提高医护质量、减少医疗差错和提高病人的安全性。

(5)方便的医疗信息化工具。被称为掌上型计算机的个人数字助理器(PDA),广泛应用于美国医院的医生和护理信息的交换,可满足医院各种特定需求。如医嘱,护士按 PDA 信息在病人床边完成护理执行,并随时将执行情况记录进行反馈,做到更加方便、快捷、准确、减少成本。在查房时,采用 PDA 下载病人有关数据、医师的医嘱及执行信息。在病人使用药物时,可通过按钮方式核对药单,并对执行情况及护理记录实时监督。当阶段工作完成,可将有关查考信息上传系统。PDA 与计算机交换资料仅需 1~5 分钟,采用无线传输 PDA,还可实时更新资料。使用 PDA 软件,可将部分功能、输入方式加以个人化,使用者效率大大提高。

(6)坚实的医疗信息化终端。诊所信息化是健康信息化建设的重要内容。美国在诊所信息化建设方面大力投入,每年对诊所信息化的投入约 140 亿美元。诊所信息系统也要求财务数据与诊疗数据的集成,涉及挂号信息、管理信息、出生证明、死亡证明、诊疗记录、检测数据等。

对我国实施医疗信息化建设的启示包括：

(1)健康档案标准亟待完善。卫生部颁布的涉及电子病历与电子健康档案的标准，目的是做数据的抽取和集成统计，而国际上电子健康档案和病历首先的出发点是以患者为中心的集成医疗。卫生主管部门需尽快完善健康档案标准，以病患为中心，而非以统计为中心，建立统一的健康档案标准，对消息交互、效益语义表达、语法使用、术语规定等进行明确界定，为构建完备的电子健康档案和电子病历表达、传输、集成奠定基础，并且切实规范健康档案的更新维护责任，避免健康档案成为"死档"。

(2)电子病历的法律主体地位亟待明确。2002 年 9 月 1 日我国正式实施的《医疗事故处理条例》规定，病历可作为处理医疗纠纷、审理医疗官司的重要证据，医疗机构应当严格病历管理，严禁任何人涂改、伪造、隐匿、销毁、抢夺、窃取病历。电子病历为提供完整的病历创造了条件。但目前我国有关法律法规尚未规定电子病历具有法律效力。尽快解决电子病历的法律地位问题，已经成为我国医疗系统信息化发展的当务之急。明确电子病历的法律地位，也将促进患者对区域医疗协同平台的接受与认可程度。

(3)社区诊所信息化水平亟待强化。我国当前社区诊所信息化建设相对滞后，但要发挥社区诊所对区域医疗协同平台的终端支撑作用，实现社区诊所与大型医院双向转诊、实现社区诊所病患分流与信息采集作用，必须大力提升社区诊所信息化水平，将社区医院与大型医院都纳入区域医疗协同平台，促进医疗信息化整体水平提升。

第9章 以政策措施促进平台稳定性提升

从前面实证研究可见，影响平台稳定性的关键因素既包括关系契约，也包括政府支持。因此，我们在强化关系契约对平台稳定性提升作用的基础上，总结厦门、镇江、阳江、大连以及上海闵行等在区域医疗协同平台建设实践方面相对领先的经验，并进一步借鉴国际医疗信息化实践经验，构建促进平台稳定性提升的政策措施。

9.1 促进区域医疗协同平台发展的政策措施

区域医疗协同平台建设首先得到了国家层面的支持，城乡居民健康档案成为国家公共卫生服务管理的重要内容。卫生部颁布的《国家公共卫生服务基本规范》(2011版)中明确建立对居民健康档案的服务规范，并强调"电子健康档案在建立完善、信息系统开发、信息传输全过程中应遵循国家统一的相关数据标准与规范。电子健康档案信息系统应与新农合、城镇基本医疗保险等医疗保障系统相衔接，逐步实现各医疗卫生机构间数据互联互通，实现居民跨机构、跨地域就医行为的信息共享"。卫生部所颁发的电子健康档案的规范性要求，成为区域医疗协同平台建设的第一要务，即通过集成平台实现对城乡居民电子健康档案的管理。

各地在实施区域医疗协同平台建设中也制定了相关政策，以推动平台稳定运行，如大型医院与社区医院的双向转诊制度、大型医院对社区医院的托管与技术支持制度、社区医院取消药品购销差价制度、社区医院免挂号费制度，等等。厦门市卫生局为促进社区医院发展，规定每年给予辖区居民每人500元诊疗补助；镇江市卫生局建立镇江用友健康研究院,创新医疗信息化实施与组织模式。这些政策措施彰显了政府层面对区域医疗协同平台的支持,对平衡平台主体间地位与发展空间,促进平台主体在平台分工责任下履行自身职责,最终促进平台稳定性提升发挥了重要作用。

因此,促进区域医疗协同平台发展需要关注以下政策措施:

(1)明确区域内卫生主管部门对区域医疗协同平台建设的首要责任,打破医疗机构行政隶属体系对区域卫生管理的限制,以区域为第一范畴,明确区域内卫生主管单位对区域医疗协同平台建设的领导地位,发挥其区域内的行政管理职责,制定区域医疗协同平台建设的目标与发展规划,协调平台主体在平台建设中的责任与进度,制定有利于平台运行、有利于医疗健康环境发展的政策与规范。

(2)将信息系统建设思路从"业务流程观"转变为"服务对象观",将满足平台服务对象的需求作为平台建设的第一要务,协调各级医疗机构的业务流程与数据交换,以平台化的服务响应平台服务对象需求。同时,对医疗机构现有信息化建设基础进行梳理,将各级医疗机构作为一个系统运行的整体,以全局的观念将各级医疗机构纳入统一平台,实现统一系统规划与统一数据交换。

(3)高度重视社区医疗诊所的平台终端覆盖作用,大力提升社区医疗诊所的信息化建设水平与诊疗水平。针对大型医疗机构信息化建设水平与医疗水平明显高于社区医疗诊所的现状,通过区域医疗协同平台建设的拉动作用,将信息化建设零起点的社区医疗诊所信息化建设纳入平台,将大型医疗机构对社区医疗诊所的技术扶持固化到平台流程中,从而实现社区医疗诊所信息化建设跨越式发展。

9.2 促进关系契约形成的政策措施

9.2.1 多方位促进公立社区卫生服务发展

社区卫生服务是社区建设的重要组成部分,是在政府领导、社区参与、上级卫生机构指导下，以基层卫生机构为主体，以全科医师为骨干，合理使用社区资源和适宜技术，以人的健康为中心、以家庭为单位、以社区为范围、以需求为导向，以妇女、儿童、老年人、慢性病人、残疾人、贫困居民等为服务重点，以解决社区主要卫生问题、满足基本卫生服务需求为目的，融预防、医疗、保健、康复、健康教育、计划生育技术服务功能等为一体的，有效、经济、方便、综合、连续的基层卫生服务单元。

作为区域医疗协同平台的重要终端，社区卫生服务机构承担着公共卫生和基本医疗服务的双重责任，是承载实行国家基本药物制度的重要单元。在区域医疗协同平台建设中，社区卫生服务机构对于平台效益发挥也有着举足轻重的作用。平台将大型医院和社区卫生服务机构纳入一个统一的信息化医疗体系，只有社区卫生服务机构得到患者认可，社区卫生服务机构才可能成为健康信息的采集终端，双向转诊等信息化应用才可能实现。因此，促进社区卫生服务发展，成为平台建设顺利开展、促进平台稳定性提升的关键任务。只有社区卫生服务机构的主体地位得到巩固、社区卫生服务机构与大型医院合作持续性加强，以及社区卫生服务机构社会效益得以提升，平台的关系契约才能得以形成和维系。

通过对厦门、镇江、大连、阳江以及上海闵行区五个地区的区域医疗协同平台建设情况的调研，以及对平台涉及主体相关工作人员的访谈，我们了解到，作为区域医疗协同平台的重要终端，社区卫生服务还存在着一系列现实问题，其发展还受到相当制约，主要包括：

（1）在社区卫生服务机构发展相对较好的地区，如镇江、厦门等地区，社区卫生服务人员的工作压力普遍较大；而在大连，私立卫生诊所在社区卫生服务机构中占据主导地位，诊所人员的流动性相对较大。

（2）社会卫生服务承载了较多职能，但由于历史原因，各级政府对医疗资源的投入还重点集中在大型医院，社会卫生服务机构真正发挥其小病诊断、慢性病护理、全科诊断的作用还有较长的一段路要走，人民群众对社会卫生服务机构的医疗技术水平予以认同，也还有相当长的一段路要走。

(3)尽管在区域医疗协同平台建设地区，市级卫生主管机构制定了一系列举措发展社区卫生服务，但从实际经营状况看，各地社区卫生服务机构的业务量还参差不齐，有些地区社区卫生服务机构依然还是门可罗雀。

(4)在社区卫生服务机构发展相对较好的地区，社区卫生服务机构的人员迫切希望能够出台更加公平、更加能够调动工作积极性的绩效考核方案，以在提升全科服务水平、增强社区卫生服务职责的同时，能够享受更加有吸引力的待遇，以降低人员流动率。

为推进社区卫生服务的健康发展，在国家已经颁布的有关促进社区卫生服务体系建设政策的基础上，需要在以下几个方面着力推进：

(1)提高社区医务工作者待遇。国外社区医生相当于专科医院主治医生或副高级职称医生水平，国内社区医生待遇远远低于此水准，收入甚至达不到当地平均工资水平。新的社区医疗机制实施后，收入甚至进一步减少，造成人员流失。此状况不改善，难以从根本上改变社区医疗落后的状态。

(2)加强运行机制建设，促进社区卫生服务发展。探索建立社区首诊和双向转诊的配套政策，建立公立医院和社区医院长期定点协作关系，大型公立医院可以在医务人员和医疗设备等方面给予有协作关系的社区医院支持，逐步提高居民对社区卫生服务机构的认可度；尝试实行"政府主管"、"院办院管"和"专业监管"相结合的"三管齐下"的管理模式，规范社区卫生服务管理。也就是说，卫生行政部门负责社区卫生服务机构的规划、战略决策和执法监管（政府主管），医院作为法人机构举办社区卫生服务机构，实施一体化管理（院办院管），各地三级疾病预防控制中心、妇幼保健院、慢性病防治院等预防保健机构负责公共卫生服务的专业指导和监管；建立监管体系。建立"承诺"、"披露"、"分析"、"发布"、"奖惩"五位一体的综合监管体系，社区卫生服务机构制定"优质服务承诺"，每年年底对所做承诺进行自评，结果在社区进行披露，各地各级卫生行政部门对各社区卫生服务机构实行"投入-产出"绩效考核评估，将分析结果对外发布，并接受公众民主监督，根据绩效实施奖惩；对其他医疗机构(包括公立医院或非营利民营医院)举办社区医疗的，政府应把相应的社区医疗建设与运营费用划拨给承担机构，并予以考核。

(3)加强社区保健服务功能。社区医院可以在节假日和晚上时间开展各类培训班和讲座，在饮食指导、健康咨询、常见病预防等方面对居民进行专门性指导。针对不同人群进行专门性指导，可以性别、年龄、是否患某种常见病(如胃病、高血压等)等作为划分标准。

(4)加大社区卫生服务工作的宣传力度，提高社区群众的思想认识。居民对于"新医改"政策的了解程度是社区医疗服务体系完善过程的一个重要影响因素，而居民获取政策相关知识的渠道有限，政策出台后要加强宣传，拓宽宣传渠道。同时，可以考虑利用高校资源，动员学生进入社区开展宣传活动。

(5)在有条件的地区，对患者到社区卫生服务机构就诊提供补助。厦门给予居民每人每年500元的社区卫生服务机构就诊补贴，该部分补贴可用于药费、检测费等支出，有效地促进了慢性病复诊、开药等向社区卫生服务机构转移。此项举措对于引导患者常见病、慢性病进社区卫生服务机构发挥了良好效果。因此，建议有条件的地区借鉴该举措，对患者到社区卫生服务机构就诊提供补助。

9.2.2 降低税赋帮助私营社区卫生服务机构的发展

从调研中了解到，部分地区社区卫生诊所中私营经济占绝大多数，它们不属于大型医院的分支机构和定点帮扶对象，在享受大型医院的技术扶持以及人员派驻方面先天性地具有劣势。但由于公立社区诊所在数量上具有不足，帮助私营社区卫生服务机构发展，对于促进区域医疗协同平台而言，同样具有重要意义。

当前，私营社区卫生服务机构的发展面临着以下困难：

1. 信息化程度与大型医疗机构不同步

由于资金投入、人员配备等条件的限制，私营社区卫生服务机构对信息化的投入程度较低，很少利用进销存软件、药品管理软件等信息化手段对业务进行处理，药品销售台账等都通过手工进行登记。私营社区卫生服务机构的信息化水平几乎成为空白。而对于区域医疗协同平台的建设而言，社区卫生服务机构是重要的信息化终端。私营社区卫生服务机构与大型医疗机构的信息化程度严重不同步，由此造成区域医疗协同平台建设面临着终端建设的重要压力。

2. 技术认同有待提升

由于传统就医习惯的影响，以及长期以来公立卫生机构与私营卫生机构在投入上的不平衡，造成病患者对公立卫生机构的认同程度明显高于私营卫生机构。私营卫生机构不能得到社会及病患者的高度认同，将对区域医疗协同平台后期可持续发展产生负面影响，使协同平台的终端不能有效地对病患进行分流，最终对实现医疗资源合理分配造成负面影响。

3. 税赋有待优化

当前私营卫生机构遵照财政部、国家税务总局的规定①："营利性医疗机构取得的收入，按规定征收各项税收。但为了支持营利性医疗机构的发展，对营利性医疗机构取得的收入，直接用于改善医疗卫生条件的，自其取得执业登记之日起，3 年内给予下列优惠：对其取得的医疗服务收入免征营业税；对其自产自用的制剂免征增值税；对营利性医疗机构自用的房产、土地、车船免征房产税、城镇土地使用税和车船使用税，3 年免税期满后恢复征税；对营利性医疗机构的药房分离为独立的药品零售企业，应按规定征收各项税收。"与非营利性医疗机构相比，营利性医疗机构的税赋负担明显高于非营利性医疗机构。

在部分地区，面对私营医疗机构占据主导的形势，推进区域医疗协同平台建设，不可能绕过这一终端。因此，帮助私营社区医疗机构发展，也成为促进区域医疗协同平台建设的必然。帮助其发展可以考虑从以下几个方面政策着手：

(1)私营社区卫生服务机构的信息化建设投入，允许从医疗服务收入中予以扣除。改善私营社区卫生服务机构的信息化水平，是

———————

① 引自《财政部国家税务总局关于医疗卫生机构有关税收政策的通知》。

提升私营社区卫生服务机构管理水平、打造区域医疗协同平台终端的重要手段。为了缓解社区卫生服务机构的信息化投入资金压力，建议将信息化投入在征收营业税前予以扣除，从当年取得的医疗服务收入中扣减信息化投入经费，从而缓解其信息化投入的资金压力。

（2）适当延长免税期并给予私营社区卫生机构营业税税率优惠。在3年免税期期满后，对医疗服务收入征收的营业税给予税率方面的优惠。私营社区卫生机构尽管需要满足其营利的需求，但同时也承担着社区卫生保健、救死扶伤等社会责任。为鼓励私营社区卫生机构技术力量提升，建议延长免税期，从3年免税期延长至5年，给予私营社区卫生机构更长的保护期，同时将营业税税率适度降低。

（3）鼓励私营社区卫生机构技术力量提升，员工参加提升医疗技术的培训或者到大型医疗参加在职培训的经费，允许扣减当前医疗服务收入。提升医疗机构人员医疗技术的重要手段是培训。对于私营社区卫生机构而言，由于不是大型医院的定点技术帮扶对象，员工提升医疗技术只有参加专门的培训，包括学历提升以及到大型医疗机构实习。这些培训费用建议允许在当期的医疗服务收入中予以扣除，以降低营业税压力。

（4）鼓励医疗设备投入，允许医疗设备采取双倍余额递减法或年限总和法进行加速折旧，以降低所得税负担。提升私营社区卫生机构的医疗水平，加大对医疗设备的投入也是重要手段。由于私营社区卫生机构的医疗设备必须自己全额承担，为了鼓励对私营社区卫生机构医疗设备的投入、降低其所得税负担，建议允许医疗设备采取加速折旧法计提折旧。

9.2.3 关注平台主体的心理需求

平台主体间并非都存在经济契约。例如，当卫生局与系统集成商签订经济契约，大型医院与社区卫生服务机构将作为系统应用对象参与平台建设，医院、社区卫生服务机构与系统集成商之间则缺乏经济契约维系。通过前面的实证研究与模型研究，我们得到结论，关系契约并不一定依附于经济契约存在，在区域医疗协同平台这一合作平台建设过程中，独立于经济契约之外，关系契约成为保证平台稳定合作的重要因素，并且心理需求成为关系契约未来共同价值形成的关键。

我们可以看到，自我实现的心理需求和维系正式关系的心理需求是对关系契约产生显著影响的关键因素。因此，在平台建设过程中，我们需要从以下几个方面关注平台主体的心理需求，并积极响应其心理需求引导需求满足：

(1)鼓励平台成员间的帮扶行为。区域医疗协同平台无论是理论上还是实践上都属于新生事物，国际和国内都在对平台的内涵、应用方面进行不断探索和完善，而且在不同地区，大型医院与社区卫生服务机构之间的联系紧密程度、大型医院与社区卫生服务机构之间的资源分布悬殊程度、社区卫生服务机构的人员流动率等情况不尽相同，各地的区域医疗协同平台建设都必须结合本地的情况进行详细规划。卫生局、医院以及系统集成商等平台主体可能都不具备独立完成平台规划的能力，在这样的情况下，平台成员间的帮扶显得尤为必要。卫生局可以从医疗管理的角度对平台提出规划与设想，大型医院以及社区卫生服务机构可以从平台应用的角度对平台提出规划与要求，系统集成商可以从技术实现、典型应用经验的角度对平台提出构想与计划。通过平台成员间的彼此帮扶，提升平台主体的自我价值认可程度，从而对其自我实现的心理需求予以响应。

(2)提升平台成员信心。区域医疗协同平台建设是一个长期的过程，同时，由于技术风险、组织风险、人员风险等客观存在，平台成员对于平台预期成效持有不确定性预期，从而影响合作积极性。基于自我实现心理需求中的信心表达，需要通过里程碑节点设置，明晰平台建设的阶段性成果，如设置健康档案的采集率目标、社区卫生服务机构纳入平台数量目标、单病种费用控制目标等，通过目标与实际成效的对比，检测阶段性的平台建设成果，显著化平台建设阶段性成果，提升平台成员对平台成功运行的信心。

(3)增强平台成员对改善医疗环境的责任感。区域医疗协同平台建设涉及的主体众多，既有卫生系统的卫生局、预控中心、医疗保险管理机构、大型医院以及社区卫生服务机构，也有非卫生系统的公安局、系统集成商、医院管理信息系统供应商、通信运营商等。对于非卫生系统的单位和机构而言，参与平台建设的短期利益体现为任务完成或者经济收益，平台建设对于改善医疗环境的长期利益则可能被忽略。在平台建设过程中，需要通过项目例会等形式，提升平台成员对平台建设价值的认识，促进平台成员意识到平台建设有助于改善医疗环境，有助于平衡医疗资源在大型医院和社区卫生服务机构的分布，有助于提升社区卫生服务机构医疗水平，有助于缓解"看病贵、看病难"，有助于卫生主管机构了解掌握病患的诊疗过程，有助于实现诊疗费用的控制，等等。通过增强平台成员对改善医疗环境的责任感，响应平台成员自我实现心理需求，促进关系契约形成，保障平台稳定合作。

(4)提升平台成员对于提供可靠服务的责任感。在当前医患关系较为紧张的情况下，平台建立有助于跟踪患者诊疗过程，有助于实现诊疗信息在授权许可范围内的透明化，从而降低患者和医务工作人员之间的信息不对等，促进医务工作者对提供可靠医疗的责任感。与此同时，系统集成商提供健康信息集成服务，通信运营商提供医疗信息多终端传递服务，医疗物流企业提供物流服务，这些服务的可靠性将极大影响消费者对平台价值的认同。因此，需要通过宣传手段提升平台成员对于提供可靠服务的责任感，从而响应其自我实现心理需求，促进关系契约形成，提升平台合作稳定性。

(5)促进平台成员正式合作关系形成。尽管部分平台成员间缺乏经济契约，但可通过项目小组设立、项目例会等形式，将平台成员间的合作关系规范化，提升平台成员的组织归属感，促进平台成员正式合作关系形成，响应平台成员对构建正式合作关系的心理需求，从而促进关系契约构建，提升平台合作稳定性。

9.3　提升政府对区域医疗协同平台建设的关注程度

通过前面的实证分析，我们了解到，政府支持是保证区域医疗协同平台稳定合作的重要因素，同时，政府所制定的促进医疗环境完善发展的相关政策以及政府的协调行为，是政府支持的重要体现。政府加大全科医生培养力度、增加社区卫生服务机构数量、强化大型医院与社区卫生服务机构的托管与治理关系、要求大型医院医生定期到社区卫生服务机构坐诊、取消社区卫生服务机构药品购销差价、给予市民到社区卫生服务机构就诊费和药品费补贴等政策，就是政府制定相关政策促进医疗环境完善发展的重要体现。这些举措需要政府对区域医疗协同平台建设高度重视，需要政府对改善区域内医疗环境高度重视。因此，无论是政府制定医疗环境完善发展的相关政策，还是政府对平台建设的投资、政府在平台建设中的协调行为，都离不开政府对区域医疗协同平台建设的重视。只有政府对区域医疗协同平台建设高度重视，才可能制定有效举措，促进医疗环境完善发展、促进区域医疗协同平台建设顺利推进，才可能充分保证对区域医疗协同平台建设的投资，才可能发挥核心协调作用，平衡平台主体的利益与职责。

我们对比分析厦门、镇江、大连、阳江的医疗卫生条件、健康档案建立效果，并且从平台建设投资额度、卫生局所制定的促进社区卫生服务机构发展的政策力度(例如：大型医院医生定期到社区卫生服务机构坐诊、社区卫生服务机构取消药品购销差价、给予居民在社区卫生服务机构消费补贴等)，以及调研人员对卫生局在平台建设过程中的协调力度评价等方面，对四个城市的情况进行对比分析，见表9.1。

表9.1　　　　　　　　四城市对比分析

项　　目	厦门	大连	镇江	阳江
城市人口数量(百万人)	3.53	5.86	2.71	2.32
公立医院数量(个)	36	109	101	88
公立诊所数量(个)	1209	95	789	293
每千人医生数量(人)	5.05	2.71	1.90	1.19
每千人医院床位数(张)	3.05	5.16	3.24	2.68

续表

项　　目	厦门	大连	镇江	阳江
居民健康档案数量(份)	1600000	400000	300000	40000
健康档案建档率	45%	7%	11%	17.2%
政府在区域医疗协同平台建设中的投资(百万元)	100	36.5	150	100
政府在健康管理方面出台政策的推动力度	强	弱	强	强
政府在平台建设中的协调力度	强	弱	强	强

注:数据截止到 2010 年底。

厦门数据来源于:www. stats-xm. gov. cn/tjzl/tjdy/201108/t20110815_18739. htm;www.chinaehc.cn/subject/xm.php。

大连数据来源于:www.stats.dl.gov.cn/view.jsp? docid=20879;clean.zghdjk. com/clean-healtcity/114985.htm。

镇江数据来源于:http://tjj. zhenjiang. gov. cn/tjzl/tjgb/201106/t20110620_525978. htm; http://www. zhenjiang. gov. cn/xxgk/zfwj/szfwj/201103/t20110317_472932.htm。

阳江数据来源于:http://www.tjcn.org/tjgb/201103/17863_2.html。

可以看到,厦门的医疗卫生条件在四个城市中相对最好,同时,其健康档案建档率也在四个城市中相对最高。从政府制定政策的力度以及政府在平台建设中的协调力度来看,厦门也处于相对较强的地位,厦门不仅要求大型医院医生定期到社区卫生服务机构坐诊、社区卫生服务机构免挂号费、社区卫生服务机构取消药品购销差价,并且对厦门市居民提供每人每年 500 元的诊疗补助,用于补贴市民在社区卫生服务机构的就诊费和药品费。与此同时,厦门市政府对区域医疗协同平台建设高度重视,由分管卫生的副市长牵头,卫生局、疾控中心、医疗保险办公室、公安局等部门紧密合作,系统集成服务商也将为该项目投入最多、最优的资源。

同时可以看到,大连的公立诊所数量在四个城市中相对最少,并且公立医院数量与公立诊所数量最为接近。四个城市公立医院数量与公立诊所数量如图9.1所示。

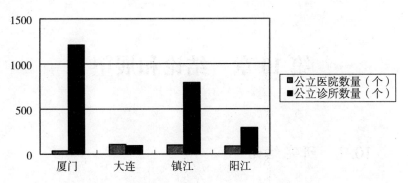

图 9.1　四城市公立医院与公立诊所数量对比

　　正是源于这种客观现实，大连所制定的社区卫生服务机构免挂号费、社区卫生服务机构取消药品购销差价等政策的实行效果相对较弱。覆盖范围较大的私立诊所需要依靠药品购销差价获利，取消药品购销差价这一政策对这些私立诊所而言难以执行。也正是由于公立诊所数量有限这一客观现实，社区卫生服务机构对居民健康服务的整体影响相对有限，从而使得区域医疗协同平台的成效相对较弱。平台中，社区卫生服务机构这一主体的影响相对较弱，甚至可以说社区卫生服务机构的角色地位在平台中相对欠缺。通过对大连区域医疗协同平台实施主体的走访调研，我们也了解到，大连市卫生局在平台建设中的协调作用发挥也相对艰难。

　　基于上述对比分析，我们可以看到，政府对区域医疗协同平台建设的重视程度对于平台合作稳定而言，具有重要作用。政府的重视程度将直接影响着卫生局、疾控中心、医疗保险办公室、公安局等单位在项目建设过程中的配合力度，也影响着社区卫生服务机构的发展格局，从而对平台效益发挥产生显著影响。

　　因此，提升平台合作稳定性，需要强调政府对平台建设的重视程度。只有政府真正重视平台建设，才可能从投资、政策制定、项目组织等各方面保证对平台建设的资源投入，才可能真正促进普通消费者对平台的认同，才可能保证和推动平台持续运行和发展。

第 10 章　结论和展望

10.1　研究结论

通过实证分析与模型研究，我们形成的主要结论包括：

(1)关系契约和政府支持对于区域医疗协同平台稳定合作有着显著影响。在区域医疗协同平台建设中，关系契约并不一定依附于经济契约存在，伴随着合作推进，以未来共同价值为基础的关系契约即形成，并对稳定合作产生积极影响；与此同时，政府支持也对区域医疗协同平台稳定合作产生重要作用。

(2)自我实现心理需求和正式关系心理需求是支撑关系契约的核心。基于自我实现心理需求，需要鼓励成员间的帮扶行为、提升平台主体对平台成功运行的信心、增强平台成员对改善医疗环境的责任感、提升平台成员对提供可靠服务的责任感，以使平台成员自我实现心理需求得以响应。同时，需要促进成员间正式关系形成。

(3)政府需要提升对区域医疗协同平台建设的重视程度，从投资、政策制定、项目组织等各方面保证对平台建设的资源投入，促进平台成员间稳定合作。同时，需要从卫生服务体系建设、经费投入、人才培养、提高社区医务工作者待遇、加强对社区卫生服务工作宣传力度等方面，促进社区卫生服务机构发展，提升社区卫生服务机构在区域医疗协同平台中的主体地位。

(4)不确定性心理预期、信任、利他以及满意心理因素是影响区域医疗协同平台主体契约选择的重要因素，这些心理因素对平台主体的创新行为产生重要影响。以道德风险防范和心理账户为基础，从心理契约出发，可优化平台主体契约选择与履行；以关系路径优化为基础，从关系契约出发，可优化平台主体契约选择与履行。

10.2　研究展望

本书通过实证分析和模型建立分析了影响区域医疗协同平台稳定合作的关键因素，刻画了心理因素对平台成员契约选择的影响，从心理契约和关系契约的角度尝试契约优化，提出了促进平台稳定合作的相关政策措施。由于区域医疗协同平台建设在国内实施尚处于探索阶段，我们的调研重点仅着眼于厦门、镇江、大连、阳江以及上海闵行以及重庆地区，实证所收集的样本也相对有限，对于不确定性心理预期、信任、利他等心理表象与自我实现心理需求的内在关联尚停留在感性认知阶段，还缺乏进一步的心理学上的验证；对于政府制定促进医疗发展的政策、政府在平台建设中的协调行为，还需结合特定的地区特定情况进行细化。对于这些，我们将在后续研究中进一步深入探究。

附录　调研问卷

区域医疗协同平台是指各级医疗机构借助现代通信技术手段所进行的系统集成与医疗数据集成，以市民健康信息系统的形式体现。本问卷调查的对象是推动平台建设与正常运行的各方成员，旨在研究平台稳定性提升机制。希望能够从平台建设的典范中，总结出促进区域医疗协同平台稳定性提升的策略与措施。

敬请真实回答所有问题，我们保证本调查的所有数据仅用于学术研究。您的所有资料和回答都将会受到严格保密。

衷心感谢您的配合！

问卷作答提示：

1. 问答问题中不能得到精确数据时，请尽量进行精确估计。

2. 请您在认为符合的选项上画"√"。

3. 若您对本问卷填写有疑问，敬请与重庆科技学院游静联系，电话：13883851652，电子邮箱：cq_youjing@163.com。

第一部分　受访者基本情况

4. 您所在单位性质：

（　）卫生管理机构　　　（　）大型医疗机构

（　）社区医疗机构　　　（　）软件公司

（　）通信服务企业　　　（　）医疗物流企业

（　）硬件服务企业　　　（　）其他

5. 您所在单位在参与区域医疗协同平台建设中，合作对象包括：

（　）市卫生局　　　（　）区卫生局　　　（　）大型医院
（　）社区医院　　　（　）软件公司　　　（　）通信服务企业
（　）医疗物流企业　（　）硬件服务企业　（　）其他

第二部分　主要问题

以下问题请您根据认同程度做答，"1"表示完全不认同，"5"表示完全认同：（请在您同意的数值上画"√"以示选择）

6. 平台建设中各方共同讨论确定实施方案　1　2　3　4　5
7. 平台建设中出现问题时，会共同讨论解决

　　　　　　　　　　　　　　　　　　　1　2　3　4　5
8. 合作方之间存在着关系契约　　　　　　1　2　3　4　5
9. 合作方成员间有较多的非正式交流　　　1　2　3　4　5
10. 合作方成员间有较多的私人帮助　　　　1　2　3　4　5
11. 合约出现冲突时一般重新签订合约　　　1　2　3　4　5
12. 合作方一般签订框架性协议　　　　　　1　2　3　4　5
13. 为了获得来自协作方的认同，我们竭尽全力参与平台建设

　　　　　　　　　　　　　　　　　　　1　2　3　4　5
14. 为了获得来自本行业的认同，我们竭尽全力参与平台建设

　　　　　　　　　　　　　　　　　　　1　2　3　4　5
15. 为了获得社会广泛认同，我们竭尽全力参与平台建设

　　　　　　　　　　　　　　　　　　　1　2　3　4　5
16. 为了以后能获得更大的市场收益，我们竭尽全力参与平台建设　　　　　　　　　　　　　　　　　1　2　3　4　5
17. 为了改善医患关系、改善医疗环境，我们竭尽全力参与平台建设　　　　　　　　　　　　　　　　　1　2　3　4　5
18. 为了平台建设，我方可以牺牲自身利益以提供帮扶

　　　　　　　　　　　　　　　　　　　1　2　3　4　5
19. 平台建设后，我方仍将长期为平台运行提供可靠服务

　　　　　　　　　　　　　　　　　　　1　2　3　4　5
20. 我们对成功运行平台有信心　　　　　　1　2　3　4　5

21. 区域医疗协同平台将稳定运行至少 5 年　1　2　3　4　5

22. 政府支持是平台稳定运行的关键　　　1　2　3　4　5

23. 社区医院医疗水平提升是平台稳定运行的关键

　　　　　　　　　　　　　　　　　1　2　3　4　5

24. 增加社区医院数量，强化对社区的覆盖是平台稳定运行的
关键　　　　　　　　　　　　　　　1　2　3　4　5

25. 增加社区医生数量是平台稳定运行的关键

　　　　　　　　　　　　　　　　　1　2　3　4　5

26. 提升社区医生全科诊疗水平是平台稳定运行的关键

　　　　　　　　　　　　　　　　　1　2　3　4　5

27. 政府协调各方关系是平台稳定运行的关键

　　　　　　　　　　　　　　　　　1　2　3　4　5

28. 政府对医疗改革的投入是平台稳定运行的关键

　　　　　　　　　　　　　　　　　1　2　3　4　5

再次感谢您的配合！

参 考 文 献

[1] S Griffiths, T Jewell, P Donnelly. Public Health in Practice: the Three Domains of Public Health [J]. Public Health, 2005, 119: 907-913.

[2] 杨毕辉, 王继伟, 夏挺, 陈云奇. 基于区域医疗的医院服务平台设计[J]. 医学信息, 2009(10): 1984-1986.

[3] 杨宏桥, 吴飞, 甘仞初. 构建区域协同医疗信息系统的设计方案研究[J]. 医疗卫生装备, 2008, 5(9): 50-52.

[4] 全宇. 构建区域医疗协同平台的探讨[J]. 中国医院管理, 2009, 29(6): 54-56.

[5] 王淑, 王恒山, 王云光. 面向资源优化配置的区域医疗协同机制及对策研究[J]. 科技进步与对策, 2010, 27(2): 38-42.

[6] D Zhang, J Mou, J Q Cheng, S M Griffiths. Public Health Services in Shenzheng: A Case Study [J]. Public Health, 2011, 125: 15-19.

[7] Y Zhao, S Cui, J Yang, W Wang, et al. Basic Public Health Services Delivered in an Urban Community: A Qualitative Study [J]. Public Health, 2011, 125: 37-45.

[8] Derek J Clark, Kai A Konrad. Fragmented Property Rights and Incentive R&D [J]. Management Science, 2008, 54(5): 969-981.

[9] Krishnan, Bhattacharya S. Technology Selection and Commitment in New Product Development: The Role of Uncertainty and Design Flexibility [J]. Management Science, 2002, 48(3): 313-327.

[10] Macneil I R. Contracts: Adjustment of Long-term Economic Relations Under Classical, Neoclassical and Relational Contract

Law [J]. Northwestern University Law Review, 1978, 72(5): 854-905.

[11] Yikuan Lee, S Tamer Cavusgil. Enhancing Alliance Performance: The Effects of Contractural-based Versus Relational-based Governance [J]. Journal of Business Research, 2006, 59: 896-905.

[12] Terry A Taylor, Erica L Plambeck. Supply Chain Relationships and Contracts: The Impact of Repeated Interaction on Capacity Investment and Procurement [J]. Management Science, 2007, 53 (10): 1577-1593.

[13] Jurong Zheng, Jens K Roehrich, Michael A Lewis. The Dynamics of Contractual and Relational Governance: Evidence form Long-term Public-private Procurement Arrangements [J]. Journal of Purchasing & Supply Management, 2008, 14: 43-54.

[14] Michael D Ryall, Rachelle C Sampson. Formal Contracts in the Presence of Relational Enforcement Mechanisms: Evidence from Technology Development Projects [J]. Management Science, 2009, 55(6): 906-925.

[15] 王安宇, 司春林, 骆品亮. 研发外包中的关系契约[J]. 科研管理, 2007, 27(6): 103-108.

[16] Sandeep Dulluri, N R Srinivasa Raghavan. Collaboration in Tool Development and Capacity Investments in High Technology Manufacturing Networks [J]. European Journal of Operational Research, 2008, 187: 962-977.

[17] Jahyun Goo, C Derrick Huang. Facilitating Relational Governance through Service Level Agreements in IT Outsourcing: An Application of the Commitment-trust Theory [J]. Decision Support Systems, 2008, 46: 216-232.

[18] James A Hill, Stephanie Eckerd, Darryl Wilson, Bertie Greer. The Effect of Unethical Behavior on Trust in a Buy-supplier Relationship: the Mediating Role of Psychological Contract Violation [J]. Journal of Operations Management, 2009, 27: 281-293.

[19] Weiling Ke, Hefu Liu, Kwok Kee Wei, et al. How Do Mediated and Non-mediated Power Affect Electronic Supply Chain Management System Adoption? The Mediating Effects of Trust and Institutional Pressures [J]. Decision Support Systems, 2009, 46: 839-851.

[20] 游静. 基于 ERG 理论的异构信息系统知识创新激励机制研究 [J]. 科学学与科学技术管理, 2010, 2: 86-93.

[21] Levinson H, Price C, Munden K, et al. Men, Management, and Mental Health [M]. Cambridge, MA: Harvard University Press, 1962.

[22] Schein E H. Organizational Psychology [M]. Englewood Cliffs, NJ: Prentice Hall, 1965.

[23] Ian R Macneil. Relational Contract: What We Do and Do Not Know [J]. Wisconsin Law Review, 1985, 483-525.

[24] Robinson S L, Morrison E W. Psychological Contracts and OCB: the Effect of Unfulfilled Obligations on Civic Virtue Behavior [J]. Journal of Organizational Behavior, 1995, 16(3): 289-298.

[25] Rousseau D M. Psychological and Implied Contracts in Organizations [J]. Employee Responsibilities and Rights Journal, 1989, 2: 121-139.

[26] Cynthia Lee, Catherine H Tinsley, Philip Bobko. An Investigation of the Antecedents and Consequences of Group-Level Confidence [J]. Journal of Applied Social Psychology, 2002, 32 (8): 1628-1652.

[27] Rousseau D M. Schema, Promise and Mutuality: the Building Blocks of the Psychological Contract [J]. Journal of Occupational and Organizational Psychology, 2001, 74: 511-541.

[28] Rousseau D M. Idiosyncratic Deals: Flexibility Versus Fairness [J]. Organizational Dynamics, 2001, 29: 260-273.

[29] Charles Despres, Jean-Marie Hiltrop. Human Resource Management in the Knowledge Age: Current Practice and Perspectives on the

Future [J]. Employee Relations, 1995, 17(1): 9-23.

[30]Robinson S L, Morrison E W. Organizational Citizenship Behavior: A Psychological Contract Perspective [J]. Journal of Organizational Behavior, 1995, 16: 289-298.

[31]Robinson S L, Kraatz M S, Rousseau D M. Changing Obligations and the Psycho-Logical Contract: A Longitudinal Study[J]. Academy of Management Journal, 1994, 37: 137-152.

[32] William H Turnley, Daniel C Feldman. The Impact of Psychological Contract Violations on Exit, Voice, Loyalty, and Neglect [J]. Human Relations, 1999, 52(7): 895-922.

[33]Meyer J P, Herscovitch L. Commitment in the Workplace: Toward a General Model [J]. Human Resource Management Review, 2001, 11: 299-326.

[34]Lynne J Millward, Lee J Hopkins. Psychological Contracts, Organizational and Job Commitment [J]. Journal of Applied Social Psychology, 1998, 28(16): 1530-1556.

[35]李燚, 魏峰. 组织心理契约违背对管理者行为的影响: 满意度为中介变量[J]. 管理评论, 2007, 19(9): 35-42.

[36]赵卫东, 陈晓映, 井润田. 寿险代理人心理契约结构的实证研究[J]. 管理学报, 2008, 5(4): 596-601.

[37]Alderfer C P. Existence, Relatedness, and Growth [M]. New York: Free Press, 1972.

[38]Macneil IR. The New Social Contract: An Inquiry into Modern Contractual Relations[M]. Yale University Press: New Haven, CT 1980.

[39]Heide J. Interorganizational Governance in Marketing Channels [J]. Journal of Marketing, 1994, 50: 40-51.

[40]Lawrence T B, Phillips N, Hardy C. Watching Whale-watching: a Relational Theory of Organizational Collaboration [J]. Journal of Applied Behavioral Science, 1999, 35(4): 479-502.

[41]Milne G R, Iyer E S, Gooding-Williams S. Environmental Organi-

zation Alliance Relationships within and across Nonprofit Business and Government Sectors [J]. Journal of Public Policy and Marketing, 1996, 15(2): 203-15.

[42] Phillips N, Lawrence T B, Hardy C. Inter-organizational Collaboration and the Dynamics of Institutional Fields [J]. Journal of Management Studies, 2000, 37, 1: 23-45.

[43] Cynthia Hardy, Nelson Phillips and Thomas B Lawrence. Resources, Knowledge and Influence: The Organizational Effects of Inter-organizational Collaboration [J]. Journal of Management Studies, 2003, 40, 2: 321-346.

[44] Avner Greif. Contract Enforceability and Economic Institutions in Early Trade: The Maghribitraders' Coalition [J]. The American Economic Review, 1993, 83(3): 525-548.

[45] Baker George, Gibbons Rober, Murphy Kevin J. Relational Contracts and the Theory of the Firm [J]. Quarterly Journal of Economics, 2002, 117 (1) : 39 - 811.

[46] Levin J. Relational Incentive Contracts [J]. The American Economic Review, 2003, 93 (3) : 835-857.

[47] Bolton P, Dewatripont, M. Contract Theory [M]. Boston: The MIT Press, 2005.

[48] Yikuan Lee, S Tamer Cavusgil. Enhancing Alliance Performance: the Effects of Contractural-based Versus Relational-based Governance [J]. Journal of Business Research, 2006, 59: 896-905.

[49] Terry A Taylor, Erica L Plambeck. Supply Chain Relationships and Contracts: The Impact of Repeated Interaction on Capacity Investment and Procurement [J]. Management Science, 2007, 53 (10): 1577-1593.

[50] Charles J Goetz, Robert E Scott. Principles of Relational Contracts [J]. Virginia Law Review, 1981, 67(6): 1089-1151.

[51] Laura Poppo, Todd Zenger. Do Formal Contracts and Relational Governance Function as Substitutes or Complements [J]. Strategy

Management Journal, 2002, 23: 707-725.

[52] Jurong Zheng, Jens K Roehrich, Michael A Lewis. The Dynamics of Contractual and Relational Governance: Evidence form Long-term Public-private Procurement Arrangements [J]. Journal of Purchasing & Supply Management, 2008, 14: 43-54.

[53] Eisenhardt K M, Schoonhoven C B. Resourced-based View of Strategic Alliance Formation: Strategic and Social Effects Entrepreneurial Firms [J]. Organization Science, 1996, 7: 136-150.

[54] Jesus Galende Del Canto, Isabel Suarez Gonzalez. A Resources-based Analysis of the Factors Determining a Firm's R&D Activities [J]. Research Policy, 1999, 28: 891-905.

[55] John F Y Yeung, Albert P C Chan, Daniel W M Chan. Defining Relational Contract from the Wittgenstein Family-resemblance Philosophy [J]. International Journal of Project Management, 2011, 30, 2: 225-239.

[56] F Robert Dwyer, Paul H Schurr, Sejo Oh. Developing Buyer-seller Relationships [J]. The Journal of Marketing, 1987, 51 (2): 11-27.

[57] Robinson S L. Trust and Breach of the Psychological Contract [J]. Administrative Science Quarterly, 1996, 41(4): 574-599.

[58] Zenisek, Thomas. Corporate Social Responsibility: A Conceptualization based on Organizational Literature [J]. Academy of Management Review, 1979, 4: 359-368.

[59] Frank Tuzzolino, Barry R Armandi. Need-Hierarc Fhraymework for Assessing Corporate Social Responsibility [J]. Academic of Management View, 1981, 60(1): 21-28.

[60] Kraut R E, Galegher J, Egido C. Relationships and Tasks in Scientific Collaboration [J]. Human-computer Interactions, 1988, 3: 31-58.

[61] WHO Health Promotion. A Discussion Document on the Concepts and Principles. WHO Regional Office for Europe, Copenhagen, 1984.

[62] WHO Ottawa Charter for Health Promotion. An International Conference on Health Promotion. WHO Regional Office for Europe, Copenhagen, 1986.

[63] S Griffiths, T Jewell, P Donnelly. Public Health in Practice: the Three Domains of Public Health [J]. Public Health, 2005, 119: 907-913.

[64] James L Perry, Lois Recascino. The Motive Bases of Public Service [J]. Public Administration Review, 2001: 367-373.

[65] Wimmer M, Traunmueller R, Lenk K. Electronic Business Invading the Public Sector: Considerations on Change and Design. Proceedings of the 34th Hawaii International Conference on System Sciences (HICSS-34), Hawaii, 2001.

[66] Bridgman P, Davis G. Australian Policy Handbook [M]. St Leonards, NSW: Allen & Unwin, 1998.

[67] Wallsten S J. The Effects of Government-industry R&D Programs on Private R&D: the Case of the Small Business Innovation Research Program [J]. RAND Journal of Economics, 2000, 31: 82-100.

[68] Beugelsdijk S, Cornet M. A Far Friend is Worth More Than a Good Neighbor: Proximity and Innovation in a Small Country [J]. Journal of Management and Governance, 2002, 6: 169-188.

[69] Romijn H, Albaladejo M. Determinants of Innovation Capability in Small Electronics and Software Firms in Southeast England [J]. Research Policy, 2002, 31: 1053-1067.

[70] Souitaris V. Technological Trajectories as Moderators of Firm-level Determinants of Innovation [J]. Research Policy, 2002, 31: 877-898.

[71] Hakan Hakansson, David Ford. How Could Companies Interact in Business Network? [J]. Journal of Business Research, 2002, 55 (2): 133-139.

[72] Borocz J, Southworth C. Who Do You Know: Earning Effects of Formal and Informal Social Network Resources and Late State So-

cialism in Hungary [J]. Journal of Social Economic, 1998, 27 (3): 401-425.

[73] Brass D J. Being in the Right Place: A Structural Analysis of Individual Influence in An Organization [J]. Administrative Science Quarterly, 1984, 29(4): 518-539.

[74] Perrow, Charles. A Framework for the Comparative Analysis of Organizations [J]. American Sociological Review, 1967, 32: 194-208.

[75] Gupta Y P, Goyal S. Flexibility of Manufacturing Systems: Concepts and Measurements [J]. European Journal of Operational Research, 1989, 43(2): 119-35.

[76] Aren Bigsten, Paul Collier, Stefan Dercon, et al. Contract Flexibility and Dispute Resolution in African Manufacturing [J]. The Journal of Development Studies, 2000, 36(4): 1-37.

[77] Ring P S, Van de Ven A H. Structuring Cooperative Relationships between Organizations [J]. Strategic Management Journal, 1992, 13: 483-498.

[78] Todd D Rakoff. Contarcts of Adhesion: An Essay in Reconstruction [J]. Harvard Law Review, 1983, 96(6): 1173-1284.

[79] Deborah Prothrow-Stith, Howard Spivak, Alice J Hausman. The Violence Prevention Project: A Public Health Approach [J]. Science, Technology and Human Values, 1987, 12(3): 67-69.

[80] Hair J F, Anderson R E, Tatham R L, Black W C. Multivariate Data Analysis [M]. 5thed. NJ: Prentice Hall, 1998: 449.

[81] 薛求知, 黄佩燕, 鲁直, 张晓蓉. 行为经济学——理论与应用[M]. 上海: 复旦大学出版社, 2003.

[82] Roman Kraussl, Andre Lucas, Arjen Siegmann. Risk Aversion under Preference Uncertainty [J]. Finance Research Letters, 2012, 9: 1-7.

[83] 李绩才, 周永务, 肖旦, 钟远光. 考虑损失厌恶一对多型供应链的收益共享契约[J]. 管理科学学报, 2013, 16(2):

71-82.

[84] 董志勇. 行为经济学 [M]. 北京: 北京大学出版社, 2008.

[85] Huang X T. Psychological Structure of Future Time [J]. Acta Psychologica Sinica, 1994, 26(2): 121-127.

[86] Kahneman D, Tversky A. Prospect Theory: Ananalysis of Decision under Risk [J]. Economertrica, 1979, 47: 263-291.

[87] Uzawa H. Time Preference, the Consumption Function and Optimum Asset Holdings [M]. Capital and Growth: Paper in Honor of Sir John Hicks. Chicago: Aldine, 1968.

[88] David Laibson. A Cue-theory of Consumption [J]. Quarterly Journal of Economics, 2001, 116(1): 81-119.

[89] Takashi Kamihigashi. A Simple Proof of the Necessity of the Transversality Condition [J]. Economic Theory, 2002, 20: 427-433.

[90] 陈彦斌. 情绪波动和资产价格波动 [J]. 经济研究, 2005, 3: 36-45.

[91] 袁宁, 施嘉岳. 异质性时间偏好与资产定价 [J]. 管理科学学报, 2012, 15(8): 50-59.

[92] Liehtenstein S, Slovie P. Reversals of Preference between Bids and Choice in Gambling Decisions [J]. Journal of Expereimental Psychology, 1971, 89: 46-55.

[93] Joyce E Berga, John W Dickhautb, Thomas A Rietzc. Preference Reversals: the Impact of Truth-revealing Monetary Incentives [J]. Games and Economic Behavior, 2010, 68: 443-468.

[94] 刘雷, 赵伟华, 冯廷勇. 跨期选择的认知机制与神经基础 [J]. 心理科学, 2012, 35(1): 56-61.

[95] Yerkes R M, Dodson J D. The Relation of Strength of Stimulus to Rapidity of Habit-formation [J]. Journal of Comparative Neurology and Psychology, 1908, 18: 459-482.

[96] Peter A Hancock, H C Neil Ganey. From the Inverted-U to the Extended-U: the Evolution of a Law of Psychology [J]. Journal of Human Performance in Extreme Environments, 2003, 7(1): 5-14.

[97][美]丹尼斯·库恩. 心理学导论——思想与行为的认识之路[M]. 郑钢, 等, 译. 北京: 中国轻工业出版社, 2014.

[98]Janssen O, Van Yperen N W. Employee's Goal Orientations, the Quality of Leader-Member Exchangeand the Outcomes of Job Performance and Job Satisfacfaction [J]. Academy of Management Journal, 2004, 47(3): 368-384.

[99]Fons Wijnhoven, Ton Spil, Robert Stegwee, et al. Post-merger IT Integration Strategies: an IT Alignment Perspective [J]. Journal of Strategic Information Systems, 2006, 15: 5-28.

[100]Steven H Seggie, Daekwan Kim, S Tamer Cavusgil. Do Supply Chain IT Alignment and Supply Chain Interfirm System Integration Impact upon Brand Equity and Firm Performance [J]. Journal of Business Research, 2006, 59: 887-895.

[101]Mateus B Costa, Rodolfo F Resende, Eduardo F Nakamura, et al. Software Frameworks for Information Systems Integration based on Web Services [J]. ACM, 2008, March: 777-782.

[102]宋庭新, 黄必清, 魏春梅. 基于语义 Web 服务的协同物流与集成技术研究[J]. 计算机集成制造系统 CIMS, 2008, 14(3): 587-594.

[103]David Encaoys, Dominique Guellec, Catalina Martinez. Patent Systems for Encouraging Innovation: Lessons from Economic Analysis [J]. Research Policy, 2006, 35: 1423-1440.

[104]Kudyba, Stephan. Enhancing Orgranisational Information Flow and Knowledge Creation in Reengineering Supply Chain Systems: An Analysis of the U. S. Automotive Parts and Supplies Model [J]. International Journal of Innovation Management, 2006, 10(2): 163-175.

[105]雷宏振, 李芸. 基于激励兼容约束的企业成员创新与知识转移机制研究 [J]. 科学学与科学技术管理, 2007, 6: 152-154.

[106]马亚男. 大学—企业基于知识共享的合作创新激励机制设计

研究[J]. 管理工程学报, 2008, 22(4): 36-39.

[107]吴冰, 刘义理, 赵林度. 供应链协同知识创新的激励设计
[J]. 科学学与科学技术管理, 2008, 7: 120-124.

[108]Roberto Cellini, Lucal Lambertini. Dynamic R&D with
Spillovers: Competition Vs. Cooperation [J]. Journal of
Economic Dynamics & Control, 2009, 33: 568-582.

[109]Krishnan, Bhattacharya S. Technology Selection and Commitment
in New Product Development: the Role of Uncertainty and Design
Flexibility [J]. Management Science, 2002, 48(3): 313-327.

[110]Stephen Ward, Chris Chapman. Transforming Project Risk Man-
agement into Project Uncertainty Management [J]. International
Journal of Project Management, 2003, 21: 97-105.

[111]方德英, 寇纪淞, 李敏强. 基于实物期权的 IT 项目开发风险
决策方法[J]. 中国软科学, 2004, 2: 141-145.

[112]朱启超, 陈英武, 匡兴华. 复杂项目界面风险管理模型研究
[J]. 科研管理, 2005, 26(6): 149-156.

[113]Peter Schutz, Asgeir Tomsgard, Shabbir Ahmed. Supply Chain
Design under Uncertainty Using Sample Average Approximation
and Dual Decomposition [J]. European Journal of Operational
Research, 2009, 199(2): 409-419.

[114]李娟, 黄培清, 顾峰. 两期不确定性需求下的供应链供需博
弈[J]. 管理工程学, 2009, 23(1): 99-103.

[115]Nonaka I. The Knowledge-creating Company [J]. Harvard Busi-
ness Review, 1991, 69(9): 95-104.

[116]Dong-Joo Lee, Jae-Hyeon Ahn. Reward Systems for Intra-organi-
zational Knowledge Sharing [J]. European Journal of Operational
Research, 2007, 180: 938-956.

[117]Shana Dardan, Doug Busch, David Sward. An Application of the
Learning Curve and the Non-constant Growth Dividend Model: IT
Investment Valuations at Intel Corporation [J]. Decision Support
Systems, 2006, 41: 688-697.

[118] Subbhajyoti Bandy Opadhyay, Praveen Pathak. Knowledge Sharing and Cooperation in Outsourcing Projects — A Game Theoretic Analysis [J]. Decision Support Systems, 2007, 43: 349-358.

[119] Schurr P H, Ozanne J L. Influences on Exchange Processes: Buyers' Preconceptions of a Seller's Trustworthiness and Bargaining Toughness [J]. Journal of Consumer Research, 1985, 11, 4: 939-953.

[120] Ba S, Pavlou PA. Evidence of the Effect of Trust in Electronic Markets: Price Premiums and Buyer Behavior [J]. MIS Quarterly, 2002, 26: 3.

[121] Pauline Ratnasingam. Trust in Inter-organizational Exchanges: a Case Study in Business to Business Electronic Commerce [J]. Decision Support Systems, 2005, 39: 525-544.

[122] Werner Bonte. Inter-firm Trust in Buyer-supplier Relations: Are Knowledge Spillovers and Geographical Proximity Relevant? [J]. Journal of Economic Behavior & Organization, 2008, 67: 855-870.

[123] Ellen Rusman, Janvan Bruggen, PeterSloep, RobKoper. Fostering Trust in Virtual Project Teams: Towards a Design Framework Grounded in a Trust Worthiness Antecedents (TWAN) Schema [J]. Int. J. Human-Computer Studies, 2010, 68: 834-850.

[124] O Gassmann, M Von Zedtwitz. Trends and Determinants of Managing Virtual R&D Teams [J]. R&D Management. 2003, 33 (3): 243-262.

[125] Charles J Corbett, Gregory A DeCroix, Albert Y Ha. Optimal Shared-saving Contracts in Supply Chains: Linear Contracts and Double Moral Hazard [J]. European Journal of Operational Research, 2005, 163: 653-667.

[126] 李丽君, 黄小原, 庄新田. 双边道德风险条件下供应链的质

量控制策略[J]. 管理科学学报，2005，8(1)：42-47.

[127] M Tripsas, et al. Discouraging Opportunistic Behavior in Collaborative R&D: A Review Role for Government [J]. Research Policy, 1995, 24: 367-389.

[128] 亚当·斯密. 道德情操论[M]. 蒋自强，钦北愚，译，北京：商务印书馆，1997.

[129] Becker G. A Theory of Social Interaction[J]. Journal of Political Economy, 1974, 82: 1063-1093.

[130] Ernst Fehr, Urs Fischbacher. The Nature of Human Altruism[J]. Nature, 2003, 425: 785-791.

[131] 饶育蕾，张媛，彭叠峰. 利他偏好是否导致博弈均衡的偏离：对蜈蚣博弈实验的解释[J]. 系统管理学报，2010，9(6)：676-683.

[132] 唐俊，王翊，陈根. 基于脑神经系统的利他行为模型分析[J]. 系统工程，2011，29(4)：99-103.

[133] Hoppoek. Job Satisfaction [M]. New York: Harper & Brothers Publishers, 1935.

[134] Thomas W H Ng, Daniel C Feldman. Psychological Contract Breaches, Organizational Commitment, and Innovational-related Behavior: a Latent Growth Modeling Approach [J]. Journal of Applied Psychology, 2010, 95(4): 744-751.

[135] Samantha D Montes, David Zweig. Do Promises Matters? An Exploration of the Role of Promises in Psychological Contract Breach [J]. Journal of Applied Psychology, 2009, 94(5): 1243-1260.

[136] Lisa Schurer Lambert. Promised and Delivered Inducements and Contributions: An Integrated View of Psychological Contract Appraisal [J]. Journal of Applied Psychology, 2011, 96(4): 695-712.

[137] Steward D V. System Analysis and Management: Structure, Strategy, and Design [M]. Petrocelli Books, Inc, 1981.

[138] 道格拉斯·麦格雷戈. 企业的人事方面[M]. 海口：海南出

版社，2003.

[139] 龙晓琼，王合义，王明. 管理人性观向文化观的转变——对 XY 理论、超 Y 理论及 Z 理论的比较分析[J]. 东华理工大学学报，2012，31(4)：321-323.

[140] 王元昆. 美国医疗服务体制的变迁[J]. 中华医院管理杂志，2003，19(6)：376-379.

后　记

　　本书以国家社科基金项目"区域医疗协同平台稳定性提升机制"（项目编号：11XGL017）研究报告为基础，整合笔者在协同创新领域最新的研究成果汇总形成。研究历时3年，其间获得国家留学基金委资助，作为访问学者远赴美国Clark University进行留学访问，并将调研形成的研究结果形成论文，在美国电子政务会议上进行宣讲，得到国际研究同行的关注。回想这3年，有得知基金项目获批时的激动，有到厦门、大连、镇江等地调研时的艰辛，有收集分析数据以及构建模型的苦恼，有等待基金项目验收结题的忐忑……3年来，一幅幅画卷历历在目。到如今，本书将研究成果汇总形成，心里似乎只剩下感恩。

　　调研阶段，要感谢很多的人，没有你们的大力支持，不可能顺利地到现场进行调研，不可能有机会与平台建设的核心人员面对面沟通，不可能了解到平台建设各方的顾虑与期待，不可能收集到核心人员的问卷反馈进行数据分析。因为有你们的支持，让我忘记了旅途的艰辛；因为有你们的支持，使我感受了调研的收获。数据分析与模型建构阶段，同样要感谢很多的人，没有你们的无私帮助，不可能顺利形成研究成果；不可能有机会站在美国学术会议的论坛上，向金发碧眼的美国学者介绍中国区域医疗协同平台的建设成效和困惑；不可能在被退稿时坚定信心重新整理完善。到研究成果形成、成稿著书阶段，还要感谢出版社的认可以及编辑的细致工作……一路走来，我是何其幸运，有那么多人帮助，有那么多人扶持。

　　此刻笔落成书，还想特别感谢我的父母。是你们的关心与分担，让我心无旁骛，可以投入到所热爱的研究中。是你们的爱，支撑我远行。看到你们日渐增多的白发，心中不免愧疚，没有将更多的时间留给你们……

游　静

2014 年盛夏